教育部人文社会科学研究青年基金项目
《基于多元福利视角的新型农村合作医疗效益研究》
项目批准号：11YJC630126

基于多元福利视角的
新型农村合作医疗
效益研究

刘　畅◎著

ZHEJIANG UNIVERSITY PRESS
浙江大学出版社

图书在版编目(CIP)数据

　　基于多元福利视角的新型农村合作医疗效益研究 /
刘畅著. —杭州:浙江大学出版社,2015.12
　　ISBN 978-7-308-15417-8

　　Ⅰ.①基… Ⅱ.①刘… Ⅲ.①农村－合作医疗－
研究－中国 Ⅳ.①R197.1

　　中国版本图书馆 CIP 数据核字(2015)第 296792 号

基于多元福利视角的新型农村合作医疗效益研究

刘　畅　著

责任编辑	曾　熙
责任校对	赵黎丽
封面设计	续设计
出版发行	浙江大学出版社
	(杭州市天目山路 148 号　邮政编码 310007)
	(网址:http://www.zjupress.com)
排　　版	浙江时代出版服务有限公司
印　　刷	杭州日报报业集团盛元印务有限公司
开　　本	710mm×1000mm　1/16
印　　张	14.25
字　　数	260 千
版 印 次	2015 年 12 月第 1 版　2015 年 12 月第 1 次印刷
书　　号	ISBN 978-7-308-15417-8
定　　价	39.00 元

前　　言

　　改革开放以来,尤其是进入 21 世纪以来,我国农村经济、社会取得了举世瞩目的成就,农民整体生活水平有了很大提高。大部分地区农民的物质需求基本上得到了满足,家庭日常食品的种类和数量不断丰富,营养不良带来的健康恶化情况有明显好转。在和平环境下,利好的医疗保健政策和良好的生活方式,有助于农民的营养状况、医疗条件和文化教育等得到保障,而且对农村人均预期寿命增加起到积极作用。根据世界银行统计数据,改革开放后的 1986 年到 2011 年,我国人均预期寿命从 68 岁增至 73.5 岁。然而,相对于当前滞后的保健意识和农村文化,物质条件改善不但难以为农民提供完全的健康支持,反而在一定程度上导致发病率上升。近十多年来,虽然农村人口预期寿命也在小幅增加,可是,各种慢性病、新流行性疾病、恶性肿瘤等不断威胁着农民健康,生命质量难以随着农村社会经济发展而同步提高。疾病带来的痛苦与损失不断困扰着农村劳动力的改良和农民对品质的生活追求。如何有效地增加农民健康福利,让他们共享改革成果,必将成为以新农合为主体的农村卫生体制创新与发展的重要课题。

　　本书重点以农村人口人均寿命、发病率以及健康效益等作为衡量新农合运行效率的指标,并以制度的有效性、卫生政策的可行性、环境和生活方式的合理性等作为影响农民健康状况的相关因素,考察新农合效益。而农村人口人均寿命通常是衡量一个时期内农民的生活质量和健康状况主要指标,也是农民幸福指数的重要参考数据。它与农民的生活方式、区域经济发展水平、生活环境等因素密切相关。由于长期以来我国地区发展不平衡、医疗市场化、环境污染等造成的各种慢性病与恶性肿瘤疾病日益加重,农村死亡率有所增加,最近 20 年农村人均预期寿命增长缓慢。从整个人类发展历史看,人均寿命变化趋势随着社会经济发展和生活水平提高而增长,主要体现在医疗保障和生活方式的改良上。根据美国中情局 2012 年数据,人均预期寿命靠前的国家和地区,大多数分布在欧洲;在前 20 名中,欧洲占了 12 席;美洲预期寿命最高的是加拿大,为81.48 岁;在世界经合组织(OECD)34 个成员中,人均收入最低的墨西哥(全球排第72位），其人均寿命也处于相对应的较低的位置。就总体而言，发达国家人均预期寿命高于发展中国家。然而，人均GDP排名在全球靠前位置的南非，其人均预期寿命则在全球排倒数第三，只有50岁左右；卡塔尔人均收入排世界第一，其人均寿命在世界各国和地区中仅列第83位。美国作为当今唯一超级大国，经济实力和医疗技术都是世界第一，其人均GDP排在世界第8位，但美国人均预期寿命却只排到世界第50位。人均收入高不一定人均寿命就长，经济水平有时候不一定对预期寿命产生积极影响，甚至产生负面效应，这在其他健康指标中存在类似情况。人口健康状况是所有因素共同的作用，并非单一的医疗支出或者类似的健康消费。合理吸取自然界赋予的有益的物质和能量，对健康促进同样不可或缺，并且大多数不需要个人支付成本。工业化时代之前，虽然物质供给匮乏，但是农村自然条件较好，大多数疾病都是农民基本卫生条件恶化引发的。一个地区的气候、纬度、天然放射性、微量元素等，都可能与特定地区的人均寿命等健康指标相关。但随着人类干预自然程度的提高，更多的人主要生活在与人类生存不相适应的人造环境中，那些人与自然融合对健康产生积极影响的成分逐步减少。工业化使一个地区的空气、水、土壤等重要的生存因素遭到破坏，环境污染严重，特别是产生致癌物质的污染源，导致农村人均预期寿命及其相关疾病的发病率上升。

鉴于对上述这些事实的分析，结合作者多年的农村考察和新农合问题研究，本书从农民医疗保障方式、环境变化、生活方式变迁、政策变动、人群差异等因素对农民健康状况影响进行多角度阐述。研究结果显示，虽然农民收入普遍增加，我国农村人口恶性肿瘤发病率与死亡率较10年前明显上升，其他疾病的发病率也有大幅上升趋势。这主要是土壤污染导致农产品品质下降，人工养殖使得食物中有害物质增加，空气和饮用水被严重污染等情况普遍存在并导致农民健康状况恶化。因此，通过合理调整农村人口与工业发展布局，采用先进的防治污染技术保护农村环境，能够有效提高人均预期寿命和生命质量。然而空气等自然环境只是影响农民健康的主要因素之一。一些国家经历严重的去工业化之后，它们的城市和工矿企业区空气质量虽然得到明显改善，如俄罗斯、乌克兰，但是其人均预期寿命却急剧下降。这主要是人口的生活水平下降、治安恶化和医疗保障体系衰退等经济和社会制度不力共同产生的负面效应，并远远超出了空气质量好转带来的好处。一个国家或者地区如果实行均衡的财富分配（一般是基尼系数较低），政府和社会组织更多地投资于医疗卫生事业，通过建立高效的健康保障服务体系消除人口的健康不平等，这些国家的人口健康指标显著高于人均收入相近的国家或地区。比如我国农村合作医疗时期，以及古巴和印度客拉拉邦的典型例子。印度客拉拉邦位于印度西南沿海，缺乏自然资源,人口密度很高,而且绝大部分都是农民,人均国民生产总值低于全国平均值。但1957年由于该邦政府推行分配政策和最低工资政策,赤贫人口相对较少,识字率在全印度最高,超过了90%,这为普及医疗卫生知识创造了有利条件。该邦人均寿命达到72岁,远高于印度当时62岁的人口平均水平。因此,医疗保障制度和公共卫生状况与人均寿命密切相关,其中最明显的是艾滋病等死亡率较高的疾病发病率对寿命的影响。

根据对国内外人口健康状况影响因素的研究,本书以新农合为核心对可能影响农民健康的因素重点展开讨论。新农合作为目前农村医疗保障的主体,不仅经历了长期的历史发展过程,而且受到环境等因素的广泛影响。我国农村传统保健方式以医疗为主,得了病再治疗成为一种保健习惯。从早期的农村合作医疗到目前的新农合制度,我们都在通过医疗保险减轻农民由于疾病带来的经济负担。而预防保健只涉及很少范围的利益主体,比如,政府主管部门或者保险公司为了减轻参保农民因疾病给它们造成的补偿风险或者管理风险而设法通过预防保健减轻成本。当然,利益主体的利己行为也增加了农民的健康福利。长期以来,政府和社会力量对开展的广泛的以促进农民健康福利为宗旨的保障事业没有足够重视,也很难促使农民展开有益的预防保健活动。本书从多元健康福利视角,从医疗服务及其他健康影响两个维度对新农合效益进行研究,并通过新农合的效益比较研究提出,从增加农民健康福利的长远角度进行投入对减轻疾病带来的负担将产生积极而深远的影响。然而在新农合实施过程中,我国往往以新农合的医疗服务为主体实施农民健康保障或进行相关研究,这不仅带有很大的片面性,而且可能造成医疗卫生资源的巨大浪费。因此,本书将从以下五部分进行研究,从农村医疗保险历史发展出发,分析新农合制度如何影响农民健康水平、农业产业形态及其制约因素,并通过多角度研究加深人们对新农合制度的认识以及对多元健康福利实际意义的理解,并对其经济社会影响加以科学阐述。

第一部分,包含第1章和第2章,主要通过对“看病难、看病贵”原因进行政策分析和数据分析,并实地考察台州等地农村农民健康的状况,寻求决定农民健康状况的多重因素。接着,对我国农村医疗保险模式变迁进行历史评述、典型案例分析和历史数据比较,并根据1949—2003年间医疗保障模式的效益,阐述新农合产生的历史根源与发展历程。最后,对当前新农合存在的问题提出解决路径。

第二部分,从第3章到第5章,主要阐述农民医疗保障的属性、结构和功能。这部分从生命科学和经济学相关理论出发,分析医疗服务的效用及其社会功能,并提出以医疗保健向预防保健的主体转变有利于农民健康福利的增长,在此基础上构建农民多元健康福利的理论体系。接着以美国、德国、日本农村医疗保障体系现状进行探讨,并比较研究发展中国家的医疗保障状况,得出人口健康的定义、价值、测度标准及其技术手段。

第三部分,由第 6 章和第 7 章组成,从经济学角度分析新农合筹资的机构、功能、管理成本及其历史演变。利用系统理论解析多元健康福利对新农合运行效益的影响,并从哲学视角研究农民健康保障体系存在与发展的根源,分析新农合的历史意义及其不断完善的必要性,进一步阐述政府在新农合实施过程中的职能,以及社会救助中道德力量如何对新农合效益产生积极效应。

第四部分,涉及第 8 章和第 9 章内容,也是全书核心部分。该部分在理论与案例分析的基础上,对农民的生活方式、疾病与健康状况以及区域经济水平进行调查,研究新农合在改善农民健康,促进健康福利增长方面的功能,并借鉴各国类似的发展经验,构建新农合下的多元健康福利体系理论与保障模式。根据生命周期理论和 Grossman 模型,采用抽样调查和权威部门统计数据,研究新农合制度下建立农民多元健康保障体系的合理性和可行性,验证多元健康保障是否有利于促进新农合可持续发展和农民健康福利增长,并结合典型案例分析将国内外医疗保障模式进行比较,考察农民的健康状况和新农合实施效益,提出政府的农民健康计划及其相关政策建议。

第五部分,涉及第 10、11、12 章,采用调查数据和权威机构最新统计资料,验证新农合的健康福利效益,研究发现多元健康保障模式对促进医疗服务效率和农民健康福利增长具有显著影响。主题思路及阐述主线:以新农合为核心进行多元健康保障模式的效益研究,然后通过农民健康保障方式的合理选择促进新农合可持续发展。最后,总结多元健康福利对新农合效益和农民健康产生的积极影响,并提出相应的政策建议以及对尚未解决的问题提出研究设想。

作者深信,无论农村医疗卫生改革继续朝着新农合方向发展创新,还是未来实行城乡一体化的农民健康保障规划,进行多元健康福利体系的研究对增加农民健康福利,促进农村劳动力改造,都是十分有利的。当前,农民健康问题长期存在,直接影响农民生活水平的改善和生命质量的提高,很多改革成果无法在农村共享。这些问题本质是,影响农民健康改良的不利因素仍然长期存在,"看病难、看病贵"问题一直困扰着农村社会事业发展。农民作为改革开放主要参与者,为城市发展和我国社会进步提供了重要的人力资源,农业生产为我国经济发展提供了重要基础资源。然而,经济发展给农村环境带来巨大的破坏,环境污染日益严重,农民生存质量受到了严重破坏,这种格局导致农民健康水平下降,并且可能在短期内难以消除。为了解决这些问题,社会各界一直在不断地努力,作者相信在不久的将来,农民健康保障制度会不断完善。由于作者水平有限,书中可能存在一些不当之处,敬请广大读者和专家批评指正。本书研究涉及领域广泛且内容众多,有些问题还有待进一步探索,作者将会不断深化这一主题研究。

最后值得一提的是,本书得到了教育部人文社会科学基金的资助,在材料的收集整理、数据采集以及学术研究与写作过程中,我的杭州师范大学同事们和学生们给予我大力支持与帮助;在本书的编辑和出版过程中,得到了浙江大学出版社王长刚主任和曾熙编辑的支持与帮助,尤其是曾熙编辑对本书出版付出了大量的时间与精力。他们的敬业精神和认真负责的态度深深地感动着我。同时,我要感谢我的家人,尤其是我的先生给予的大力支持,使得我顺利地完成课题的研究与写作。在此,对他们的辛勤付出表示衷心的感谢!

刘 畅

2015 年 9 月于杭州

目　　录

1 导　言

1.1　看病难、看病贵的原因

20世纪80年代以来,世界各国一直面临着流行病、传染病、慢性病、人口老龄化,以及健康不平等与医疗费用高涨等一系列的社会问题,给各自国家的医疗保障带来了严峻的挑战。这一时期,我国也面临着同样困境,其中关系到农村社会经济发展的农民医疗保险制度也历经艰难曲折的探索。值得庆幸的是,经过近几十年努力,我国的公共卫生管理、生命科学和医学总体发展较快,2003年开始实施新型农村合作医疗制度(以下简称"新农合")试点,并逐步向全国各地农村推广,取得了一定的成效。可是长期形成的落后的健康保障方式没有得到彻底改变,大多数农民保健意识薄弱,过度依赖医疗服务现象普遍,农村健康产业需求疲软。并且从20世纪80年代初到90年代末,政府的农村医疗卫生改革进展缓慢,社会缺乏改善农民生命质量所需的激励机制,没有为改良生活方式提供有效的健康路径,也没有积极引导农民参与各种保健活动。目前,由于农村卫生资源配置不合理、医疗市场体系不完善以及政府投入不足等原因,导致农民基本医疗保障得不到根本解决,"看病难、看病贵"仍成为重要的农村社会现实问题。这种情况使得农民逐步形成了不良的生活习惯以及对待疾病的消极态度,造成农村人口健康水平普遍低下。

虽然以新农合为主体的医疗保障方式在很大程度上改善着农民的健康状况,但是非医疗保健可以减少或消除疾病发生,对提高农民整体健康水平具有积极而深远的影响。随着我国经济社会发展和产业结构调整,城乡差距逐步缩小,相关政策修订、制度变迁和环境改良等,正在逐步改变农民的健康行为与保健方式,增加他们的健康福利。可是,一些影响农民健康的不利因素也同时存在。工业化产生的环境污染、农业生产中大量施用化肥、农药和化学激素以及有毒食品添加剂,使得食品安全事件频频发生;空气污染所造成的直接的健康危害越来越严重;而不良的生活方式导致患高血压、心脑血管疾病、恶性肿瘤、呼吸道疾病等慢性病的农民群体日趋庞大,发病率攀升。21 世纪初,健康产业进步虽然使人们找到了减少或消除疾病的有效手段与方法,但由于缺乏必要的宣传教育与引导,农民很少意识到侵蚀他们健康的潜在危害更加严重,更难以采取相应的对策促进健康福利的增加。而低收入限制了农民对预防保健的有效需求,健康产业福利效应不显著。特别是,在基础设施比较落后的地区,农民健康产品消费不足,医疗成本加大,而医疗费用占农民开支比例并未同步增加。以政府主导的社会医疗保险是世界各国普遍采用的通过收入再分配缩小贫富差距和健康不平等的手段。我国农村人口基数大,农民收入增长与物价上涨幅度偏低,而且医疗服务价格上涨速度比较普通消费品更快。当前,政府对农民医疗费用的缺口补助难以为继,医疗体系市场化改革使这种局面变得更加严峻,农民长期处在看病难、看病贵和发病率高而带来的恶性循环之中。并且大部分农村严重缺少医疗机构和合格的医生,健康教育落后,公共卫生投入不足,一些常见的疾病也需要到县级以上三甲医院治疗,造成农民医疗服务可及性差和医疗成本攀升。低收入与医疗高支出的巨大反差给患病农民及其家庭带来巨大的压力。产生这种状况的根源主要在于健康消费比例严重失衡,城乡医疗资源配置不合理,医疗服务公益性不合理定位。

1.1.1　健康消费比例严重失衡

健康非医疗保健支出在农民日常消费开支中的比例相对偏低,收入主要用于食品、住房、衣着、家电等基本生活消费支出。根据国家统计局 2013 国民经济和社会发展统计公告,农村消费价格比上年上涨 2.8%;其中,食品上涨 4.9%,住房上涨 2.3%,衣着上涨 2.5%,家电上涨 1.3%,医疗保健与个人用品上涨 1.8%,而预防保健的单项消费所占比例最低。这种情况可能不利于农民健康福利增长,导致疾病发病率上升,在某种程度上会增加医疗服务需求。这表明,农村消费结构存在着巨大区域差异,在经济落后地区,农民预防保健意识不足且缺乏必要的卫生知识,健康消费项目主要来自单一的医疗保健渠道。这种消费结构不仅有悖于健康消费在生命周期理论中所遵循的系统性和多元性的客观要求,也不利于建立合理的消费体系,并可能进一步加大预防保健消费缺口。

当前农民非医疗保健的主动性消费不足,疾病治疗成为主要保健消费支出,传统产品的选择性消费仍占据主体地位。农村消费结构从生存需求的实用型产品向健康、娱乐和享受型等服务消费转型缓慢,用于各种预防保健的消费开支远远低于食品等生活类的消费项目。大多数有利于促进健康的产品或服务基本上局限于被动性消费支出,需要组织机构的专业人士引导,农村潜在的非医疗保健消费市场十分庞大。代表先进科技水平的非医疗保健消费项目及其产品则难以通过这一市场转化为农民的健康福利。实际上,科技含量高的健康产品以及相关服务消费是减少疾病以及节约卫生资源的有效路径,颇具广阔的市场前景和良好的健康福利效应。马斯洛消费层次发展理论认为,"发展意识和消费意识的增强能够带动消费层次提高,随之引起消费结构的改变",并增强人口总体素质。目前农民很少通过多种途径主动获取健康福利及其相关知识,这种情况无法使农民提升自己在社会中的健康等级;在接受医疗服务过程中,农民对医生所做的疾病检查、诊断和用药及康复计划大多数是盲从的,医生成为他们医疗消费的代理人。农民几乎没有通过增强预防保健意识,减轻对医疗服务的过度依赖以及接受疾病治疗过程中所产生的卫生资源浪费;他们很少在疾病发生之前寻找有效的健康路径和合理的保健消费渠道。一旦得病,参保农民主要依赖新农合提供的基本医疗服务,只能在高成本低效益的医疗保险框架下进行疾病治疗。由于医生和患者之间信息不对称产生的道德危机将可能导致卫生资源过度利用以及由此可能造成更大的健康损害,极大地降低医疗服务效益。杭州某医院曾经给一个 6 岁的农村女孩割除阑尾,该女孩花费了6867.63 元,检查项目中还包括艾滋病检测等。这些不必要的检查是医生为了谋求私利或者是由于技术水平与经验不足而导致的。滥用资源不但让患者花费了大量的冤枉钱,而且对公共卫生资源也是一种巨大浪费,有时对疾病治疗也可能不利。一些大医院没有秉承医疗服务的社会公德和职业道德,利用医疗服务特殊性从新农合的制度漏洞中获取非法所得,堂而皇之地伤害国家和农民个人利益。无独有偶,同样是阑尾炎的例子,北京一家大医院手术费用远超过杭州某医院的数字;2006 年平均每个病例治疗费用高达 7932 元,部分病人缴费超过 9000 元。更有甚者,高额的医药费不但对患者疾病的治疗与康复起不到积极作用,还造成沉重的家庭负担和公共卫生资源浪费,步入疾病治疗成本加大和健康水平下降的恶性循环之中,并带来更严重的健康不平等。这种情况在我国大部分地区普遍存在,尤其是不发达地区农村。

同时,农民不良的生活方式引发了高血压、糖尿病和肥胖症等慢性病频发,而非医疗保健消费不足将导致各种发病率上升,进一步加重新农合的医疗负担。在经济发达地区,农民消费的巨大失衡和环境恶化所引起的各种疾病日益严重,而且由于预防保健缺失,疾病正在逐步大量消耗农民的健康存量和劳动力资本,从而降低家庭相对收入,农民承担的压力不断增大。医疗费用增长远超出现阶段农民收入水平,而基层医疗机构随着国家投入政策的变化,医疗服务市场化功能加强,社会公益特征退化。近年来,包括公共卫生和体育设施在内的预防保健的政府投入部分不断加大,这种措施将会减少各种疾病的发生,提高农村人口素质。预防保健比任何治疗疾病更有效,政府投入公共卫生促进社会公正,可以保证社会责任、社会负担和社会福利平等地在不同人群中分配(董维真,2009)。但是由于农民的公共消费能力不足,卫生资源未被充分利用并转化为健康福利,导致疾病引发的医疗支出仍然居高不下,从而可能降低农村公共卫生资源的成本效益。农民消费失衡不仅有家庭预算不合理和个人不科学的消费偏好等方面的原因,更有政府的农村健康计划和公共卫生投资不周密的原因。

1.1.2 城乡医疗资源配置不合理

过去,我国城市优先发展的政策曾经加重了城乡差距,其中医疗基础设施建设不平衡就是典型的例证。比较城乡居民的卫生服务可及性和人均享有的医疗资源比例,不难发现城市居民所具有的优势极大地超过了农民,致使条件较好的患病农民大多数往城市大医院看病,较贫困的患病农民设法往城市大医院拥挤,由此带来了巨大的医疗成本。为了实现卫生资源的有效利用,我国政府对各级医院业务范围有明确定位,农民得了小病应该在就近的乡镇与社区医疗机构就诊与治疗;三级医院主要诊治大病和疑难杂症。但是对农民疾病等级的鉴定和管理带来了很大困难;而且市场化的医疗机构很难通过行政手段进行监管,医生对农民选择医疗服务机构只能提出参考建议。据统计,目前三级医院诊治了 50%~80% 本来应该在二级医院甚至一级乡镇卫生院与社区卫生所治疗的一般疾病,诸如普通伤风感冒、白内障、阑尾之类的常见疾病。城乡卫生资源的合理分配并非在短期内能实现,这主要是因为城市优先发展战略在医疗卫生领域带有明显的历史痕迹,先进的医疗设备和合格的高水平医务人员大多数集中在城市三级及以上医院;农村则严重缺乏,城乡卫生资源配置极不合理。大多数乡镇卫生院和村卫生室(所),不论是医务人员技术还是医疗设备都难以满足农民的基本医疗服务需求,甚至一些普通疾病也不能得到有效治疗。这种城乡卫生资源配置格局导致农民患病不敢上乡村医疗机构,宁愿长途奔波到城市大医院就诊。一些合格的基层医疗机构,由于偏见,很多农民放弃了给他们真正带来便捷的就医选择。很多类似的农村卫生室(所)不但得不到有效利用,反而因闲置而被白白地浪费掉。在很多农村,一些不合格的基层医疗机构得不到提升改造或者撤销。城乡医疗卫生资源不平衡分配加大了农民看病难和大病住院更难的境况,增加了城市三级医院压力,给农民增加了很多额外支出,并且无形中提高看病的诊疗费用以及药品与各项设备检查费用,从而进一步加重农民医疗负担。

就医务人员而言,当前农村基础设施较差,生活条件简陋,优秀的医疗人才难以向农村流动并形成稳定合格的医疗服务队伍。市场化医疗改革,使得医疗机构投资者不愿意将资金投入到人口分布广而分散的农村地区。而政府医疗投资从面上难以形成一定规模满足大多数农民对医疗服务需求,况且单一医疗保障制度在改善农民健康方面存在高成本低效率现象。因此,城乡医疗资源不合理配置既有客观原因,更有历史遗留下来的体制机制原因。

1.1.3 医疗服务公益性不合理定位

20 世纪 70 年代初,我国大部分农民可以得到不同程度的医疗保障,政府提供少而广的公共卫生资源让农民共享基本医疗服务,不存在"看病难、看病贵"的问题。可是随着市场化的介入以及农村医疗服务的不合理定位,医疗公益性被扭曲,使得县、乡、村三级医疗保健体系几乎土崩瓦解,农民失去就医的基本保障。根据我国国情,消除城乡二元机构应该着手改革卫生体制,通过优化新农合制度逐步向城乡一体化保障机制转变,实现医疗服务的公平与效率统一。

改革开放之初,由于国民经济相对困难,许多地方的县级财政取消了对医院等事业单位的补助。医疗服务机构的管理绩效直接决定着它们及其职工的利益,逐步依靠自身医疗服务创收弥补医疗制度改革带来的收入缩减,并形成"以药养医"的市场化运行模式。医院同等服务的收费标准比医疗改革之前高出了几倍;同一种药品,医院价格比网络销售、实体诊所甚至药店要高出很多。不少医疗机构在追求经济利益过程中脱离了道德约束。一些医生利用医疗信息不对称给农民患者乱开药方,通过病情误导、重复检查与诊疗等获利,脱离医生的职业道德规范,使得医疗服务的公益性几乎丧失殆尽。而农民的健康保障方式几乎没有多大变化,对医疗服务的依赖性仍然没有减轻。虽然 2003 年推行的新农合制度为完善农民医疗保障体系开了好头,但该制度只对小病起到一定基础保险作用,抵御重大疾病风险能力很低。截至 2005 年,仍然有 79.1% 的农民没有任何医疗保障,随后政府通过加大财政投入,逐步扩大社会医疗保险覆盖率。至今农民参保率有很大提高,但保障范围和保障幅度非常狭窄。这种基本医疗制度还无法完全有效地解决农民健康问题。而市场引入给医疗服务带来了各种道德风险,很大程度上对"看病难、看病贵"起到推波助澜作用。根据生命周期理论,医疗服务具有非选择性消费和公益性特征,需要政府和社会共同努力创建有序的健康保障体系,并通过增加政府与社会的投入、引导农民合理的个人保健支出以及社会救助途径减少市场对医疗服务公益性的破坏,设法使农民在医疗服务公平与效率之间找到平衡点。据卫生部统计数据显示,目前国家对卫生事业投入比例占卫生总费用的 15%,集体占 25%,个人占 60%,而新农合实施之前,政府投入比例逐年减少。近年来医疗机构运行成本增加,而政府补助有限,社会资本渠道狭窄,许多公立医院也为了维持正常业务运转和日常开支,虚抬服务价格或者采取不正当行为获取高额利润,造成医疗服务和药品价格高涨。鉴于这种情形,政府在引导监督和规范医疗服务市场方面还不够成熟,致使医务人员没有形成严格的职业道德;对应的药品器械流通渠道混乱,市场管理混乱导致患者怨声载道,甚至频发医患冲突。政府在各级医疗机构建设与各项农村社会公益事业中承担的费用比例也不合理。只有适当加大政府对新农合相关责任主体中的投入比重,才有可能降低患病农民负担。

同时,收入和分配不公也对医疗服务定位产生重要影响。高收入群体倾向于市场化医疗改革,以获得高品质的医疗服务。而大部分低收入农民则更愿意接受公益性的社会医疗保障。促进全体居民同享有高品质的公平医疗服务,其先决条件是改良社会环境,完善农民收入增长机制。当前我国不但存在城乡差别,分配不公和贫富差距加重了农民看病难、看病贵的问题。对少数高收入家庭来说,盲目寻求高水平医生、昂贵药物和先进医疗设备,为一些小病可能消耗巨大的卫生资源,并愿意付巨额医疗费用去抢救类似于毫无希望的晚期癌症患者,根本不存在看病难、看病贵的问题。而对于多数普通农民,做一个阑尾切除这样的小手术也十分困难,本来可以通过少量的医疗投入而获得更大的健康福利,但这些愿望对大部分农民来说却难以实现。我国贫富差距越来越大,农民看病难、看病贵的矛盾仍然突出。经济不平等一定程度上转化为农民医疗服务不平等和健康消费的艰难选择。随着新农合制度的推进,农民看病住院的压力有所降低,而医疗服务供给不足,又导致了新的看病难问题。如果政府负担大部分医疗卫生费用,适当控制卫生资源浪费,多数农民能够享受更多的医疗保健福利,并带来难以想象的经济社会效益的增长。

随着我国经济实力不断增强,农村医疗改革成为当务之急,政府和社会应该积极探索,认真研究医疗机构作为社会公益事业的特殊性,正确对待目前医院和社会医疗保障体系发展过程中的制度缺失,使"看病难、看病贵"问题得到有效解决,确保绝大多数农民享有新农合及其医疗服务公益性带来的便利。

1.2 农民健康状况调查引发的思考

1.2.1 农民健康状况的调查研究

进入 21 世纪以来,由于我国农民长期形成的不良生活方式和消费行为对自身健康的负面影响,以及环境恶化对农民健康的损害,农村人口健康改善缓慢,在局部地区甚至有农民健康水平下降的趋势。当前解决农民基本健康问题的医疗供给主要源于以国家财政支持为基础的新农合指定的医疗机构,而且接受服务的对象只针对有明显疾病症状的参保农民。即便如此,新农合这一有限资源还没有被农民得到有效利用;事实表明,该制度对改善农民健康的效果并不显著。根据卫生部最新公布的第四次国家卫生服务调查结果,我国农民两周患病率和慢性病患病率比第三次国家卫生服务调查时分别增加了 3.7% 和 4.9%,出现反弹趋势。而健康是每个公民基本权利,健康公平常常被看成是一个社会核心价值的体现。因此,如何摆脱过度依赖新农合制度下低水平广覆盖的医疗保障并寻求增进农民多元健康的保障机制,对于推进医药卫生体制改革,提高农民总体健康水平具有重要的理论价值与现实意义。

研究表明,物质条件并非是当今保障人们健康的主导因素,遵循生命科学的营养供给、生活方式和运动的综合影响决定着个体健康水平。当前农民生活条件越来越好,但是疾病种类却增多,各种疾病发病率升高了。我们对杭州、台州、上海、哈尔滨、广州、兰州等地的农村人口调查显示:近年来,农民饮食结构发生了急剧变化;杂粮和薯类消费下降,肉、鱼、蛋等优质蛋白和脂肪类营养素的摄入量大幅增加,而蔬菜、水果的摄入量则相对较少,导致部分营养物质过剩或营养比例失衡所引发的慢性病等呈明显上升趋势。如今,农民患高血压、心脏病、糖尿病、脑血管病、恶性肿瘤、妇科病等疾病不断增加。这种情况主要跟农民的长期偏食和过量饮食有关。据湖州市的死亡监测数据发现,各种慢性病导致的死亡已占全部人口死亡原因的 83.53%,并且慢性病报告发病率仍呈总体上升趋势。[①] 农村疾病性质总体上已由原来的急性病逐渐向慢性病和"富贵病"转变。我们的调查以 5 岁以下儿童死亡率和孕产妇死亡率作为衡量当前农民健康状况指标,通过对 1991—2009 年城乡 5 岁以下儿童死亡率和孕产妇死亡率的统计数据的比较分析表明,我国城乡居民健康状况存在着显著差异。虽然 5 岁以下儿童死亡率每年有下降趋势,但是与城市同龄儿童相比依然不容乐观;孕产妇死亡率下降的总趋势明显但波动幅度比较大,而且城乡差别巨大。这种情形的根源是农村公共卫生设施投入少、卫生资源缺乏、农民收入不稳定以及健康教育不足等。尤其是健康消费结构显著不合理,导致农民在消费效用比较与选择中主要依靠新农合制度增加健康福利,农民健康状况改善空间十分有限。

基于上述分析,我们对 1991—2011 年浙江台州市某村农民进行主要疾病与健康状况调查:2011 年全村共有 552 户,总人口约 2506 人;以 2000 年为基准年,发现该村在 1991—2000 年间恶性肿瘤发病率极低,10 年中有 2 人得恶性肿

---

① 参见 2012 年 10 月 19 日《湖州日报》。

瘤,1人死亡,1人未治疗而康复,无疾而终;而 2001—2011 年恶性肿瘤发病率和死亡率大幅上升,死亡率是 1991—2000 年的十几倍,该时期共有 17 人(不包括隐含疾病的患者)得恶性肿瘤死亡;而在后 10 年中该村人口没有增长如此之快,发病率相当之大可见一斑。虽然新农合改善了农民医疗条件,但是由于与前 10 年相比,后 10 年饮用水污染严重、空气质量下降以及不良生活习惯形成,特别是农业生产中长期大量使用化肥农药,导致食品有害物质和生活方式带来的负面影响增加,农民健康水平急剧下降。而通过考察卫生条件类似的其他邻近村庄,并采用相关健康数据,研究表明:依靠新农合制度增加医疗投入,对改善农民健康状况没有显著影响。这在很大程度上验证了这一假设的正确性:不良的健康习惯和消费行为导致农民健康状况改善缓慢;当疾病来临时,医疗消费通常是大部分农民应对或者化解健康风险最直接的手段,并且医疗的副作用必将减少个体一生中的总体健康福利。当前农民健康受控于环境因素变得日益突出,经济快速发展对环境的破坏也愈益严重,这种不利影响甚至引起了一系列严重的社会问题。

同时,我们通过经验研究验证了消费、健康保障机制和健康状况之间存在潜在关系,即相对贫穷且受教育程度低的农民可能会更多地使用健康存量来获得收入,从而导致其健康状况恶化和医疗支出增加。世界卫生组织对影响人类健康的众多因素研究表明:在影响人类健康的诸多因素中,医疗因素仅占 8%。经济发展带来的环境恶化以及卫生资源分配不合理,是造成农民健康状况不容乐观的主要原因。我们的调查认为:农民健康状况改善缓慢既与新农合制度本身缺陷有关,更与健康保障体系不完善导致多元健康消费不足有关;基于生命周期,并综合利用健康产品消费效用理论,减少农民对医疗服务的过度依赖,对改善农民健康整体状况具有明显的积极作用;在新农合实施与完善过程中,建立以预防保健为核心,以提高医疗服务效率为后盾的多元健康保障机制,能够有效地促进新农合制度的完善和效益增长。

1.2.2　农民健康状况调查的思考与设想

在新农合实施过程中,政府和社会对农民进行医疗补贴或救助,有利于提高他们的福利水平,并对缩小城乡居民健康不平等起着重要作用。同时,政府可以通过提高健康教育的供给水平和合理的健康消费引导,建立科学合理的保健机制与健康路径以降低农民患病风险。综合研究表明,以消费为主导的农民健康保障机制适用于相关的理论和对策研究。

(1)以新农合健康促进机制为理论指导,加强健康体系跨学科研究,调整多元健康福利机制对改善农民健康状况的影响。根据各地农村的实际,各级政府应该不断推广适合农民自身需要的保健知识与生活方式，改良生态环境，制定农村的医疗保障政策和健康产业发展规划。

（2）在逐步完善新农合医疗保险的同时，通过多元健康保障机制引导农民建立科学合理的健康消费模式、养成良好的饮食与生活习惯，以及形成公共卫生安全意识。并通过增加预防保健消费改善农村的生态环境，提高卫生条件，制定构建健康友好型社会的健康计划、制度与政策，促进农民通过新型健康保障体系减轻当前医疗服务的巨大开支。

（3）普遍建立农民健康档案制度，适时对农民进行体检和健康等级分类，针对不同疾病状况制定相应的健康计划；并增强各种健康保障消费的支付功能，促进多元健康福利机制的广泛应用。

由于受调查资料与数据不完整的限制，这项研究存在着一定的局限性。首先，健康状况和相应的指标是可变的，这些指标将会随着农民保健意识的变化、健康路径的完善和不同区域文化融合与冲击而有所改变。我们采用的数据难以直接检验文化等影响因素流动与健康关系的因果链，但是后续研究需要进一步补充新的理论并通过跟踪调查数据加以论证。其次，受访者农民自评健康调查，不可避免地受到个人健康认知水平和主观因素的限制，未来研究需要完善客观的健康指标体系，对不同个体流动性特征进行健康差异性分析。地区发展不平衡也是影响不同地区农民健康状况的重要因素；关于这一点，我们需要从收入和受教育程度的角度进行诠释。最后，影响因子流动经历对农民健康作用机制非常复杂，本项目研究结论具有相对的理论与实际参考价值，有关多元健康福利增长机制的系统性研究有待进一步考察与完善。

1.3 文献综述、研究方法及数据来源

21世纪以来，新农合及其农民健康问题一直受到国内学者的广泛关注，可是大多数的研究都侧重于医疗保健制度如何对农民健康产生影响以及新农合的社会经济效应。在劳动力多元福利效用研究中，我们可以通过对劳动力的健康效用分析，得出提高人口的健康资本存量对农民获得非农业收入具有重要作用的结论（魏众，2004）。可是，农民多元保健意识非常缺乏，促进人类健康的科技与卫生知识难以在农村得到普及。在健康测度研究中，有人通过农民"自评健康"调查认为：在收入水平和教育程度较低时，预防保健的重要性时常会被忽略（封进，2009）。发达国经济体则已经将国民健康列为社会公共事业发展的最高目标之一，农民普遍享受多元健康福利机制带来的好处也十分明显。李玲（2010）借鉴国际健康问题的研究经验认为，以居民健康为目标，就是综合公共

卫生、环境、预防保健、健康教育和具备医疗的全民基本健康保障,而非单纯的基本医疗保障。目前,有关健康认知与病人健康状况之间关系的重要证据以及类似的研究,验证了农民健康认知不足将会对健康福利产生负面影响。国外对医疗服务与居民健康的研究较早且范围广泛。Anand 和 Barnighausen(2004)采用世界卫生组织(WHO)数据,研究发现卫生资源对母亲生产死亡率和婴儿死亡率具有显著的影响;而在贫困人口中开展健康教育同样能显著降低儿童在生命最初半年中患病的可能性。但也有一些研究表明,医疗服务对健康状况影响并不显著甚至表现出负影响。Filmer 等(1999)跨国研究显示,地方性的医疗服务并未显著降低人口死亡率,他们认为,基础医疗之所以在不同情况下对人口健康产生不同的效果,是由于政府医疗保障效率低下造成。Sdaniel(1992)利用健康促进的社会生态学分析方法,研究个体与集体行为相互影响,以及健康资源和具体环境下对健康的约束机制,并且对未来健康促进的环境改良和维护做了定量研究。Keiko Tanaka 等(2010)利用截面数据研究,验证了儿童健康与环境的潜在关系。最近国外学者对有关农村人口健康问题研究取得了新进展,Murphy 等(2012)对农村儿童复杂慢性病横截面调查发现,农村儿童得病率是非农村儿童的 3 倍,而 77% 的儿童初级医疗保健机构表示难以提供治疗服务。Abdesslam(2012)通过对摩洛哥农村人口健康状况调查显示,在最近 20 年中农民健康有很大改善,但是城乡居民人口健康差距悬殊仍然是一大挑战。有证据表明生活在农村环境有赋予某些卫生健康福利优势,然而,病人对有关农村健康决定因素的认同非常有限。Johnson 等(2011)通过实证研究认为,农村环境与社会网络密切相关的社区意识是农民身心健康的关键因素。

上述国内外研究成果对本文研究有一定的指导与借鉴意义。但这些文献并未从宏观角度分析多重因素如何共同影响人的健康,更没有验证医疗服务供给不足或者过剩对医疗保障效益及其健康状况的影响。有关农民健康和新农合的效应研究很少涉足。为此,我们的研究从对各种健康获得路径综合分析入手,利用1991—2011 年农民健康状况调查和国家统计局相关统计数据,在对样本数据进行理论假设与实证分析基础上结合我国农民的消费和人口特征,研究实施新农合对农民健康状况的影响及消费的健康效应,结果发现:合理的消费能够有效地增加农民的健康存量,多元健康保障对促进新农合效益增长具有积极的作用;并提出了健康状况与消费决定存在着显著相关性的观点。根据生命周期理论,健康除了受到不可改变的生命运动规律支配之外,还受到由遗传、生活方式、环境和健康存量等多重因素影响。先天的身体素质及后天所累积的健康状况决定了个体健康存量,并形成了每个人固有生命特征和活动基础。改善农民健康状况,就是设法通过对包括健康存量在内的四大指标体系的衡量,调整或者纠正生命活动偏差,促进个体内外环境均衡协调运动。正常生命活动的核心是健康存量,并通过科学的饮食、适当的作息以及医疗保健等人类活动保持、维系和改善个体的健康状况。医疗服务承担着减轻或消除疾病造的成生命活动紊乱的功能,这就是通过新农合促进机制提高农民健康水平的生物社会学机理。

上述提到的生命活动这种关系,表示人类健康所遵循的生命规律和社会管理目标所要求实现的四大健康指标体系,反映了多元健康福利机制对增加健康存量的意义。正如瑞典著名医生阿·沃尔兰所指出的:"我们不要在意疾病,而要在意生活方式不当;因为改正了错误生活方式,疾病就会自动消除。"鉴于上述理论框架分析,本书采用健康需求离散选择模型和 Probit 二元选择模型的研究方法。首先将个体在健康时保健或者在生病时治疗消费需要进行决策,假设有 j 种健康服务方式或者路径可供选择,个体 i 的效用函数为:$u_{ij} = u(h_{ij}, c_{ij})$。其中,$h_{ij}$ 表示个人 i 选择 j 种保健或者治疗方式可获得的健康状况,c_{ij} 表示除医疗消费以外的其他消费,其大小和选择何种健康服务类型 j 有关。我们设法从农民传统的保健路径去寻找新农合健康福利的问题,并从多元健康福利视角进行不同健康路径的效益比较。

我们的研究数据主要来源于国家统计局最新年度统计和对浙江台州农村以及杭州、上海、哈尔滨等地农村抽样调查所得。按照国家统计局 8 大消费项目对 2010 年城乡居民消费结构进行整理。同时,对 2009 年农民主要疾病死亡率及死因构成进行汇总,并以 1991—2009 年城乡 5 岁以下儿童死亡率和孕产妇死亡率作为农民健康状况主要指标。针对我国现阶段社会经济发展水平,项目涉及的主要消费项目代表当今我国农村消费的结构特征,每项健康指标能够较好地反映农民整体健康状况。由于各地农村存在着一定的区域差异,在数据收集的过程中适当引用联合国与 WHO 有关人口、环境和资源等健康影响因素的研究数据以及调查资料。

2 "新农合"产生背景及存在问题

2.1 农村合作医疗发展历史的评述与意义

新农合的产生有其历史的必然,也是我国特有的农村医疗保险制度。工业化程度较高的西方国家,由于农业人口所占的比例很低并且生产力水平高,它们在建立社会医疗保险之初就没有农村医疗保险制度,不存在合作医疗模式。我国是一个传统农业大国,生产方式落后,农村人口众多并且社会保障不完善,城乡医疗保险差别较大。农村合作医疗是随着政府与社会扶持力度的加大、科技进步和农民保健意识的提高而逐步建立起来的初级医疗保险制度。在经济社会落后的年代,农村合作医疗有效地减轻了当时的流行性疾病、传染性疾病和妇幼疾病对农民健康所带来的巨大风险,对提高农业劳动力素质和推动社会进步起到了重要作用,并为后来新农合制度的产生奠定了基础。基于 20 世纪 50 年代建立起来的初级合作医疗制度框架的逐步演变,新农合由政府组织、引导、支持,农民自愿参加而发展起来的以个人、集体和政府多方筹资方式,并以大病统筹为主的农民医疗互助共济制度。因此,公正地评述我国农村合作医疗历史变迁和现阶段社会现实,对研究新农合效益以及解决目前存在的问题具有一定的历史与现实意义。

我国农村合作医疗起源于 20 世纪 50 年代初,由少数东北农民采用集资办法创办的基层医疗协作组织。当时各种类似的合作医疗如雨后春笋地产生,其依托的基层卫生机构数量不断增多。乡村医疗机构主要由赤脚医生组成,他们凭借着自身经验和认真负责的态度,得到了农民的信任。那时,患病农民无论疾病有多严重,他们大多数首先找村卫生室(所),然后经过医生诊断确定是否需要去大医院治疗。而同一时期,基层医院数量也不断增加。截至 1953 年底,全国所有县级医院和卫生院从 1949 年的 1437 所发展到 2102 所,并且开始发展县级以下的基层卫生组织,重点培训乡村医务人员,为农村合作医疗制度起步奠定了良好的基础。1955 年,山西、河南、河北等地农村相继建立了一批由农业合作社举办的卫生服务保健站和医疗站;采取由农民出资与生产合作社出公益金补助相结合的办法,以解决农民就医问题,初步实现了走上集体化的农民"无病早防,有病早治,省工省钱,方便可靠"的愿望。随后,河南正阳县团结农庄创造性地提出了"社办合作医疗制度",并在全国相继形成类似互助互济性质的医疗保健机构。这些具有互助共济组织要求农民每年缴纳一定数额的合作医疗资金,集体与政府投入一部分,共同形成专项基金,农民就医时按一定的比例报销医药费。虽然这个比例并不高,但基本上满足农民的医疗需求。在20世纪60年代,农村合作医疗得到了初步发展。1965年6月,我国政府"把医疗卫生工作重点放到农村去"的指示,进一步推动了农村合作医疗发展,并在1970年达到鼎盛。自从农村集体经济制度建立以来,许多地区农民的生产积极性虽然受到挫伤,但健康福利分配不但没有降低,反而通过计划经济的平衡作用实现医疗资源的全民统筹与共享。1977年年底国家统计数据显示:全国85%的生产队实行了多种形式的合作医疗,人口覆盖率达80%,报销比重从1958年的10%发展到1976年的90%;从1978年到20世纪80年代初,合作医疗覆盖率达到90%;赤脚医生人数达150多万人,共有卫生员、接生员390多万。这种农民自发形成的初级合作医疗制度仍然没有足够的经济实力维系其正常运行。它们需要通过政府和集体的资金补助增加合作基金与农民看病报销比例。值得一提的是,当时商品经济不发达,物资匮乏,有效需求十分疲软,农民在消费选择的范围和空间上极其有限,而且物价水平较低,受到政府重视的医疗支出项目具有较高的健康效用。改革开放过渡时期,工业化程度低,农民生产环境没有遭到严重的破坏,几乎家家户户吃的都是自己种植的有机食物,以粗粮为主,严重疾病发病率极低,对医疗服务依赖程度小。这就为农村医疗合作减轻了卫生资源不足的压力,也降低了社会医疗保险的管理成本。1974年5月在第27届世界卫生大会上,世界卫生组织和世界银行将我国农村合作医疗称为"发展中国家解决卫生经费的唯一典范",引起许多国家的普遍关注,尤其是第三世界国家。在基本物质匮乏、生存需求未得到满足条件下,大部分农民都处于医疗理性消费阶段是一个方面;更深层的原因是消费选择性受到很大的限制,基础公共卫生投入回报率较高;发挥了环境保护的积极作用,这些因素遏制了医疗服务价格上涨,并成为农民主要的健康保障因素。但是疾病引起的健康状况恶化问题相当严峻,并逐步催生了医疗业务的发展。事实上,医疗及其医学发展并非农民健康的唯一保障,而是疾病产生的结果。恶劣医疗条件下的医疗保险对农民的健康保障效益并非十分明显,而政府引领的预防保健缺失将使各类疾病高发,这就要求通过集体努力,增强医疗保健体系的供给能力。实践证明,农村合作医疗是农民互助共济、共同抵御疾病风险的有效途径,也是促进在当时历史背景下我国农村卫生事业发展的关键,而健康意识和健康行为的改变更是历史赋予不同时代人们的使命与责任。

然而,到20世纪80年代中后期,农村合作医疗不但没有完成改善农民健康的任务,反而出现了严重萎缩,供需矛盾突出。主要原因是,当时农村合作医疗并未根据生命周期理论确立促进健康的科学有效路径,加强与农村社会经济状况相适应的健康产业发展,而是停留在传统医疗保健模式上,农村合作医疗改革方向还处于探索阶段。改革开放初期,我国农村没有受到足够重视,大多数农村医疗条件简陋、医务人员业务水平低、管理制度不健全等问题没有得到及时解决,导致了农村医疗合作效益低下。这充分显示了这种合作医疗模式的保障能力相当有限,不具备现代意义上的医疗保障性质。在此期间,合作医疗产生了很多问题:

(1)许多地方片面追求医疗费用减免率的同时,没有重视各种形式的群众娱乐活动与保健运动,有的甚至搞一刀切的形式主义,造成医疗服务积极的健康效应与负面影响相抵消,甚至产生健康负效应。

(2)合作医疗保险的政府职能部门和相关社会机构缺乏有效的管理机制,导致医疗卫生资源浪费严重;不少农民对合作医疗的保障功能认识不足,医疗保健知识严重缺乏。

(3)缺乏市场机制的保险组织通过行政手段配置农村医疗卫生资源的单轨制模式,违背经济发展规律,使得医疗机构普遍存在不同程度低效率现象,先进的医疗设备难以得到开发使用。

(4)在农村合作医疗管理基金业务运行过程中,合作医疗机构缺乏有效的监督机制造成一些地方出现挪用资金和不规范报销等问题。

(5)各种非理性运动客观上扭曲了农村合作医疗性质,政府没有完全认清其所扮演的农民健康引导角色和应尽的公共管理职责。

(6)片面夸大合作医疗作用,使得大多数农民难以通过其他健康路径获得更多的福利,不能接受科学合理的多元保健文化,从而使得高效的健康产业无法作为农民的健康保障机制得到快速发展。

总之,当时的农村医疗保障体系框架脆弱,很大程度上脱离了生命科学发展实际和农村生产力水平,处于畸形的发展状态。这些问题直接降低了农民的生命质量,阻碍了农村经济社会的发展。值得庆幸的是,农民医疗保险问题在20世纪末逐步引起了人们的重视,有识之士设法通过重建或者改造这种已经不适应时代发展趋势的医疗保障模式。

2.2　历史转折时期的新农合发展状况

20世纪90年代初,我国农村合作医疗发生了历史性的变化,这一时期成为新农合产生和发展的关键。政府卫生主管部门在分析农村合作医疗出现严重萎缩的主要原因后,建议"把加强农村医疗卫生工作作为重点,提高到各级政府的议事日程",要求各级领导"从卫生事业发展长远战略着眼,从当前农村卫生事业的严重不足,城乡之间医疗卫生资源分布极不合理情况出发;通过整顿和深化改革,振兴农村卫生事业,并把'2000年人人享有卫生保健'作为农村卫生工作目标"。但那时市场的介入导致农村合作医疗基本解体,尚存的少数农村医疗机构被个人承包经营,以公平为初衷的农村合作医疗改革依然困难重重。农村人口流动使得农民收入有所增加,但是农民生活方式和消费结构发生了变化,基础的生活类消费比重不断增大,健康状况反而下降,出现了新的疾病谱。于是,我国开始以社会主义市场经济为价值取向的一系列农村合作医疗制度改革,以期通过医疗保险扭转经济发展与农民健康水平不相适应的现状。当时,世界卫生组织也在关注我国农村合作医疗遇到的困难,并于1994年7月启动了"中国农村合作医疗保健制度改革研究"项目,可在这项研究缺乏配套的基础医疗设施建设、医务人员培育、科学管理等相应的投入,不可能在短期内出现突破性的改革成果。不久之后,我国借助世界银行贷款,并有卫生部等部委联合世界卫生组织在全国7省(区)71个贫困县率先实施"加强中国农村贫困地区基本卫生服务"项目的中短期发展规划,以支持历史转折时期农村合作医疗制度的探索、创建和完善。在国内外多方力量的帮助与支持下,处于困境中的农村合作医疗终于重见曙光,使得规范农民医疗保险制度和改善农村人口健康有了相对可靠的保障。1996年7月,卫生部在河南召开全国农村合作医疗经验交流会,分析农村合作医疗的产生、发展和作用,明确了合作医疗的发展目标与原则,并提出了具体的措施方案。1996年12月,全国卫生工作会议一致认为,加强农村卫生工作的关键是发展和完善农村合作医疗制度。会议虽然肯定了农村合作医疗具有重要的历史意义,但由于改革成果刚开始惠及农村,各个环节仍然存在着制度缺失、管理不力与运行技术上的难题。随后中央下发《中共中央、国务院关于卫生改革与发展的决定》,提出了农村合作医疗制度改革的具体要求:"要在政府组织和领导下,坚持民办公助和自愿参加的原则。筹资以个人投入为主,集体扶持,政府适当支持。""力争到2000年在农村多数地区建立各种形式的合作医疗制度,并逐步提高社会化程度。"从那时起,我国农村合作医疗改革有了新的思路,设法从医疗保健效益上进行制度比较。1997年5月,由卫生部等五部委提出的《关于发展和完善农村合作医疗的若干意见》，对农村合作医疗的性质、组织机构、队伍建设、医疗资金使用以及管理监督等有关事项作了政策性规定。同年11月，卫生部发出《关于进一步推动合作医疗工作的通知》，要求各地做好合作医疗的宣传动员、管理培训、监督引导等工作。此后，各地都在积极探索农村合作医疗的新制度、新模式，如湖北武穴市建立了"农民合作医疗代表大会制度"，由农民自主探讨合作医疗的方案、审查基金使用情况、监督合作医疗中的不正之风和医德医风等。这些举措有力地维护了农村合作医疗的合法性与合理性，有利于农民享有公平公正的医疗保险权益，但不可否认的事实是，约束了医疗服务市场活力的释放，没有满足农民不同层次的医疗服务需求。这一时期，一系列合作医疗的制度改革尝试取得了一定成效，使长期处于萎缩状态的农村医疗卫生事业出现了转机，呈现出恢复与发展态势，为后来新农合制度的建立奠定了基础。但是最终没有实现1997年提出的"2000年在农村多数地区建立起各种形式的合作医疗制度"计划。究其原因：第一，以普遍低收入的农民个人投入为主筹集医疗保险基金方式筹资数额较低，难以扩大覆盖面；第二，处于国民经济发展调整时期，政府对农村合作医疗事业没有足够的财政支持；第三，道德危机引发资源浪费，挫伤了农民参与积极性。

处境艰难的农村合作医疗模式由于市场化的冲击，农民医疗保障的社会效益急剧下降，医疗服务公益性受到严重破坏。在这种情况下，疾病成为农民沉重的压力，而且较差的经济条件和不良的卫生习惯制约着农民寻求有效的健康之路，"小病挨、大病拖、重病才送医院治疗"已是司空见惯的现象。这在无形之中不但伤害了农民的健康福利，而加重了新农合的大病医疗负担。从旧有合作医疗体制的消失到新农合全面实施之前，农民"因病致困、返贫"严重，他们之中需要住院而未能住院的人数高达40%左右；西部农村因病致贫患者高达300万～500万人，70%农村贫困家庭是因病所致。从20世纪90年代早期到21世纪初，随着环境的急剧变化、产业结构的调整以及农民生活的改善，我国政府对农民的健康福利事业提出了新的更高的要求，开始探索在社会主义市场经济体系下农村合作医疗和公共卫生事业发展道路，采取以个人投入为主，以集体、政府支持以及社会救助为辅的办法，在局部地区尝试建立农村合作医疗基金。21世纪以来，我国政府将"人人享有基本医疗卫生服务"确立为全面建设小康社会的重要目标之一，通过寻求解决农村缺医少药方面所积累的经验，探索一条具有中国特色的医疗卫生事业发展道路。自从2001年起，我国开始积极寻求适应中国国情的新型农村合作医疗制度。按照自愿量力、因地制宜、民办公助原则，继续完善与发展合作医疗制度。提倡以县（市）为单位实行大病统筹，帮助农民抵御个人和家庭难以承担的大病风险。2002年10月29日，国务院召开全国农村卫生工作会议指出:"要在政府引导和支持下,以大病统筹为主,发展多种形式的农民互助合作医疗,重点对大额医疗费用或者住院费用给予适当补助;多渠道筹集资金,对农村贫困家庭实行医疗救助。"针对社会环境的巨大变化和农民保健意识的新认识,我国政府适时提出"逐步建立以大病统筹为主的新型农村合作医疗制度",设定"到2010年,新型农村合作医疗制度要基本覆盖农村居民"的目标,要求"各级政府要逐年增加卫生投入,增长幅度不低于同期财政经常性支出的增长幅度"。从此拉开了我国新型农村合作医疗制度的序幕。

自从2003年开始新农合试点探索、全面推进、基本覆盖的三个阶段以来,截至2008年我国基本实施了新农合制度,这在一定程度上保障了现有的生产力水平下农民的基本健康问题,取得了明显成效。这是我国历史上首次为解决农民基本医疗卫生问题而进行的大规模投入,为改良农村人口素质和提升农业劳动力资本提供了重要保证,促进后来的工业化和城市化建设的进程。新农合试点工作基于这种战略眼光由此在各地陆续展开。据统计,截至2004年10月,全国已有30个省、自治区、直辖市在310个县(市)开展了新农合试点,覆盖农业人口9504万人,实际参合农民达6899万人,参合率为72.6%。全国共筹集资金30.21亿元,其中,各级财政补助15.01亿元,农民个人缴费10.88亿元,集体和社会赞助4.32亿元。截至2004年6月,有4194万人次获医药费报销,总金额为13.94亿元,占筹资总额的46.14%,其中,住院医药费用平均有27.25%得到报销。有效地刺激了消费,拉动产业增长。遗憾的是,农民储蓄或收入增加很少投资于个人和家庭的健康项目,反而可能通过不合理过度消费加速了健康存量损耗。比如,饮食的失衡和劳动量的减轻以及运动的减少,都将成为高血压、肥胖症、糖尿病等各种慢性病的主要诱因。新农合的医疗服务虽然遵循着效用递减规律,对农民健康的正向效应具有一定阶梯性,可是适度地加大新农合投入可能会促进当前农民健康的改善。

2005年8月,国务院常务会议专题研究了农村合作医疗经费补助的问题,提出进一步加大中央和地方财政支持力度,并决定将2006年试点的县(市、区)由占全国的21%扩大到40%左右,中央财政对参合农民补助标准在原有每人每年10元的基础上再增加10元,同时将中西部地区农业人口占多数的市辖区和东部地区部分参加试点的困难县(市),纳入中央财政补助范围。地方财政要相应增加补助。这些政策措施维持着农民原有的缴费标准,有效地降低了农民负担,加深了农民对新农合的理解与参与热情。为加速新农合试点工作,增加国家财政的投入产出效应,2005年9月国务院召开全国新农合试点工作会议,强调指出:各地要加大力度,加快进度,突破难点,积极推进新型农村合作医疗制度健康发展。经过近四年的探索,新农合试点工作进展顺利并提前实现了预期目标。2007 年 1 月召开的全国新型农村合作医疗工作会议，是新农合从试点到全面推进的一次关键性会议。会议对新农合的定位、政策稳定性与连续性、探索建立多形式的筹资方式、规范财政补助资金拨付机制以及防止单纯追求覆盖面等做了比较详细的计划；并就如何建立稳定的筹资机制、提高农村医疗保障水平、加强农民医疗服务可及性和医药费用监管等问题做了具体要求。实践经验表明，新农合制度适合我国国情，符合我国现阶段农村经济社会发展水平，与农民实际承受能力和基本医疗服务需求相适应。它在减轻农民医疗负担、缓解因病致贫返贫状况、保障农民健康方面发挥了一定的积极作用，是我国农村卫生改革与发展的重大制度创新，也是现阶段农民健康保障的重要形式之一。新农合制度设计和历史使命充分体现了我国社会文明的进步和以人为本的科学发展观，标志着各级政府将解决民生问题作为其基本职责放到突出位置。决策者及其职能部门在新农合实施过程中，坚持试点先行和循序渐进原则，并充分尊重广大农民意愿，避免了制度缺陷产生的风险。由于社会医疗保险具有公共物品性质，政府、保险公司和医疗机构必须坚持一切以增加农民健康福祉为宗旨，不断改进工作方法，完善政策措施。这就要求实现城乡居民均等化的基本公共卫生服务体系，初步建立基本药物制度，突破公立医院新一轮改革。同时，新农合的主体农民应该积极参与，实行有效的民主监督。2009 年 1 月 8 日召开的全国卫生工作会议指出："经过几年努力，新型农村合作医疗制度已经实现全覆盖。目前我国新农合全面覆盖所有含农业人口的县（市、区），参加新农合人口超过 8.1 亿，参合率达到 91.5%。今后的工作重点要转到巩固和完善新型农村合作医疗制度，加强基金管理，规范医疗行为，不断提高群众受益的保障水平。"实践证明，起源于农村合作医疗制度的新农合提高了农民整体健康水平，对促进农村医疗卫生事业和经济社会协调发展，保持社会稳定，建立有中国特色社会主义保障体系都具有十分重要的历史意义。

2.3 新农合的制度分析

20 世纪 80 年代后从计划经济逐步转向社会主义市场经济的巨大变革使得大部分农村缺少基本社会医疗保险制度，商业保险发展缓慢。而与农民实际收入状况相比，购买力相对较弱。薄弱的支付能力与日益上升的医疗费用已成为农村社会的突出矛盾。在这种情况下，相对于过去的农村合作医疗模式而言，新农合制度对农民健康保障的机制与健康路径的完善起到了积极的推动作用。可是，一些不利的因素也不断显现出来，造成医疗保障效益下降。因此，新农合的制度分析有利于克服制度本身缺陷带来的负面影响，有利于提高新农合健康保障体系的运行效率,有利于增加农民健康福利。

医疗保险制度历史研究表明,早期传统的农村合作医疗制度的消退造成了农民看病难、看病贵等现实问题普遍存在,致使因病致贫和返贫问题严重。这种情形极大地制约着农民生活改善和农村经济社会发展。进入21世纪以来,农民生活品质有了较大的提高,但是城乡居民收入、卫生资源配置以及社会保障水平等差距却逐步加大。农民看病难、看病贵,因病致贫返贫现象仍然十分突出。这不仅严重威胁农民身心健康,而且违背城乡经济社会持续、稳定、协调发展的总体要求。根据我国现阶段的国情和农村社会经济发展状况,新农合具有适度的健康保障功能,是一种理性的制度安排。但由于各地社会经济发展水平、农民经济承受能力和医疗服务需求等均存在较大差异,新农合主要基于国家统一政策与目标要求下实行的农民自愿参保方式,各地分别制定具体管理模式、补偿标准和办法等。目前,我国农村地区已经全面建立起新农合制度,农民医疗保险需求渐趋强烈,参合率大幅提高。但同时受到低收入的限制投保能力相对较低,并且新农合制度本身仍然存在许多不足,如一些农村统筹层次较低问题,大病与门诊之间的统筹、城乡医疗保险的衔接、新农合医疗与医药体制接轨等问题。处理好农民医疗保障问题,不仅成为尊重农民生存权问题,更是构建和谐社会、实现中国梦的必然要求。当前,农村社会事业发展本质要求是使得大多数农民享有最直接最现实的利益。而围绕新农合的农村医疗改革,即改变不合理的医疗保障模式,是提高农民社会保障水平的重要举措。它使原有农村合作医疗逐渐退出历史舞台后,成为解决全国近2/3农民医疗保险问题并初步构成医疗保障制度的重要支柱。因此,新农合是当前农民的主要依托,一定程度上满足他们对医疗保健的现实需要。

同时,从新农合实施细则层面分析,个人账户与社会统筹相结合模式,实现大病统筹以及个人账户可以累积转存,增强了农民的自我保障意识与投保意愿。我们对哈尔滨等东北地区部分农村的问卷调查分析,发现约有91.78％的农民需要医疗保障;90.54％农民愿意参保;78.18％农民认为新农合能带来好处并为健康提供一定保障。新农合实行参保农民以户为单位的大病统筹制度,只要每人每年交10元的保险费存入个人账户,就能得到从中央到地方共计至少40元的财政补贴作为参保农民的社会统筹基金,并按规定标准得到一定补偿,切实解决了农民大病治疗带来沉重的经济负担与家庭压力问题。但是疾病产生的医疗资源消耗并非个人愿意的消费行为,具有不完全需求价格弹性。调查显示:69.61％农民认为新农合解决了看病问题,75.32％农民认为新农合一定程度上保障了大病风险,79.13％的农民认为新农合可以减轻部分经济负担。农民承担的部分可以遏制资源的过度利用,促进新农合健康效益的提高。比如,农民参保者患病住院的治疗费为1000元,社会统筹补偿的医疗费将有363.63元,超过总医疗费用1/3。这与之前的合作医疗制度相比,基金统筹层次较高,管理体制健全,各级政府的财政补贴及时到位,并逐渐形成了政府、医疗和保险公司等组成一体化的社会医疗保险体系。以杭州市为例,新农合制度以县(市、区)为统筹单位,各乡村参保缴费必须交由县(市、区)经办机构统一管理,并按照统一模式建立协调委员会、经办机构和监督机构等职能部门,实行筹资、核算、管理和服务一体化模式。该模式将有效地实现新农合制度合理化、标准化、规范化和科学化要求,避免其运行过程中产生的道德风险与逆选择问题带来的资源浪费和医患之间的紧张关系,有助于提高医疗保险体制的安全性和效率。我们通过调查发现,大多数农民对新农合的管理与服务体系总体比较满意,局部实施环节需要改进或完善,其中现阶段这些问题主要集中在以下几方面。

2.3.1 新农合制度实施合理性与公平性

参合农民在享有新农合医疗保障健康福利过程中存在着很多不公平、不合理现象。以2008年为例,全国门诊病人次均医药费为146.5元,住院病人人均医药费为5463.8元。A县属于全国经济百强县,而农民人均缴费也只需要约153元,相比之下,医药费支出水平,新农合缴费水平偏低,为了实现医疗保障体系收支平衡,并保持10%~15%的基金结余率,农民只能享有较低的报销比例。另外,即使为低收入农民设定最低报销起点与补偿封顶线,由于筹资额中自负比例高、信息不对称以及患病人群和低收入人群不一致,产生了高收入农民一般比低收入农民更多地利用卫生资源与低收入农民补贴。此外,就道德风险而言,由于保障体系降低了医疗支出的有效价格,而农民可能增加医疗支出,造成缴费新农合的医疗保障体系无法实现收支平衡,或者只能提供较低的医疗报销比例,这种情况可能促使更多的低收入者退保。可见,新农合制度不公导致较高的筹资自负比例,使低收入贫困农民不仅受到因病致贫和因病返贫的威胁,而且使新农合医疗基金将很可能从穷人流向富人,损害了境况本来很差的农民利益,产生了新农合制度"损不足而补有余"的违法自然法则的人类行为,造成卫生资源分配不公和健康不平等情况。

2.3.2 新农合制度的实施效率与社会影响

新农合制度实施效率包括两方面内容,即自身效率和社会效率。新农合自身效率是指微观角度上的制度运行效率。社会效率则是,通过解决农民个体的医疗困难,在宏观上实现社会稳定和经济发展。新农合制度运行效率主要体现在基金的筹集、基金的使用过程以及监督管理三个方面。根据保险学的基本原理,新农合参与的人数越多,人群覆盖率就越大,风险分散能力也越强,保险基金的共济层次越高。目前新农合制度实行县级统筹的方式虽然是基于这一大数法则考虑的,但是从实际运作情况看,县级统筹格局的层次太低,风险分散能力有限。调查发现,县域农民人口总数大多数不超过 100 万人,而且各县(市、区)人数差别较大,多则 90 万人,少才 10 多万人。另外,同一县域地理环境基本相同,饮食和生活习惯类似,一些疾病发病率集中偏高,这种巨大风险影响统筹基金的共济功能。在很多农村,新农合基金统筹层次普遍较低,而且各统筹单位间难以通过良好的制度安排进行运行程序衔接、协调和共济,基金分散严重可能造成的安全危机更令人担忧。国家宏观经济政策也经常影响新农合基金在金融市场的价值变动与使用效率,在利率调节相对 CPI 变动灵敏度较低的情况下,基金保值增值能力就相对较弱,容易受通胀和汇率的侵蚀。新农合基金应该在政府统一监管下,杜绝定期存款和投资国债方式带来的金融风险,并进行多元投资渠道的评估比较与效益管理,积极寻找优质投资项目,提高基金使用效率和投资回报率。

新农合制度的动态效率大多指基金的使用效率和回报率,包括直接间接地对农民健康产生的福利效应。这种效率可以被分为内部效率和外部效率,内部效率通常指对解决农民有病无力就医、因病致贫和因病返贫问题的缓解;外部效率则一般指对缩小城乡差距,增加农民健康福利的多少或实现共同富裕的作用程度。内部效率是实现外部效率的前提条件,如果一个地区无法解决农民看病难、因病致贫和返贫问题,农民劳动力水平将长期处于低下,难以实现共同富裕社会目标。所以,对新农合制度的动态效率分析基本限定为对新农合内部运行效率的研究。由于新农合制度缺失和实施程序不合理与不科学,导致农民医疗保险的自负部分所占的比例过高以及由此产生的健康不平等普遍存在,从而造成制度的低效率,这将会极大地限制农民基本医疗保障的需求。这种情况可以从国家统计局等机构联合进行的全国 31 个省(自治区、直辖市)的"2009 年百姓经济生活调查"中得到证实:由于历史遗留下来的对政府的不信任,导致农民对新农合的疑虑较多;70%受访农民认为新农合在缓解看病方面效果并不好,他们普遍表示享受不到新农合政策优惠。因此,很多学者认为,新农合制度改革迫在眉睫,它不仅关系到医疗改革的成败,而且关乎"三农"问题以及和谐社会建设的进程。通过改革增加新农合效益不仅有助于农民抵御重大疾病的风险,更重要的是在减轻农民医疗负担以及防止因病致贫与因病返贫等方面发挥越来越重要的作用。在农村的公共卫生基础设施建设中,新农合促进了乡村三级医疗与预防保健网构建,使医疗保健与公共卫生工作得以到顺利开展,为经济社会协调发展提供了重要保障。

但是,各地农村如果过度地依靠公共力量不利于新农合运行效益发挥,政府应该根据不同地区不同阶段的新农合发展计划,进行业务的合理地定位;并逐步统一区域之间政策差异,加强定点医疗机构监管和贫困地区大病救助力度,减少农民实际医疗负担。以 2011 年为例,我们使用随机前沿函数模型分析了我国东部、中部和西部各省(自治区、直辖市)新农合基金运行效率,发现中部地区效率偏低外,总体效率良好。新农合效率的提高在一定程度上起到了保障农民家庭和睦、促进农业生产力发展和社会稳定作用。经过近半个多世纪探索而建立起来的新农合制度,是我国解决"三农"问题的一项重要举措,也是农村医疗卫生发展史上的一个里程碑。

2.4　新农合制度存在的问题及发展研究

新农合作为一项新生事物在实施过程中难免会遇到一些困难与问题。农民的低收入以及新农合强调自愿参加的原则,难以增强保险基金的筹集力度,更无法建立合理、简便、快捷、有效的筹资机制,造成新农合筹资成本过高。显而易见,低收入农村老弱病残群体愿意投保;而收入较高的健康年轻人虽然支付能力强,但是预防保健意识不强,参保意愿较低。因此,筹资困难以及由此带来的保险基金不足是所有问题的关键。政府在推行新农合过程中需要支付巨额补助资金以及管理支出。不仅如此,新农合制度从 2003 年开始试点的 10 多年里,从制度的设计到实际运行还存在一些明显的缺陷。对于广大农民而言,新农合的实施一定程度上有效缓解了患病风险,减轻了农民的经济负担,提高了生活品质。然而,根据新农合政策规定,农民必须在其农村户籍所在地缴费,并在当地的医疗卫生机构看病、报销。对于异地就诊的情况,新农合制度虽然原则上允许,但报销补偿程序设置很多非常复杂的手续及其不平等机制,例如异地就诊的费用只按照原来补偿比例的 30%～50% 报销等。这样,新农合制度实际上对医疗保险的参加与赔付施加了地域限制,从而有可能对农村劳动力在城乡之间的迁移流动产生了不利的影响。主要表现如下。

2.4.1　缺乏有力的改革推进与宣传

长期以来,改革一直在探索之中,农村合作医疗制度几经反复转型,使农民对政策稳定性和投资持续性持怀疑态度;尤其是,宣传不力导致参合农民和基层干部对新农合相关政策不甚了解或者在制度理解上存在偏差,从而降低了农民对新农合的信任度。一些农民担心政策不稳定引起医疗费不能报销、报销额度太少、手续太麻烦以及医药费价上涨甚至资金被挪用等现象产生。对于困难家庭,他们可能无力承担个人筹资部分,认为身体好不必参与等理由。这种信任危机直接对新农合稳定运行产生消极的影响。不少地区还存在行政强制摊派等问题,地方政府为了获得上级财政补贴和提高所谓的"政绩",粗暴地强制农民参保,这些都将直接影响农民对新农合制度的正确认识。从问卷调查情况看,5.85%不愿意参加新农合的农民中有超过1/3是因为对制度不了解。一方面是因为大多数农民文化程度较低造成的,所有调查对象平均受教育年限只有8.3年,这些农民对新农合相关概念不理解,有的甚至看不懂相关宣传资料。另一方面是因为宣传不详细,对药品报销范围、疾病诊疗项目、经办程序不了解不明确。调查发现,36.23%农民不了解药品和诊疗项目范围,40.63%农民不知道大病住院治疗补偿标准,等等。另外,实施流程不清楚损害参保农民本应该享受的权利或者利益。一些农民由于没有履行及时告知或者超过补偿期限合作未办理转院手续,本可以得到补偿而没有得到补偿,引起农民对新农合制度的不满,并造成卫生资源闲置与农民健康福利损失并存。这些问题绝大多数是新农合的管理、服务和宣传等各个环节不到位造成的,并直接影响了农民参保积极性甚至一些参保农民对新农合的可信度下降并打算退保。

2.4.2 新农合保障范围和幅度狭窄

新农合制度是一种基于社会统筹与个人账户相结合原则,其保障模式只囿于大病统筹。新农合制度明确规定:个人缴费账户只用于门诊和基本药物;由政府出资的社会统筹部分才可用于大病统筹治疗。从杭州和台州情况看,参保农民在县、乡两级定点医疗机构门诊看病,根据政策规定,只能得到大约30%医疗费减免,到县级以上定点医疗机构门诊就医则补偿额度非常低。由此可见,新农合制度受益人群主要是大病住院治疗的参保者。针对这种情况的调查,发现只有12.93%农民的家庭成员健康状况不佳,近期内患过或者已患重大疾病。调查结果还表明,农民得大病概率并不大,患小病到门诊治疗的农民占多数,他们花费的是个人账户的医疗保险费;有的甚至不找医院,在家自己治疗或者休养让病情自然好转,基本没有享受到政府补贴部分。即使患大病住院治疗,由于受到定点医疗机构以及规定的起付线限制,受益农民也非常有限。并且新农合的药品适用范围、疾病种类以及诊疗项目等都比较少,这对参保农民的受益面产生一定的消极影响。问卷调查中,47.32%农民认为药品范围比较小,49.33%农民认为诊疗项目的范围较小。所以,新农合制度保障范围和幅度狭窄,是阻碍制度可持续发展的主要障碍之一。另外,6.77%不愿意参加的家庭中,有64.71%认为"新农合制度没有用"就充分说明了这一点。关于农民愿意参加哪种合作医疗模式,81.15％以上农民回答愿意参加包含门诊和住院的保险制度。农民健康需求的增长与落后的医疗保障方式之间矛盾日益加剧,并在一些贫困地区的农村造成不同程度的社会问题。

因此,就农民健康保障路径而言,政府必须在更大范围内和更高的统筹层次上逐步推进商业保险机构参与新农合的经办服务以及农民大病保险工作。坚持政府主导,通过引入社会力量参与基本医保业务经办和服务,发挥市场机制的优势,促进经办服务质量和水平的提升,提供多样化的保险产品和服务,推动建立以自我保健为主的多层次的重大疾病保障体系。

2.4.3　农民缴费少与政府投入不足

根据各地经济状况不同,新农合筹资水平存在一定差异,但是个人缴费标准大多是每人每年 10 元,这种统一的象征性的缴费规则由于农民保健意识滞后在全国推行了较长时间。从缴费情况看,即使一个 5 口之家,家庭账户总额也只有 50 元;如果有一人得病,这些钱用来支付全家一年买药和门诊看病远远不够。农民缴费少而政府投入不足导致个人账户资金严重地不足,难以满足疾病产生的基本医疗需求。从新农合制度运行情况看,政府补贴不足导致保障水平很低。调查结果显示:90.53％农民认为政府补贴不足,70.45％农民认为大病补偿标准比例比较低;而认为通过自身健康保障减少分析的比例极低。如果不考虑起付线,住院或者大病治疗费用的 70％要由农民自己负担。如果再加上普通疾病买药和门诊费用,农民医疗和卫生保健的经济负担十分沉重。我国经济体制改革已经取得了明显成效,而改革成果的分配没有形成相应的分配机制。社会福利增长有相当一部分属于全体国民,并由国家进行合理分配,其中最突出的表现就是要求增加医疗卫生的公共投入,以减少不同社会群体健康的不公平性。然而,长期以来,由于县乡两级定点医疗机构条件差、设备老化以及医护人员技术水平低等问题,一些大病患者不敢到这些医疗机构就医,只能省、市定点医疗机构诊治。同时,新农合大病补偿并非病种补偿,而是以医疗机构级别来确定补偿标准,设定起付线和较低的封顶线,即医疗费用在达到起付线以上的医疗费才予以补偿,并且超过封顶线以外的医疗费不予补偿。因此,就医的医疗机构级别越高,补偿就越少;同时还要扣除不在医保药品范围内的药品费用,这样农民生大病或住院得到的补偿就微乎其微,提高农民医疗保险政府投入幅度是当前解决这些问题的关键。有些病种(如癫痫病)在定点的医疗机构没有相应的治疗科室甚至不在所保的范围内,只能到非定点的专业医疗机构就诊,这种情况就得不到补偿,医疗费用全部由农民自己承担。由此,不难看出,由于政府投入少导致受益面窄和保障水平低,使新农合制度难以发挥应有的作用。因此,一部分参保农民认为,几乎没有从新农合中获益或医疗保障作用非常有限。

新农合制度作为社会保障体系的重要组成部分,应该从此制度上让参保农民获益或者让他们看到新农合的医疗保障作用。政府管理部门和业务运行机构秉承为保障农民健康负责,肩负稳定社会和国民收入再分配的使命,积极进行新农合制度创新。经过近几年努力,国家对于基层医疗卫生服务体系越来越重视,特别是对基层医疗机构,不仅在基本药物制度中规定社区医疗服务必须要全面覆盖,使用率达到100%,在多点执业中鼓励医生到社区进行门诊医疗,并且在慢性病管理政策中将社区作为防治的重点单位;此外,基层医疗卫生服务体系也是承担国家公共卫生服务的重要力量。自从2003年新农合试点以来,新农合医保覆盖面逐年增加,保障水平也逐渐提高,切实从降低财务风险的角度改善了农村居民的医疗服务可及性;此外新农合的实施也一定程度上释放了农村居民的医疗需求,为农村医疗卫生事业发展做出极大贡献。

2.4.4 就业范围和收入增长幅度受限

新农合制度本身遏制了农村劳动力的自由流动,农民的就业机会减少。与农村劳动力外流趋势相对应,近年来农民工返乡规模不断增大,很大原因来自于新农合医疗保险受地域性限制。从2004年开始,我国部分沿海地区甚至出现了"民工荒"现象。由于城市里大量农民工返乡流动,很多用工企业遭遇了招工难或者"一工难求"的困境。根据劳动和社会保障部对珠江三角洲、长江三角洲及闽东南、浙东南等主要劳动力输入地区的调查,很多农民工短缺在这些地区已经成为不争事实。而对于加工制造业聚集的地区,该问题则尤为严重。以珠江三角洲地区为例,其用工缺口将近200万人,缺工比率约为10%(邓宇鹏和王涛生,2005)。这种情况使得农民收入减少和筹资水平下降,严重限制了农民的就医门路和参合积极性。

2.5 解决问题的路径

认真研究和解决新农合制度中存在的各种问题,逐步扩大其覆盖范围,不断提高新农合制度运行效率,切实为农民提供有效的医疗和卫生保障。这不仅是建立社会主义和谐社会的根本要求,而且也是实现城乡居民共同享有经济发展成果的重要途径。由于农民长期形成的不良生活方式和医疗卫生制度本身的缺陷,很多资源还无法得到有效的利用,农民健康状况改善缓慢,直接影响了农村社会经济发展与和谐社会建设的进程。寻求解决问题的有效途径成为当务之急。

由于新农合制度设计的初衷立足于基层,服务于基层,其发展离不开基层的医疗保障服务体系,而基层医疗服务体系的建设、完善与壮大也离不开新农合的扶植与支持,两者相互制约又相辅相成。然而目前我国基层医疗卫生服务体系的规模与竞争力不足,新农合在不同级别医疗机构间的保障水平差异也不足以使其成为带动基层医疗服务体系发展的主要力量。因此,如何使基层医疗服务体系充分利用新农合所释放的基本医疗需求,扬长避短,抓住历史机遇有序地发展,成了现阶段基层医疗卫生服务体系发展的关键。随着近几年健康产业的发展,不少健康产品逐步由城市向农村流动,消费市场进一步扩大。初级健康产品和服务的价格相对较低且使用方便,很容易被农民所接受,特别是经济相对发达的农村地区。但就我国整个农村状况而言,普通物品消费一直占主体地位;健康产品消费仍相当有限,而且大部分都是转移消费,农村保健品市场占有率很低,尤其是高端保健产品。造成这种状况的原因,一方面是农民消费能力有限,没有形成市场;另一方面是还没有形成健康消费意识。健康是一种具有消费和投资的双重属性,有助于促进经济增长和增进社会福利的人力资本。健康状况低下引发的医疗保健支出增加和生产能力下降,将导致农民的生活水平与社会福利水平降低。疾病带来的生活压力和心理焦虑在缺医少药的地方容易患上各种大病,并导致患病家庭人均纯收入下降 5%~6%,且这种影响会持续 15 年。这就要求在推行新农合制度过程中做到以下几点。

2.5.1 加大宣传力度,促进效益提升

随着我国城乡一体化进程的加速,农民收入不断增加。在农民具有支付能力情况下,大部分风险规避者和风险中立者都会选择参加新农合。而由于新农合实施过程中,一些地区宣传工作滞后;实际上,也有相当一部分懂得风险规避的农民还没有参保。当前新农合发展处于起始阶段,还没有形成完善的保险体系;而政府职能部门缺乏对农民保健意识的正确宣传,这必然会引起农民对新农合的担忧。

在新农合取得一定成效的同时,也存在不少困难和问题,特别是农民对新农合认识不足引起的一系列低效率问题。这些问题主要由于农村的社会、经济、文化、历史等因素长期制约着新农合的持续、稳定、协调发展。调查结果发现,农民对新农合认识不足源:第一,担心医疗机构医药费用超高;第二,担心保险基金被挪用;第三,担心医药费报销不方便;第四,农民自我保健意识、互助意识、风险意识薄弱;第五,比较富裕地区农民认为新农合报销比例太低,不足以解决实际问题;第六,部分农民对新农合运行方式持观望态度。鉴于这些情

况,为了更好地让农民对疾病风险的正确理解,我们可以引入经济学中的三个重要概念进行分析:第一个是产品效用,即农民消费一定量的医疗服务时所获得心理上和生理上的满足程度,这种主观性指标将随着社会气质和环境条件的改变而发生变化,需要进行适时地宣传。第二个是期望效用理论,它是指农民不确定新农合可能带来各种效用的加权平均数,即农民参与新农合决策之前所面临的各种选择,而每一种选择都会给他们带来不同的满意度。第三个是期望值效用,它是指农民在不确定新农合制度情况下所拥有或创造财富的加权平均数效用。因此,新农合宣传工作是一项长期的任务,针对不同历史时期农民的忍受水平,提出相应的宣传计划。随着新农合各项机制的成熟,农民得到的好处与方便将越来越多,而此时我们更需要调整宣传策略,增强农民风险意识和转移风险能力。比如,定点医疗机构可以结合入、出院健康教育的开展新农合的宣传;农村学校可以将新农合相关知识融入农民的健康教育活动中,以获得积极的长远效应。另外,各部门可以结合"全国亿万农民健康促进行动"的开展,把新农合宣传纳入业绩考核体系中,从而取得有益的综合支持。

同时,政府应该加大对新农合相关基层单位的宣传力度,通过电视、报刊、社区宣传栏等各种行之有效的宣传方式扩大制度影响。根据农村实际,政府职能部门应组织专业人员进行新农合医疗卫生的术语、政策法规以及经办流程的宣传讲解,增进农民对新农合制度的了解和参保受益情况,以此提高农民参保积极性与自觉性。政府在将工作落到实处的基础上,必须通过财政上划拨资金,加强对乡村医护人员培训,积极制定农村健康计划,重点支持乡镇医疗机构,不断提高卫生资源效率。

2.5.2 不断完善新农合制度

新农合制度根本宗旨就是,通过合作医疗制度共同筹集、合理分配和使用合作医疗基金,为农民提供基本的医疗保健服务,满足农民的基本医疗服务需求,减少因病致贫,达到保障和增进农民健康的目标。根据我国关于建立新型农村合作医疗制度的实施意见有关精神,在新农合制度设定的框架内,我们需要不断地完善新农合制度,使医疗服务在现有的卫生资源和医疗技术水平下能够真正做到便民、利民、取信于民,真正让农民看好病。完善制度成为增加新农合各个发展阶段运行效率的重要任务之一。

目前农村普遍存在医疗机构少、设施落后、医护人员技术水平和服务意识差等长期存在,从而导致了农民无法享受高质量的医疗诊治和卫生保健服务,严重制约新农合制度的发展。政府应当改正新农合制度的不合理成分,根据不同农村经济社会现实不断完善基金筹资、运行管理、服务模式等环节。在财政支持层面,政府应当向农村政策倾斜,加强农村医疗机构和基础设施建设,尤其是加强乡镇一级的农村医疗机构建设。在一些领域需要适当引入市场机制提高新农合运行效率;改善农村落后的医疗环境与卫生条件,提高医护人员整体素质和业务能力,实现新农合制度的持续、稳定、协调发展。根据当前存在的问题,完善新农合制度的关键是落实医疗制度,推进医疗服务的精细化质量管理。医疗机构必须推行临床路径管理与效果评估制度,强化医疗技术临床应用监管,控制医疗体系质量,以及规范医疗行为和诊所建设。在医疗费用管理方面,医疗机构应该完善医药费用控制制度,严格控制医药费用不合理增长,通过临床路径、规范药品器械采购、加强费用监管等。同时,政府部门应建立医务人员、医疗机构、医疗技术等服务要素的准入制度,加强对医疗机构和从业人员监管。在有条件的地区要求推行农民预防保健制度,推广中医药保健知识与诊疗技术,鼓励农民开展养生保健活动。

在医疗服务过程中,农民与医务人员需要构建和谐的医患关系,并形成相应的制度保障。新农合管理机构必须完善医疗纠纷防范和处理机制,逐步提高防范、应对和解决纠纷的能力和水平,以便有效地化解医患之间的矛盾,维护医疗机构正常秩序和农民的就医环境。就医疗机构而言,则需要推行院务公开制度,全面接受群众监督,并做好接受农民的投诉、信访的受理与调解,提高新农合的医疗服务满意度。

2.5.3 建立医疗保险基金筹集机制

逐步加大农村的公共卫生投入,为新农合制度运行提供基本物质条件。首先,尽量减轻贫困地区农民负担,社会医疗保险的个人部分最好控制在每人每年 5~10 元,以便实现新农合更好的社会保障功能。在经济相对发达的地区,应该适度提高农民个人缴费额度,并不断提高待遇水平,以最大限度地实现医疗的社会公益性。

随着农村经济发展以及政府惠农政策的实施,近几年农民总体收入正稳步增加。以当前的农民平均收入水平,每人每年承担 10 元的保险费不会造成压力,医疗服务具有一定的提升空间。调查表明,95% 的农民家庭认为能够承担 20 元的缴费水平,69% 的农民家庭认为能够承担 30 元缴费水平,甚至更高。另外,通过对 2000—2005 年杭州农民家庭平均年收入、日常生活支出、个人缴费等数据的比较分析,每人每年缴费 10 元占农民人均年纯收入的比重最多仅约为 0.297%。由此可见,在经济发达的地区,适当增加缴费额度几乎不会给农民生活带来经济负担。与此同时,在个人缴费基础上,应该建立医疗保健与预防保健的激励机制拓展农民的健康路径。例如,把政府补贴按一定比例存入个人账户,并增加预防保健和环境卫生的项目投入,让农民自觉不自觉地参与到政府的健康计划中。这样可以使农民患病买药和门诊治疗费用与频次的保持在适当水平上,减轻医疗卫生资源的过度利用,促进新农合制度的医疗保障功能得到有效发挥,最终保证农民受益。除了政府财政投入以外,应该让一些盈利较好的有责任企业加入社会医疗保险中,这样既能使企业提高知名度,又能减轻农民负担。各级政府既是新农合制度引导者,也是最后责任人。农村医疗保障水平的高低,很大程度上取决于政府决策的可行性以及公共卫生投入力度。从全国各地总体情况看,县级财政压力较大,而国家和省级政府的财政相对比较宽松。因此,我们应该从实际出发,适当加大国家和省级政府的财政补贴力度。目前国家对农村医疗保障的投入主要是对参保农民的补贴。假设按照2006年底参保农民4.1亿人,每人每年补偿40元计算,共需164亿元,这只占当年国民生产总值的约0.08%,国家财政收入的约0.4%。因此,按照现在的经济发展水平,政府有能力增加对新农合的补贴。如果能够适当增加政府的财政补贴,就可以提高大病统筹的补偿比例,扩大疾病补偿范围,降低起付线和提高封顶线,缩小疾病引起的贫富差距。同时,可以进一步建立新农合相关激励机制,使参保农民得到更有效的医疗卫生保障与新农合预期目标的实现。

2.5.4 防范医患之间的道德风险

缺乏沟通产生的医患之间信息不对称是导致医疗纠纷的主要原因;缩小信息不对称也成为预防道德风险的重要举措。医务人员、患者和政府三方都有责任与义务增强各自信息透明度。从信息不对称理论来看,每一个患者农民都应该享有医疗服务的权利、对医疗服务有自主选择的权利以及了解自身病情与监督医疗服务的权利。在整个医疗服务过程中,医务人员应该耐心、细致地向病人讲解有关疾病知识和治疗细节。同时,医务人员应遵守职业道德,养成高尚的医德医风,切实尊重和维护患者正当权利。然而,仅靠医务人员的自我约束并不能完全规避道德风险,还需要设计一些激励制度,使医务人员在涉及某一道德选择的情境下,做出有利于社会评价标准的选择。这既能提高患者预防疾病和治疗疾病的知识水平,又便于与医务人员沟通、理解、相互配合。

但是,医患之间的道德风险非一朝一夕就能得到改善,它是一个相互促进的过程。为了规避医务人员的道德风险,患者及其家属也有义务在疾病诊治过程中,根据自己文化水平和理解能力,通过各种渠道获取有关疾病的诊断、治疗和医疗花费等方面的知识和信息。一方面,通过自身的努力来缩小信息不对称所形成的差距,提高对医务人员在疾病诊治过程中有关处置的理解,更好地配合医务人员的工作;另一方面,也要充分理解医疗过程的复杂性和病情变化的多样性,多与医务人员进行思想交流,积极配合治疗。新农合职能部门应当在不断总结经验及科学计算的基础上,确定一个比较合理且相对稳定的报销比例来避免道德风险。同时,不断加强医疗人员道德规范和职业素养教育,造就一批合格的农村基层医疗卫生人才,并规范农民就医渠道,以来理性引导农民就医,遏制因感情冲动造成的各种野蛮行为。各地方政府所制定的地方性规章应当加以确定,以保证其相对稳定的良好的医疗道德和社会公德。在医患之间信息结构严重不对称的情况下,政府应充分发挥其管理职能,尽快建立健全各种法律法规,明确医患双方在就医过程中的权利义务,使医疗投诉和医疗纠纷的处理有法可依,促进医疗纠纷案件中责任的界定和公正审理。同时,政府应当规范医院的信息披露制度,降低信息的传递、交换和使用成本,使患者个人能够比较容易地以较低的成本使用医院的公共信息。

总之,在信息不对称的情况下建立一种和谐的医患关系,需要特别防范道德风险的产生。一方面通过加强医务人员的医德建设,增强服务意识,提高服务质量;另一方面加强医患之间的互动和交流,特别是在双方信息上的传递和交换,让患者了解医疗过程的专业性和复杂性以及医务人员能力的局限性,促使其理解医疗卫生工作的性质。在此基础上,通过医务人员、患者和政府三方的共同努力,才能从根本上解决由医患信息不对称导致的医患关系问题,促进整个社会的和谐。

2.5.5 增强政策的公平性

不断改善现有的新农合制度,增强制度和政策的公平性,逐步取消参合农民异地就医的歧视政策,使农村劳动力享有基本的医疗保障的权益,不再受其就业地域限制,从而使农村劳动力得到更为有效的配置利用。另外,随着包括城镇职工医疗保险、城镇居民基本医疗保险等其他社会保障制度的建立和改善以及各个社会保障平台的逐步整合,农民工在城市中也必须享有能够参与其他形式的同等医疗保险计划。

2.5.6 解决农村医疗人才缺乏的长效机制

农村医疗技术人才问题是制约新农合医疗服务质量提供和效益增长的瓶颈。农民看大病追求是实惠,最大的愿望是就医方便,少花钱,治好病。然而,这种要求与现实条件下我们所能提供的医疗服务相比还有很大差距,关键是缺乏能够为农民解决实际问题的专业医疗卫生人才。由于农村条件的限制,城乡差别影响较大,依靠分配和派遣方式已经难以解决目前农村医疗卫生人才缺乏问题。为此,国家制定了一系列优惠政策,试图吸引合格的医务人员向农村流动，比如"三定"政策，城市支援农村的政策，城市医生职称晋升前必须到农村服务半年或一年，以及高等医学院毕业生到农村服务提前转正定级提高工资等激励政策。解决这些问题必须依靠政府组织、支持，并建立长效的激励机制。

当前隐含疾病的农民数量增加赶不上医疗服务供给的增长。在我国农村地区普遍没有形成"治未病"意识。大多数农民在有病或者身体不适时才去看医生，而且受到新农合制度、家庭经济状况和医疗资源可及性等因素限制，不能马上去就医或者不能去就医的，占有相当大人口比例；而隐含疾病的患者也占有不小的比例。在目前医疗服务框架内，非选择消费是农民实现健康的主要路径；利用教育宣传转变农民保健意识，建立顺畅的医患沟通，实行人性化的医疗服务，将成为提高新农合效益的关键，更是解决农村医疗人才紧缺的有效途径。根据生命活动规律和健康周期理论，人们可以通过不同方式保持和增加健康存量，医疗只是众多实现健康的手段之一。社会契约形式的健康保障与积极地获取无偿资源的合理结合能够使人获得更大的健康水平，并能够节约更多的医疗卫生资源，从而产生更多的福利效应。农民在生产活动中通过适度的劳动、科学的饮食、良好的卫生习惯和充足的睡眠等，不但能够增强体格和机体功能，而且能够得到更多收入，享受健康寿命的福祉。而这种源自于生产和生活的健康获得出于农民勤劳的品格与坚强的意志，并非带有健康目的；相反，过劳或者懒惰不利于身心健康，过度享受可能使健康状况变得更糟。据调查，贫困地区农民由于长期处于生活压力和高强度的体力劳动之下，食用低质食品，生活在艰苦的环境中，健康状况受到严重的损害。在经济转型时期，由于自身和社会原因使得部分农民部分或完全脱离农事，过着漂泊或无稳定收入的过度"休闲"生活，不良的生活方式正在不断地侵害他们的体力与意志，造成农村劳动力资源的巨大浪费。一些在改革中富裕起来的农民，为了一时享受，很少顾及自身健康问题。因此，农民生活的健康指导与心理咨询人才培育，最大限度地减少农民对医疗服务的依赖，必将成为减轻农民疾病发病率、促进健康和减轻医疗人才紧缺的重要发展方向。

3 农民医疗保障的职能

3.1 医疗保障的属性

实现伟大的中国梦,需要一个良好的社会体制建设,以提高城乡居民福利待遇,而基本医疗保障属于人人都可以享有具有社会福利性质的公共物品和服务,它与国防、基础教育、社会保障、道路和灯塔等一样是人们生产与生活不可或缺的基本条件。根据公共物品效用理论,基本医疗保障属于非竞争性与非排他性的重要公共物品之一,应该满足任何人对其广泛而均等的需求;享受政府提供的数量和质量大体均等的基本医疗保障是每个公民的基本权利。在此基础上,通过引入市场机制共同进入到不断细分的更高层次的保障服务范围,组成了医疗保障的全部。新农合作为我国医疗保障重要的组成部分,其医疗保障主体(农民)也必须履行医疗保障属性所规定的义务和权力。

可是,由于目前农村环境日益恶化造成各种疾病发病率上升,卫生资源使用效率低下,农民难以行使新农合制度范围内的各项权利与义务;及时调整医疗保障职能将可能提高农民健康福利。如果不能更好地改革农村医疗卫生体制,促进医疗保障属性体现全体农民的根本利益,那么今后将会有一场社会福利分配混乱引发的灾难。无论是新农合试点之初的各种制度,还是2008年由卫生部起草的新农合管理条例,以及《社会保险法(草案)》对新农合的法律规定,首当其冲的问题是新农合属于何种性质的社会保障制度,如何界定政府的责任,以及受保障农民所享有的权利范围如何确定等一系列问题。虽然这些问题还不甚明确,但新农合被认定为社会医疗保障的重要形式已经成为事实,它是指国家采取社会保险形式,通过大数法则分摊风险机制和社会互助原则,将少数农民随机产生的疾病风险分摊到全体农民的一种医疗保障制度。根据政策规定,结合新农合运行实际,我们发现新农合具备了社会医疗保险的基本特征。在我国经济社会发展不同历史阶段,农村医疗保障从最基本的项目、最低的投入、最简单的管理制度入手开始变革,覆盖了包括低收入农民的基本医疗项目,然后通过制度改革逐步提高保障层次和水平。由于起始阶段保障层次相对低级,医疗保障管理体系遵循农村贫困人群对均等化水平具有更高要求和制度的可持续发展原则。农村基本医疗保障作为我国医疗保障体系主体,由政府、社会和个人提供,对不同保障对象至少在法律、政策和制度设计上必须是公平的,避免产生健康不平等与劳动力人口的发展不平衡情况。但是由于不同利益主体在执行过程中过于强调自身利益,往往出现医疗保障的城乡差异、区域差异和二元结构现象,社会需要营造公平公正的道德环境和完善的法律保障体系。而市场配置在农村医疗保障领域所起的作用非常有限,并不能全面实现医疗卫生资源的有效分配,也不可能满足社会非市场交易的各类需要;同时市场机制本身也存在诸多缺陷。如市场配置是通过供求变化或者价格波动信号刺激提供商生产取向而实现的,而社会保险占很大成分的医疗保障难以遵守这一市场规律。这种信号刺激常常滞后于实际,这就不能不给医疗服务再生产带来周期性波动的损害。由于市场配置机制存在失灵和固有的弊端,政府与社会需要承担纠正市场配置不足的责任。针对当前农民医疗保障严重缺失,中共十六届六中全会通过的《中共中央关于构建社会主义和谐社会若干重大问题的决定》进一步提出"逐步实现基本公共服务均等化"后,政府在《中共中央国务院关于深化医药卫生体制改革的意见》中提出了一个到2020年实现覆盖城乡居民的基本医疗卫生制度总体目标,而在十七大报告中也提出了"医疗保障领域建立城镇职工和城乡居民的基本医疗保险,实现全民病有所医"。另外,医疗保障体系中除了基本医疗保障,一些补充形式的医疗保障,如商业健康保险,也作为私人物品与新农合一起构成了我国农村医疗保障体系,并扩大了医疗保障覆盖面。目前我国有了比较完善的新农合制度,但是城乡健康不平等很大程度上说明关乎农民医疗保障这一难题自始至终没有得到解决。许多治标不治本的体制机制和相关法律与政策可能会加深矛盾。医疗保障本质属性没有在有关利益主体之间达成共识,农民在各个层面各个环节受损现象仍然十分普遍,无法享有医疗保障带来的所有福利。我国宪法明确规定人民是国家的主人,应当享有医疗保障权利。可是,农民作为弱势群体,很少理解医疗保障的自然属性和社会公益性,更难以利用宪法赋予的基本权利保护自己。医疗保障的属性就是践行法律所规定的义务;实际上,也是遵照医疗保障属性实现社会成员共同利益。农民群体得到了健康,可能会短时间内损失其他社会群体的直接经济利益,但是对整个社会将带来更大的好处,增强了农业劳动力素质,促进农业经济转型升级。农民是工业化原料的提供者和初级劳动者,其收入与消费的增长、生活质量的改善以及社会的和谐是其中最明显的医疗保障福利效应。

在无医疗保障的情况下,患病可能使一个农民家庭倾家荡产且需要多年之后才能恢复元气,给家庭造成的损失和痛苦更是巨大。即便如此,也不一定能挽回良好的健康,而农民对此毫无办法获得很好的帮助。实践证明,医疗保障是一种社会福利措施,符合福利刚性特征以及促进经济社会进步的功能。我国新医改"随着经济社会的发展,逐步提高新农合的筹资水平和统筹层次,缩小保障水平差距,最终实现制度框架的基本统一",这一目标充分表明了,我国政府对医疗保障福利刚性特征的重视和遵守。新农合为弱势群体而设立,不应将其创造农民健康的社会福祉作为少数人牟取利益的手段。2003 年开始试点的新农合制度,首当其冲的基本问题是以新农合为契机如何逐步建立完整的社会医疗保障制度,如何界定政府责任和农民的权利,如何让农民真正享有新农合的健康福利。实现中国梦和中华民族伟大复兴事业,需要建立一个包括医疗保障在内的良好的社会体制,以提高国民总体健康福利水平。如果环境恶化导致农民发病率上升,必将引发严重的社会问题。当前新农合制度并没有让农民得到实在的利益。有关医疗保障调查发现,满意度只有 45%,尤其是低收入农民在医疗方面更是举步维艰。民政部门一项农村社会保障制度的民意调查表明,在农民最担心的问题中,医疗保障居于首位。这说明农民医疗需求有所提高,但是由于经济因素制约以及农村医疗保障体系改革进展缓慢,难以转化为有效需求。调查显示:我国农民应就诊而未就诊率为 32.78%,其中经济困难原因占38.48%;需住院而未能住院的为 34.61%,其中经济困难原因占 65.11%,贫困地区高达 71.87%。这些数据说明,新农合效益低下除了来自人为的理解的偏差之外,还有社会和自然因素的限制;其根源来自于农村社会保障属性的理解及其不同的定位。新农合的制度设定要求从我国医疗保障的性质出发,准确认识新农合的业务界定,以期实现供需双方或多方协调发展和平衡发展的原则。

经过历史上重大公共卫生事件的洗礼,医疗保障的社会性和公益性逐步得到了有关权威人士和国际组织的认可。在日内瓦召开的第 53 届世界卫生大会上,WHO 总干事布伦特兰说:"我们不能接受科学已经发现并已能生产而且是有效的一些重要药物,仅为少数人使用这个现实。我们不能接受数以百万计需要药物治疗的人们似乎被当成'外星人'而得不到药物治疗的现实。"包括八国集团的各国领导人,也在争论什么是我们世界面临的主要问题,医疗卫生问题被放到了突出位置。正是在这样的理念支配下,欧、美、日等国家在 20 世纪 90年代末,用于医疗保健的公共支出基本上都超过 GDP 比重的 5%。除美国外,公共支出占医疗保健总支出比重均在 80% 左右。而美国医疗的私人部门大于公共部门,并不等于说它忽视国家在医疗保健方面的责任,居民得不到基本医疗服务。影响美国医疗结构的因素,并不是公共部门大大少于其他国家,而是因为其私人部门大大超出其他国家。

而联邦德国更是通过国家统一法令和管理，形成了一个完整的医疗保险网，保证每个公民都能够看得起病，并能够得到适当治疗。所有工人都享受义务医疗保险，收入低于最低界限的职员和其他职业集团也享受义务医疗保险。毫无疑问，退休者、失业者、正在受教育的人和大学生们也都属于享受义务医疗保险人群。他们必须缴纳的保险费比较低，缴不起保险费的失业人群享受免缴保险费优惠。义务医疗保险使他们都能够享有足够的医疗照顾。发达国家虽然在追求国民医疗福利最大化，但永远达不到完美的地步，因为制度本身与现实总是存在一定差距。社会主义国家则大多数受经济发展水平的限制，制度完善的过程相对缓慢，包括我国新农合在内的所有发展中国家农民医疗保险制度无一例外为追求永无终点的社会医疗保障目标而努力。

3.2 医疗保障的社会结构与功能

医疗保障是一项社会经济制度，它对分散疾病产生的经济风险，消除贫富分化，促进社会有序发展以及保持经济社会稳定具有重要作用。不同的医疗保障属性决定了相应的社会结构，并形成各自的结构与功能。农民医疗保障不只是依靠发挥政府和医疗机构职能，政府或社会组织通过引导农民自主行为减轻疾病发病率也是不可忽略的健康保障措施，因此，医疗保障的主体、家庭、政府职能部门、医疗机构各司其职组成了医疗保障的基本社会结构，它们尽最大可能发挥各自的功能，直接或间接地促进医疗保障效率，提高农民健康水平。根据公平原则与医疗保障职能，结合农村社会经济发展的现实与多元社会医疗保险需求，现阶段我国农村医疗保障制度改革目标是，建立以新农合的基本医疗保险为主体，包括社会医疗救助、商业医疗保险、补充医疗保险等多种保障形式为补充的多层次复合型医疗保障体系。

我国医疗卫生体制改革，直接用于医疗项目的政府拨款急剧减少；取而代之的是，举办各种与农民健康有关的教育、科学、卫生、体育和文化等社会事业，寻求高效的健康路径成为政府义不容辞的责任。近年来，农村医疗卫生改革逐步将医疗服务当作健康产业的一部分推向市场。在政府的监督下，医疗保障对象、保险机构以及包括医疗机构在内的健康产业部门，各自承担职责。这种保障体系虽然提高了产业效率，但由于逐年减少对卫生事业的财政补助，将导致利益主体福利分配不平衡，并产生新的看病难、看病贵现象。据统计，全国公立医院获得政府拨款占开支的 8%，三级私立医院不到 3%，有些医疗机构不但未得到政府的资助，而且每年还需上缴地方政府数百万元税收，面临严重的运行压力。政府投入不足使得医疗公益性难以实现，依靠贷款和集资维持正常业务运转可能导致医院发展缓慢,医疗设备陈旧落后。医保改革实际上是减少了报销额度和范围,增加自负医药费比例,大幅增加农民实际支付的医药费比重。根据卫生部公布的"2005年中国卫生统计提要"数据,我国卫生总费用从1980年的143.2亿元急涨到2003年的6623.3亿元,但在这飞涨的卫生费用构成中,政府的卫生支出却从36.2%下降至17.2%,社会卫生支出从42.6%下降至27.3%,个人卫生支出却从21.2%剧增至55.5%,甚至在2001年一度达到60.0%。相比之下,2000年,发达国家政府负担了卫生总费用的73%,转型国家的政府负担了卫生总费用的70%,最不发达国家政府负担了59.3%,其他发展中国家的政府负担了57.2%,中国政府则只负担了39.4%。农村医疗保险投入总量需要国民经济全面发展的带动,以促进健康消费项目增长。

当前我国处于逐步建立和完善社会主义市场经济体制的关键时期,客观上要求建立与之相适应的农民医疗保障体系,在提高经济运行效率的前提下最大限度地保障基本医疗需要的社会公平,满足多层次医疗服务需求,促进医疗保障体系的完善。

3.3　农民健康效应获得的理性分析

低收入人群的健康在很大程度上依赖于政府的公共健康政策和财政支持所提供的基本医疗保障,而医疗服务市场化国际趋势将是对公共健康的一大挑战。当支付能力成为农民求医问药的关键时,预防疾病、防止伤残、在生活中有效地避免不健康因素的干扰尤为重要。决定健康的社会因素存在于人们置身其中的、使个体或群体罹患疾病的风险高于别的个体或者人群的环境中,包括工作条件、营养摄取、生活环境以及总体福利等,他们会基于不同的视角对健康效应进行理性分析。我国农村环境相对较差,保障农民健康的客观条件的改造难度较大;而文化改良更是一个长期影响农民健康社会因素,用理性分析的态度取代不良的非理性健康行为,有利于促进卫生资源均衡分配,合理利用。

一旦疾病发生,患者不只是要花大量的治疗费用,还要承受疾病带来的痛苦、劳动力成本损失以及家人与朋友伤害。1842年,艾德文·查德维克在调查报告《关于英国劳动阶级的卫生状况的总结报告》中指出,恶劣的健康状况导致贫穷,劳动能力下降,健康成本加重。而农民不良的健康状况除了自身因素之外,还有置身其中的社会生活习俗以及社会体制产生的卫生保健资源的不均衡分配。弗尔考和许多其他社会有识之士和学者意识到,疾病和瘟疫很大程度上是由社会物质生活条件和健康不平等造成的。针对这些问题,西方国家在20

世纪初开始为提高医疗保障效率就进行不懈努力。他们把国民健康作为整个社会生产力发挥的基本要素，原则上不分性别、职业和社会的一视同仁。自20世纪30年代以来，世界各国将公共卫生作为平衡不同群体间共享健康资源的有效手段，取得了明显成效。1920年，温斯楼对公共健康进行了定义，认为公共健康是"通过有组织的社区努力来预防疾病、延长寿命以及促进健康和效益的科学和艺术。这些有组织的社区努力包括改善环境卫生、控制传染病、教育每个人注意个人卫生、组织医务人员为疾病早期诊断和预防性治疗提供服务、发展社会机构确保社区中每个人都能到达适于保持健康的生活标准。组织这些福利活动以使每个公民都能实现其与生俱来的健康和长寿的权利"。这对考量经济发展的健康效用起到了重要的作用。而另一位公共健康学的奠基人乔治·罗森(George Rosen，1910—1977)指出，既要为大众创造健康的生活条件，又要对个人行为加以控制。相对于我国农村发展状况，医疗保健并非农民消费的第一选择，由政府或社会提供的大多数预防性健康消费长期处于疲软状态，被动性消费使得农民可能产生各种难以觉察的疾病，从而导致医疗成本加大。我国慢性病死亡人数已经占到因病死亡总数的80％以上，而很多可预防的基本在农村发病率更高，基层医疗卫生机构作为慢性病防治以及管理的前锋，将在未来承担重大的任务。上文谈到我国农民看病难、看病贵的问题也进一步验证了非理性消费对健康产生的负面影响，进而导致农民健康的恶性循环。

3.4　健康消费的社会契约

法国思想家卢梭在1762年写成的《社会契约论》一书中写道，一个理想的社会应该以建立人与人之间而非人与政府之间的契约关系为宗旨。那时，人们追求的重点是政治平等，对健康的关注并不多。在社会关系单一的年代，人们的健康消费大多数以社会契约形式存在，处在经济、文化、教育落后的农村人口结构中，人们的健康消费受社会契约的影响较大。现代社会陋习的滋生让农民更多地追求当下物质消费的满足，更少顾及淳朴的生活和合理的消费行为对未来健康的影响。这就要求农民以社会契约的形式引导或强制性要求遵循消费的一般规范。农民一旦偏离健康消费的固有目标和生命规律，可能不只是引发个体健康水平下降，而且会导致农业劳动力群体整体素质下降和消费市场的萎缩。

在社会经济发展水平较低的时期，人们往往把健康产品作为特殊物品与普通消费品区别开来。如果健康消费与普通物品消费一样处于效用比较状态，那么就显示了人们的健康意识得到了提高。假定在收入和消费偏好既定情况下，均衡交换揭示了农民所能购买的各种数量的物品或者服务能使他们获得的最大效用,他们就会选择对其当前或近期有利的健康物品或服务。它是西方经济理论中实现帕累托最优状态的条件之一。根据效用理论,任何两种物品之间的边际替代率(MRS)对任何两个消费者都相等,用公式表示为 $MRSA = MRSB$。当任何两个消费者的任何两种物品边际替代率相等时,交换就达到帕累托最优状态,即实现了交换均衡,社会契约的功效通常总是大于社会组织规定的法律、政策和制度等组织的力量。因为在该状态下,任何重新分配无法使一部分消费者的满足得到提高而不使另一部分消费者满足水平下降。在完全竞争市场上能够实现物品交换均衡,而健康消费市场除了以道德为主体的社会契约之外,难以达到这种状态。因为市场上消费者均衡的条件为两种物品的边际替代率等于两种物品价格市场价格比率。而在完全竞争市场上,所有的消费者都花相同的价格购买特定的物品或服务,因此,所有消费者的物品边际替代率都相等,并使所有消费者同时实现均衡。当前,我国有不少地区农村消费结构仍然处于中、低层次,很多农民追寻的是消费的短期效应,有的甚至处于有害健康的消费模式,这样就可能会降低新农合的福利效应,侵蚀有限的卫生资源。虽然,从我国社会保障制度来分析,新农合本质上是一种社会保险制度,应该遵循社会保险强制性的原则,无法利用市场机制理论进行解释。可是,随着市场经济不断发展,健康产业将逐步渗透到农村市场各个部分,农民消费结构会发生变化,从而会利用市场的效率与优质服务为自身谋得更多的医疗保障福利,并且可能使城乡医疗保障向一体化方向发展。可惜的是,农民没有足够的健康购买力,而又没有强有力的社会医疗保险支撑。我国 2011 年 7 月 1 日正式实施的《社会保险法》,由于大部分社会契约具有群体适用性的特点,它只对城镇职工基本医疗保险做出了强制参保规定,并没有对农民参合做出硬性要求。在医疗保障的社会契约受到冲击而荡然无存之后,如果没有强制性参保又没有实力参与商业保险,这对农民健康不平等造成了巨大的不利影响。不公平的制度规定不仅区分了农民社会地位的差异,更是剥夺了农民追求健康的权利。而我国《宪法》第45 条明确规定:"中华人民共和国公民在年老、疾病或者丧失劳动能力情况下,有从国家和社会获得物资帮助的权利。国家发展为公民享有这些权利所需要的社会保险、社会救济和医疗卫生事业。"可见农民群体具有法理上的平等就医权,应当通过低成本的社会契约,建立有效多元医疗保障体系,并通过法律法规使他们的医疗保障这一"天赋人权"切实得到保障。

随着农民可支配收入增加,基本物质需求逐步得到满足,新农合作为化解农民基本医疗风险的主要制度,采取强制参保方式既有实际操作的必要性和可行性也有理论上和法律上的依据,而成为典型的社会保障契约之一。通过立法明确政府在新农合中的责任以及农民参合的法定义务,这比单纯地强调参合率和覆盖面更加合理合法,并有利于基层干部开展工作,为全面深化和推进新农合的制度建设扫除障碍。另外,我们可以利用社会契约在福利分配中的稳定性和高效性,建立多渠道的农民健康保障机制;并通过立法强制农民参合,最大限度地规避农民的逆选择和医疗道德风险,有效地保障新农合安全稳定运行。

4 国内外农村医疗体系分析

4.1 福利国家农村医疗保障

在漫长的历史进程中,疾病始终威胁着人类健康甚至生命。而人类抵御疾病风险的方式也随着社会经济文化的发展而不断变化。作为抵御疾病重要方式之一——医疗保险,时常被现代各国政府所采用而成为社会文明进步的标志。然而,以种族、区域和人口特征划分的等级制度使得社会医疗保障的公益性黯然失色,出现了不同程度的健康不平等。马歇尔指出,政府必须保障每个公民享有社会福利权。从福利哲学观念看,医疗保障除了疾病的经济保险以外,更是一种个体的疾病预防和体现政府价值的方式,高水平的医疗保障应当作为全民可获得的权利,不管其社会地位或者经济状况如何。政府作为医疗保障责任的主体,一方面,必须通过立法建立医疗保障的法律制度构架;另一方面,则需要在这一框架下规划、组织和实施各项医疗保障健康计划,最大限度地实现弱势群体的良好健康与品质生活。现代社会建立全民的医疗保险制度化解疾病风险是发达国家普遍采取的措施,也是不少发展中国家努力的方向。因此,医疗保障是社会保障体系的重要组成部分,越来越受到世界各国的重视,尤其是福利国家。

福利国家通常指,政府通过税收和非市场手段经营医疗保障、退休金、教育等必要的社会事业,并且福利开支占一国 GDP 比例较高的国家。世界上大多数国家医疗保障体系不分城市和农村,采取统一的公费医疗制度或强制保险为主。当初,以自愿保险为主的有瑞士和美国,但是自 1994 年瑞士推行强制性保险之后,只有美国实行以商业健康保险和非营利性健康保险为主的自愿医疗保障模式。由于福利国家大多数是发达国家,以现代农业为主体的农民对本国 GDP 的贡献与第二、第三产业具有同等的地位。近年来,福利国家的国民平均寿命有所增加,新生儿死亡率逐步降低,但是高福利生活带来的负面影响也日益凸显出来,一些重大疾病发病率居高不下。根据世界卫生组织 2012 年全球癌症发病率排名在前 5 名的均是福利国家,它们分别是丹麦、法国、澳大利亚、比利时和挪威。虽然那些福利国家国民平均寿命较高,但是丹麦国民平均寿命世界排名在第 30 位左右,并且比利时、丹麦和挪威 49 岁以下癌症发病率也排在前面。这可能因为那些国家有较高的垃圾焚烧量,而单独分类可燃垃圾焚烧的国家,其癌症发病率都未进入前 5 名。澳大利亚虽然没有生活垃圾焚烧,只有医疗废物和污泥焚烧,但人均二噁英排放也很高,还有一个主要污染源是金属生产和燃木取暖排放的有毒物质。由此可见,福利国家医疗保障不只是依靠医疗服务能力加强,更需要通过遏制和改良现代工业发展带来的环境问题,即使目前环境的负面影响可能对农民并不显著。由表 4-1 可知,福利国家的 GDP 支出比例与健康状况存在着正的相关性。

表 4-1　20 世纪六七十年代福利国家社会支出及国民健康状况

国家	福利支出占 GDP 比例	国民平均寿命(单位:岁)	每千个新生儿死亡数
瑞典	32%	80.63	3.2
法国	29%	80.87	4.2
丹麦	28%以上	79.58	4.4
德国	28%以上	78.95	4.3
挪威	26%~27%	79.78	3.3
比利时	26%~27%	78.92	4.2
奥地利	26%~27%	79.21	4.4
芬兰	23%~25%	78.66	3.7
意大利	23%~25%	79.94	5
荷兰	23%	79.10	4.7
英国	23%	78.7	4.8
瑞士	23%	80.62	4.1
加拿大	18%左右	80.34	4.8
澳大利亚	18%左右	80.62	4.4
日本	18%左右	82.07	3.2
美国	不到17%	78.06	6.3

数据来源:根据世界卫生组织相关数据整理。

从表 4-1 可以看出,福利国家在 20 世纪六七十年代就创造了更高的人均寿命和更低的婴儿死亡率。后来,这种高福利水平在 21 世纪初达到顶峰。然而,高福利给各自国家财政带来了巨大压力,税收投入的健康效用逐步减少,有的甚至产生负面影响。实际上,我国现行基本医疗保障体系中,已经蕴含着全民医疗保障的制度要素,只是一些转型依然处在渐进改良的轨道上。地区发展不平衡、城乡差异、环境问题等带来的一系列挑战,使得健康不平等长期存在,实现城乡一体化医疗保障体系需要亟待进一步改革,并有良好的产业结构支撑。农村产业结构的优化升级不仅使得农民收入水平提高和国家财政收入的稳定,而且使得医疗保障体系中出现的很多问题可以迎刃而解。新农合实施中存在的许多问题是与农民的低收入有密切关系。根据福利国家发展经验,我国城乡医疗保障一体化筹资模式并不复杂,主要由参保者缴费、公共财政补贴和社会资助三部分组成;城镇居民医疗保险和农民新农合的医疗保险筹资模式一样。因此,可借鉴福利国家经验,在农村现行基本医疗保障体系中的三大社会医疗保险合并的障碍可能会被彻底消除。在城乡健康保险一体化的制度中,所有参保者缴纳相同的参合费,获得一样的健保待遇,这有利于增加农民的健康福利。并且随着社会财富的增长,人们的社会公益性和道德水准大幅提升,用于社会救助的资本存量将不断增加。

可是,除了政策、制度和法律等人为影响以外,福利国家医疗更重视环境保护、市场的维护以及语境机制完善等措施。由于市场、就业、自然灾害、社会等级以及生命周期等因素的影响使不同社会群体之间产生了一定程度的健康不平等。福利国家的农民多数比较富裕,其疾病预防能力和健康风险意识与其他群体大致相同,村医疗保障很少存在城乡差异。欧美福利国家医疗保障水平较高,起步较早;在这些国家,无论何种职业的居民看病、治病自费比重很低,城乡实行统一的医疗保障标准。但不能排除少数福利国家自身改革的需要,适当降低了报销比率,如日本等国家开始提高自费比重,这主要考虑到低于 5% 自我负担率水平,卫生资源的效用将会大幅降低,国民维持健康的自我责任意识可能下降,并加大社会医疗保险压力,降低财政使用效率。而对于低收入的群体、特殊疾病以及由此带来的高额医疗费用非选择性项目的消费者,他们认为降低医疗保险自费比重是必要的,因为社会支出不仅让他们获得了较高的健康福利收益,而且为社会增加了高质量的劳动力资本。总而言之,世界各福利国家一致认为,医疗保障体系正常运转的基本原则之一,就是确保国民不是因为疾病而蒙受经济困惑或者降低劳动能力与健康水平。以英国为代表的福利型国家医疗保障模式的主要特点包括:(1)通过建立法定的全民医疗保障系统,强制国民参保;(2)国家税收支付大部分的医疗保障经费,以保证良好的国民基本健康状况;(3)所有医疗费用支付实行以总额预算方式为主其他支付方式为辅的混合支付制度,大多数接受支付的疾病种类无法通过预防保健得到控制,这种做法一定程度上降低了国民预防保健的热情;(4)实行政府筹资、公立机构提供服务的健康计划型卫生服务管理体制,并体现了医疗服务消费的非弹性特征;(5)福利经济学、凯·恩斯主义和《贝弗里奇报告》组成其主要理论基础和直接思想来源,体现以人为本的保障理念。除了典型福利国家的医疗保障模式以外,很多发达国家对本国医疗保障体制进行了不同程度的改革创新,形成了高效的健康保障福利模式,让更多国民享有最大的福利水平。经过多年社会改革,在福利国家中公益性较低的美国医疗保障制度逐步向市场化转变,这样虽然降低了弱势群体直接享有的医疗福利,但有利于促进医疗保障效率的提高,而且警示人们对生命健康的珍惜。但是在美国,对任何一个危及生命的无医疗保险的患者不管有没有钱,则可以先看病后付款;若是穷人患病,则包括伙食费在内的一切医疗费用都由慈善机构或者政府买单。如果你是一个有钱的人,那么任何疾病费用需要由自己或者商业保险公司支付。这种情况体现了福利享受的公正性和合理性,也是福利国家预防医疗卫生资源浪费的重要手段。另外,美国还专门为穷人设立了医疗服务救助(medicaid)系统,由政府出钱为低收入家庭提供优质的医疗保障;每年各州医疗救助预算大约占 GDP 的 22%,其中联邦政府补贴 57% 左右。2008 年,美国共有 4900 万人享受到了医疗救助,联邦政府支出部分为 2040 亿美元。由于经济危机,美国不少家庭的收入降低,疾病发生率大幅上升,享受医疗救助人数也随之急剧增加。2009 年,美国有 9 个州 9% 左右的人享有医疗救助。2010 年 3 月 23 日,奥巴马总统签署法案,将医疗救助的标准降低到贫困线的 133%(2009 年,美国多数州贫困线为:一口之家年收入 10830 美元,两口之家年收入 14570 美元,三口之家年收入 18310 美元),这样,将有更多的人纳入医疗救助体系,极大地降低了医疗保险成本。在人口较多且收入不平衡的福利国家中,这种通过政府控制和社会鼓励的方式推行国民医疗保障制度具有一定的可取性。

大多数福利国家国民都享有最大程度的医疗保障,享有医疗保障人口占总人口数 90% 以上。美国医疗福利以多种间接形式转移给国民(无论是富人还是穷人),每年医疗支出高达 2.2 万亿美元,间接医疗保险支出占 GDP 的 16% 左右,几乎覆盖所有人。法国医疗保险根据个人经济情况缴纳最低比例的工资收入(失业者免交),即可免费享有医疗服务。英国实行包括难民在内的全民免费高福利医疗保障制度,其社会福利开支占 GDP 的 25.9% 以上。德国是典型的福利国家,发达的工业体系和先进的管理技术使国民享有更多发展成果,目前德国社会保障制度开支占 GDP 的 33.3% 以上,其中 1/5 以上资金用于法定医疗保险开支;强大的社会经济水平决定了高保障的法定医疗保险服务体系。每一个德国公民无论参与到哪一个医疗保险基金组织都可以享受到法定医疗保

基于多元福利视角的新型农村合作医疗效益研究

险。加拿大经过 60 多年发展,形成了国家立法、两级出资、省级具体管理和提供服务的全民医疗保障格局;由于人口比重较少,依靠个人和企业向联邦政府、各省区缴纳所得税以及基本保险金就能获得经济上足够支持。此外,一些省份还通过各种销售税、一定量的工资扣减额以及彩券收入等方式募资医疗保险资金,而联邦政府只是制定在法律规定的医院开支计划和医疗保险方面承担 50%左右费用,各省想要得到联邦政府的全额资助有个前提,即其医疗保险计划必须遵守《加拿大卫生法》的各项原则,这样能够有效地控制医疗保险机构运行,防止产生腐败或低效率。

然而,我国目前医疗救助体系非常弱小,筹资渠道单一,并且额度难以提高,而依靠政府税收资助的医疗保险项目比重很低。即使良好的政策,如果没有强大的经济基础和完善的管理体系,很难提高医疗保障各个环节的效率。当前政府的农村财政支出大部分用于基础设施建设和名目繁多的民生工程,并且多数农民对疾病的预防意识不足,有关健康投资项目利用率也比较低。这一点需要借鉴福利国家的发展模式,根据我国国情逐步推进。

4.2　美国、德国、日本农村医疗保障体系现状初探

医疗保障发展必须遵循福利刚性和财政支出的可持续性原则,以保证国民的健康安全。福利刚性是指,国民对自己未来包括健康在内的福利待遇普遍具有只允许其上升,而不能允许其下降的一种心理预期。在任何国家,尤其是发达国家,医疗保障制度不仅关乎国民日常生活质量,而且使其缺乏社会福利弹性需求,让更多的资源只用于基本的疾病治疗。在经济社会发展带来国民消费结构变化的过程中,发达国家医疗保障体系已经从最初的单纯疾病治疗向以预防保健为主体的多远健康路径变迁。预防保健或更高层次的生命科技产品和服务在美国、德国和日本的国民健康需求逐渐占很大比重。环境变化和人口流动使得发达国家农村人口有所增加,政府有关健康投资项目增多,并不断加深了健康产业细分,形成了城乡医疗保障体系建设同步发展的局面。然而,发达国家社会保障和福利开支逐年攀升,导致政府财政不堪重负。近几年,发达国家愈演愈烈的政府债务危机和财政赤字就是医疗高福利的主要表现形式之一;同时,这种代价使得农村医疗体系日趋完善。下面就当前美国、德国、日本的农村医疗保障体系现状及其弊端进行详细的阐述。

近年来,美国政府以医疗机构投资为主对农村医疗保障进行了大量的投入。2012—2014 年期间,联邦政府向缺医少药的农村地区医疗保障受益人提供服务的 75 家可信赖医疗机构提供近 1.14 亿美元拨款,以帮助它们支付重新设

计农村医疗护理流程以及构建医疗信息基础设施的前期费用。针对政府的这种医疗保障投资行为,爱荷华大学的农村卫生政策分析中心 Clinton 博士表示:"问题是资金永远都不够用;值得庆幸的是,美国医疗保险和医疗补助服务中心认识到,25%的美国人口居住在农村地区,这部分人不应该被抛在脑后。这是沿着正确的方向迈出的一步。""所有倡导提升农村医疗服务水平的人都认为,农民没有被得到足够重视。目前缺乏更多的适用于农村地区的举措。"由于农村医疗卫生管理相对松懈,包括农村可信赖医疗机构在内的相关组织运行比城市面临更大的困难,信用评估通过率较低,导致政府难以找到合适的农村医疗代理和保险代理机构,各种农村医疗市场需求和信息沟通成本也较高。规模庞大的农村体系可能没有促进资源共享可开发的基础设施。而且在医疗管理方面,农村没有城市经验与高效率。在农村医疗保障的低效率管理体系下,农村疾病的结构发生变化,心理疾病不断滋生,而制定心理医疗诊治所需流程更是困难重重,实施成本昂贵更具挑战性。另一个很大的人口制约因素,参与可信赖医疗组织至少需要 5000 人参与,意味 5000 人对医疗机构所提供的初级医疗服务产生有效需求及其健康福利效应,这对基层医疗服务机构来说更具有一定的挑战性和困难,尤其是人口分散的偏远地区。除了客观因素以外,所有提倡提升农村医疗品质的人大都认为,农民自身对健康没有得到足够的重视,疾病谱的变动更使他们摸不到头绪。除了逐步建设可信赖的基层医疗机构以外,目前缺乏适用于农村地区的强制性保障举措,而通过农民自主管理实现健康成为美国等发达国家的长期目标。

然而,完善医疗保障需要投入大量的资本,而医疗保障缺失可能会带来更多的经济损失,直接降低劳动力素质,并造成其他难以估计的损害。而对医疗保障的盲目投资并不一定产生预期的效果,福利国家的全民医疗保障制度造成了或多或少的资源浪费与健康福利效应下降的情况。与经济社会发展水平相适应的医疗保险,将产生一定的经济社会效益,这是为什么西方工业革命中后期很多发达国家十分重视医疗保障制度构建的重要原因。以德国社会保障制度为代表的欧洲福利国家在财政危机之后十分注重医疗保险体系建设。在的德国,无论你属于哪个阶层,所有国民的保障范围广泛,保险项目齐全,人人享有高标准的待遇;但保障体系实行科学民主的自治管理,并设立通畅的法律救济渠道。而国民就医方便和有效一直以来成为德国医疗保险体系主要优点,投保人无论在乡村还是城市,均可就近至社区医生处预约就医,享受到基本同质的医疗卫生服务。即便是农村投保人,也拥有较大自由选择空间,可在 400 多家国立和私立的医疗保险公司之间选择最满意的保险服务,大量遍布全国的医疗机构均能够提供一流的服务。

　　相对于欧盟发达国家,日本农村医疗保险体系主要由政府强制性参保的国民健康保险和互助保险组合构成,可是由于区域之间卫生资源分配不合理,它的强制性政策历尽艰难,并最终得到了一定效益。早在 20 世纪 30 年代,日本政府曾颁布的《国民健康保险法》开始把健康保险范围扩展到农村。1941 年,日本通过修改《国民健康法》将自愿保险改为强制性参与,目的是改善农民不良的健康状况;可是当时情况并不十分乐观,参加人数只占农村总人口数 40% 左右。20 世纪 50 年代中期,虽然日本农民的健康保险可以报 70% 医疗费用,但是由于日本农村农业分散,尤其是二战以后工业受到严重创伤,日本国民生活普遍贫困,一些农民仍然无法支付另外 30% 的医疗费用,有的甚至不能支付国民健康保险费。而当时政府全额负担农民保险费也成为不可能。为了扭转农村医疗保障体系的困境,日本政府于 1959 年颁布实施了新的《国民健康保险法》以减轻国民健康不平等状况,其宗旨是解决农民无医疗保险问题,缩小城乡之间保险覆盖率以及保险待遇上的差距。同时,日本政府针对各种小农经济出台了一系列差异化政策,以立法形式要求分散的小农户组成统一的互助团体和地方网络,并就互助医疗、保险渠道、互助养老等问题与政府直接对话,经过协商讨论后通过其地方网络进行全面推行。日本农民互助保险组合既不同于商业保险,也不同于政府举办的社会医疗保险。它的资金由所有成员交纳的会费及保险费构成,不需要像商业保险一样由保险代理人推销。因为参加保险的人相互之间比较熟悉,他们的保险费严格遵循专项专用原则,通过参保者的互助行动,极大地减轻了个人就医负担。目前,日本农民几乎拥有人手一份互助医疗保险;而医疗福利的改善主要源于工业化改造和产业布局调整促使农村人口的流动,并从农业中分离出来。到 1961 年,日本国民的健康保险由国家和地方政府直接管理运行,农民、个体手工业者、自由职业者等都归属于其保险对象,政府则是国民健康的第一责任人,其国民健康保险团体联合会是唯一受政府委托经办具体业务的机构。根据农民家庭收入水平不同,保险费缴纳水准也有所差异。为了保证国民健康保险的持续运营,日本各地的政府根据财政情况一般给予一定补助;对低收入农民减免其保险费,按照日本全国 1/2、都道府县 1/4、市町村 1/4 的比例分担;对医疗费用过高的病例,由都道府县和市町村进行费用审核,确保医疗保险基金能够按照计划合理使用。保险费应按缴纳期限到区市町村银行邮局的窗口缴纳或者通过银行转账交付,保险付费主要项目是各种医药费和诊疗费,一般需要自己负担这笔费的 30%,医疗保险组织负担 70%。此外,还有分娩育儿一次性补助金、高额疗养费、丧葬费等,这些费用全部由政府负担。随着日本经济的全球扩展,人口结构发生了巨大变化,日本农民占人口比例降低收入基本满足一切生活类需求,各类医疗和健康项目不断被列入到医疗保险目录中。即使农民医疗保障福利大幅增加,但由于农民预防保健意识提高和公共卫生投入增加,疾病发病率降低。尽管日本农民可以享受国家规定的医疗保险和各种自发组织的互助保险,医疗卫生服务却出现不均衡分布,没有医生愿意去农村,导致部分地区农民就医仍然比较困难,甚至基本上处于有保险无医疗状态。即便政府有足够资金上支持农民医疗保健,也很难派遣医务人员到农村长期或短期工作,造成医疗人才严重短缺。由区域特征决定的医疗服务资源阶梯形分布可能会长期存在下去,并极大地降低其他卫生资源的使用效率,最终制约农民健康福利的增长。为了解决这个难题,日本采用 30 多年前成立的所谓"自治医科大学"管理经验,由政府承担学费专门培养农村偏僻地区医生,规定毕业后在农村工作 9 年且有 5 年偏僻地区农村工作经历的学员,可以享受公务员待遇。可是工作满 9 年并愿意继续留在农村的医务人员也很少。另外,由于日本人口老龄化问题日益严重,日本政府在 21 世纪初就提出了农村 65 岁以上老年人的监护保险制度,并利用先进科技大力发展远程医疗,以消除地区之间医疗水平差距。

发达国家农村医疗保障制度的改革历程对包括中国在内的发展中国家具有一定的借鉴作用。随着发展中国家经济实力的加强和制度的完善,各国越来越强调医疗保险制度对国民健康的积极影响。我国逐步将农村医疗保险从保大病发展到兼顾小病,进而发展到保障健康,其管理体制也相应地发生变化,这是农村医疗保障制度改革的历史性进步。根据发达国家农村医疗保障的经验,把社会医疗保障从社会保障体系中分离出来,与健康管理职能加以合并,能够促进农民健康效益的增长。近年来,各国医疗保险体制改革正在逐步推进,但困难也接踵而来。2010 年,对于中美两国医疗改革都将是具有重要意义的攻坚之年。奥巴马医疗改革法案虽然艰难闯关,但美国的高失业率、中期选举和近期政治局势为奥巴马政府推行医疗改革提出诸多挑战。我国农村医疗卫生改革,包括公立医院改革、基本药物制度建立也将向实质化、协调化、规范化的方向迈进。在全球经济危机的大背景下,中、美作为具有世界话语权的两个大国,是否能以医疗卫生改革作为突破口将成为全球经济复苏提供新动力之一。通过与发达国家广泛的合作,我国农村医疗保障改革将会取得新的更大的进展。

4.3　发展中国家农村医疗保险模式

与美国、德国、日本等发达国家农村医疗保险模式相比,发展中国家农村医疗保险模式处于不断探索和逐步建立阶段。由于农村社会经济落后和居民收入水平较低,农村医疗保险体制一般都在国民健康服务与社会医疗保险这两种体制中选择。选择什么样的医疗保险模式,往往与每个国家的文化传统、自然环境和政治历史背景密切相关,并呈现出明显的混合特征。下面简要介绍巴西、印度和古巴农村医疗卫生体制情况。

巴西是世界上贫富差距最大的国家之一,农民占主要成分的贫困人口占总人口比重很高。从 1988 年开始,巴西政府逐步重视农村医疗保险,并将其社会健康保险制度从社会保障制度中分离出来,与卫生部合并组成新医疗卫生主管部门,全面负责卫生筹资和医疗保险服务管理。为了让所有国民都能享受到医疗服务,巴西充分发挥政府主导和市场补充的双重作用,通过立法在全国范围内建立较为完善的卫生服务网络,设立全民免费医疗制度和个人健康保险制度,实现了城乡居民统一的医疗保障体系。目前巴西全民免费医疗制度已覆盖75%的居民,虽然这个比例并不高,但没有将农民与其他人口区别对待。公立医疗机构对所有的病人不收取病人任何治疗费用,对住院患者提高一日三餐免费饮食;收费的私营医疗机构则为有更高需求的国民提供服务。政府根据医院的级别和业务量,采取类似 DRG(Diagnosis Related Groups)管理方式核定医疗机构医治疾病的病种、性质和成本及其政府承担费用。DRG 是一套疾病分类系统,主要指建立一种确定医院各种病历类型的方法,对各种疾病进行分类统计,从而计算医院在某项疾病诊断治疗方面所需要的平均费用。此系统作为医疗费用基础,并由保险公司支付补偿给医院,医院收入与实际成本无关,与每个病例以及诊断有关。这种制度的出现,将真正改变了医疗保险作为第三方的被动局面。通过制定预付标准控制支出,并通过预算强迫、约束提供者承担经济风险,以此达到规范医院自身管理行为的目的。所有这些信息的采集、处理,都是通过 HIS 实现。医疗机构面对患者和保险机构的自主选择,以及同行之间的竞争,它们大多采取积极措施来应付这种局面,而它们往往针对单病种和手术难度采取有效的临床路径。临床路径是多专业组协作并以工作流表格形式给患者从入院到出院提供有时间和有效的管理式照顾,并且能够有效地减少康复的延迟和资源浪费,使患者获得最佳的照顾服务。目前,发展中国家大多数医疗机构设法通过提高管理效率赚取更多的补贴剩余,但不乏弄虚作假行为。国家通过税收为医疗卫生费用筹集资金,也为医疗腐败加强了 DRG 管理和相应的立法。2000 年巴西《预算指导法》规定:联邦政府卫生支出以上年为基数,按上年 GDP 增长率进行增长;州政府和市政府卫生支出占全部财政支出比例分别不少于 12% 和 15%。2002 年,巴西卫生总费用占 GDP 的 8%,政府的医疗卫生支出占卫生总费用的比例为 46%,私人医疗保险费用占卫生总费用比例为 54%,政府医疗卫生支出占政府财政总支出的 10.1%。

印度曾是英国殖民地,主要以农业为主,社会经济发展缓慢。1947 年独立后采纳英国社会保障模式,建立国民医疗卫生体制,强调卫生保健是公民的基本权利,政府有责任向全体国民提供免费的卫生保健服务。印度的公立医疗机构同英国一样,基本上免费,如医生的门诊诊断和健康咨询等方面。但也不完全免费,比如做健康检查之类的项目不但不免费反而价格很高。公立医疗机构集中在大城市,农村根本没有类似于城市的那种公立综合性医院。大多数农民患病以后,都需要千里迢迢到邦首府、大城市或者新德里去就医。为了看病治病,他们不得不支付交通费、住宿费和额外的生活费用。许多农民根本没有钱来支付这些费用,更有一些人为了看病治病而变卖家产。居住在农村的农民占印度总人口 2/3,但是医院都集中在城里。印度的政府、医务人员和社会政策专家们都为此而感到痛心疾首,但是却无力改变这种现状。由于无法为农民提供便捷的医疗服务,印度公立医疗机构经营模式一塌糊涂,而私立医疗机构即使费用较高,但发展仍然相当迅速,成为印度主要的医疗产业部门。印度 3/4 医疗服务由私立医疗机构提供,由于服务质量提高的同时,价格也相当昂贵,致使农民无力支付医疗费用。实际上,印度正经的私立医疗机构服务水平可以说非常出色,医疗技术和服务质量达到了世界先进水平,而收费却比发达国家要低。基于医疗服务水平和价格定位反差这种情况,印度医疗资源外流的情况也十分严重,尤其是大多数印度医生都能说英语,因此,吸引了许多周边国家病人前来就医,一些发达国家病人也慕名而来。这样使得印度大部分良好的卫生资源无法被国民利用,贫困农民更难享有方便的健康福利。如何让普通农民能享受到高水平的医疗服务是印度所面临的严峻挑战。

　　古巴是一个重视国民医疗福利的发展中国家之一,在社会主义革命取得成功后不久,就开始进行医疗制度改革,强调政府应该为所有公民免费提供医疗服务。这一医疗保障理念被写入了古巴宪法,并把医疗卫生保健置于古巴政府优先考虑领域之一。除了政策支持以外,政府通过财政预算为医疗卫生服务提供巨额资金。2003 年,古巴建立了以社区基本医疗为基础的三级医疗保障服务体系,向所有城乡居民免费提供平等的预防保健服务和医疗服务,其卫生费用 86.8% 由政府支出。古巴政府设立公共卫生部,全面承担卫生服务的指导、监管、协调和控制职能,实行由中央和地方行政二把手兼任的卫生部门双重负责制,以强化政府对医疗卫生保障工作的管理。

　　虽然一些发展中国家在国民医疗保障方面的做法类似于发达国家的全民医疗保险,但是存在的问题仍然不少,这些问题主要包括全民免费医疗制度对经济形成的挑战,使得政府财政不堪重负的情况长期存在。而且全民免费医疗制度还表现出很大的低效率。人人可以到公立医院免费看病、买药,可由于到公立医院看病要排长队,经济条件好的人群都愿意自掏腰包购买私人医疗保险,到私立医院看病。而且公立医院医疗资源利用不合理现象比较严重。相对来说,私立医疗机构由于竞争激烈,医院就诊环境、医疗设备、工作效率、技术水平、服务质量等方面明显好于公立医院;管理也比较规范。近年来,部分发展中国家居民由于对公立医院的失望,促使私立医疗机构得到较快发展。另外,全民医疗免费制度看起来十分平等;而实际上在基础设施建设方面,过于照顾城市居民,农村公共卫生设施投入不足,这有悖于医疗保障公平性原则。目前,世界上70%的国家和地区,其医疗服务与基本医疗保险是由同一个政府部门管理。尤其在发达国家或地区中,这一占比更高;在经合组织中,这一比例分别为83%和100%。只有19%国家和地区由劳工或社保部门管理国民基本医疗保险。我国的新农合由政府部门直接运作的弊端也同样越来越突出。中国幅员辽阔、农村人口众多、政府投入的能力有限以及健康消费文化的多元性,单靠政府力量难以满足农民对医疗保险的需求。而在农村经济社会日趋成熟条件下,由政府举办并通过商业保险公司参与运作社会医疗保险制度逐步在包括中国在内的发展中国家形成一种趋势。

4.4　农村医疗体系要素分析

目前基层三级医疗体系主要以县(市、区),乡镇卫生院和村卫生室(所)组成。在新农合实施过程中,农村医疗体系状况对农民健康改善起到了重要作用。但由于卫生资源分配不平衡以及医疗机构与医疗服务人员价值观扭曲,长期以来造成了农民就医困难和资源浪费。合理设置农村医疗卫生体系,使体系内各个要素相互补充与资源共享,可以有效地提高农民医疗服务效率。

农村医疗资源相对集中在县城也有一定依据,主要鉴于县城人口密集,基础设施齐全,更有利于医疗机构进行管理,但弊端是农民无法便捷地享有医疗卫生资源,医疗可及性差为农民就医设置了巨大的障碍。客观条件使得农民无法享有新农合的医疗福利,更有甚者县城医疗机构过度追求经济利益,利用医疗信息不对称隐瞒欺骗,丧失医疗机构及其医务人员的社会价值观和职业尊严,导致农民在新农合实施过程中无法平等地享有医疗权利。医疗市场化趋势被很多人曲解,一些医务人员将患者疾病带来的痛苦毫无忌讳地当作医疗机构经济增长点,救死扶伤和对病人的同情心在他们心中几乎荡然无存。很多医院在年终总结大会上的表述往往透露出人性险恶的一面:在过去一年里,经过全院职工不懈努力,医院住院患者增加了20%,门诊量增加了30%,收入增加10%等类似的具体数据;而不是以救治了多少患者、帮助了多少人、得到了多少人的好评等带有人性化的社会效益数据感到自豪。医疗社会责任的缺失或者错位给少数利益集团带来收入增加的同时,牺牲了大多数人的社会福祉,尤其是弱势群体农民。农民对医疗卫生知识知之甚少,对我国一直存在的医疗体制缺陷和道德风险长期存在,更是置若惘然,这使得农村医疗体系的供需双方缺乏相互协作与制约机制,农民对医疗行为无法进行广泛的舆论监督和更有效的控制。

就纵向的农村医疗三级体系而言,高水平的医疗人员、先进的医疗设备和多种高品质的药物大多汇集在县城医院;乡镇卫生院和村卫生站(室)的医疗卫生资源相对匮乏,物质条件不足是一个方面,医务人员的人文精神、责任、态度和个人修养等要素缺乏是另一个重要方面。这种情况将会给贫困农民医疗保障带来了巨大风险,导致近年来医疗事故不断发生。而一些农民设法选择到大医院就诊,本想通过获得良好的医疗资源,增加更多的医疗保健的福利。可是,除了昂贵的医药费之外,经常还需要为找关系拉人情付出不少的费用。现在,一些县(市、区)与所属的各乡镇卫生院合作设立法院,一定程度上平衡了医疗卫生资源配置。而地方保护主义和资源有限性,又使得医疗体系的城乡差距难以改变,唯一使农村医疗体系完善的因素是农民保健方式的转变和需求层次的不断提高。

4.5　我国农村医疗保障的区域性差异

经济发展是完善农村医疗保障以及促进社会进步的前提,但是它们之间又不能保持绝对平衡,农村医疗保障差异不仅有经济因素,也可能源自不同区域农村的社会结构与区域文化。我国经济发展最快的沿海地区农村医疗保障,相对于其区域社会发展的总体水平明显滞后,一些农村医疗卫生保障水平与经济协调发展的矛盾十分突出。相反,在经济发展相对落后的地区,由于先进的区域文化和科学的管理理念,农民健康保障方式更具可行性。这是一种典型的农村医疗保障区域性差异。是否适合地区经济发展水平的农村医疗保障方式是区域性的重要特征。

由于市场的不公平竞争、就业机会不均等、不断发生的自然灾害以及强有力的计划生育政策,我国农民由传统的多子女家庭结构日趋小型化和老龄化,最终使农民家庭保障功能不断降低;与此同时,受城乡二元结构制约,农民并未被纳入现代意义上的医疗保障体系范围之内。近年来,我国虽然已经被世界银行列为"中高收入国家"行列,但是农村医疗保障水平仍然很低,与福利国家相比存在很大的差距。而且城乡医疗保障的区域差异也日趋明显。自从 2007 年开展城镇居民基本医疗保险试点以来,我国医疗保障体系已经从制度上实现了全覆盖。可是,农民医疗保险采取个人和家庭缴费为主,对困难群体给予适当财政补助的筹资办法,重点保障住院和门诊大病等医疗支出,并未全面实现城乡居民统一的医疗保障标准。为了实现城乡统一的医疗保障体系,我国政府设法利用良好的经济社会发展优势,积极投入到医疗改革浪潮中,设法通过政策的杠杆作用,逐年加大新农合的保险基金投入,让更多的农民享有医疗健康福利。近几年,我国新医改在促进医疗服务的公平性与平等性方面取得了明显成效。黑龙江在开展城镇职工基本医疗保险基础上,又针对包括农民在内的不同人群开设大额医疗费救助、企业补充医疗补助等。对城乡居民住院医疗费负担较重的人群,在基本医疗保险报销后,还通过医疗救助得到解决。目前,浙江省除了 1544 万人参加了城镇职工和城镇居民医疗保险,还将近有 1400 万农民参加新农合,医疗保障取得了历史性成就。现今,不管是农民还是城镇居民,开始越来越多地享受医疗保障制度的普惠待遇,许多地区开始跨入到全民医疗保障行列。改革成果一定程度上解决了当前农民最实际的利益问题,并逐步向更广泛的农村医疗保障领域拓展。

我国农村不同经济发展水平以及转型期产生的各种特殊群体,使得农民的医疗保障需求出现了多样化,并形成了与此相适应医疗保障模式。为了适应不同区域不同收入农民的保健需求,政府需要引导并建立各种不同的农村医疗保障模式,避免制度形变或者设计不周导致的不适应现象。市场经济改革首先使农村的经济结构和农民总体收入发生了巨大变化,然而保障方式差异引起的人口健康不平等仍然普遍存在。不同区域农民群体从一个基于平等与公正的社会保障资源配置向一个由市场提供服务的体制转变过程中,依靠效率优先的市场机制造成一些严重的社会经济发展和福利分配不平衡,农村医疗保障滞后就是其中典型。目前,我国农民收入水平、受教育程度、健康意识普遍低下,这一状况严重制约了我国农民的消费空间;同时,单一的新农合医疗保障制度的客观现实,造成了农民参合的贴现意愿强烈以及一定程度上对现有的农村医疗保障水平心存不满,并产生严重的逆向选择。我国幅员辽阔,农村资源禀赋、自然环境和人文特征等千差万别,使得不同区域农民收入存在很大差异,保健意识也有很多差异;尤其是改革开放后,各地农村经济社会发展不平衡具有明显的区域性和层次性。东部、中部、西部地区农民纯收入形成了显著的梯度结构,并且这种不平衡仍在继续增大,大规模的城镇化、工业化和农业产业化使同一地区农村劳动力急剧分化。这就从客观上给建立农村医疗保障主体、项目、资金筹集、管理以及待遇标准等方面的统一设置了障碍。大量的农民人口处在不同地域的经济社会发展水平中,其医疗保障的支付能力和医疗赔付预期规模不尽相同。东部地区农民支付能力较强,他们需要获得高质量的医疗保障服务,对目前医疗保障范围和赔付规模并不满意。现行的新农合制度具有准公共产品特征的农民基本医疗服务,主要是为确保参合农民基本健康以及对各种常见病与多发病的诊疗,并非高水平的医疗保障制度。在经济发达地区,乡镇企业发达,就业机会较多,多数农民保持强劲的收入增长,他们医疗服务的需求层次较高,单一的新农合医疗保障可能会导致效率低下。经济欠发达地区农民与经济发达地区的农民相比,对新农合医疗服务的支付能力明显偏低,支付意愿也较弱。另外,落后地区农村具有各自的特殊性,如地理上处于偏僻位置,交通不便,教育落后,远离政治、经济、文化中心,生活和生产条件极差等。而且人均GDP、产业结构优化、农民人均纯收入等主要经济指标低于平均水平。经济落后地区农民收入主要来自于各种农产品,其中一部分由农民直接消费,剩余部分由于在很大程度上受到当地交通不便影响,难以通过物流和信息工具转化为货币收入。如果说某一时期内城乡医疗保障政策差异是出于历史和现实的无奈选择,那么在工业化和城市化已经初具规模的今天,政府根据各地的经济发展状况对农民医疗保障制度进行相应调整,构建适应不同层次需求的农村医疗保障模式,以便缓解供需矛盾激化,将成为历史发展的必然。

现阶段,我国区域差别大,中西部地区农村相对落后,不具备建立统一医疗保障制度的客观条件,应该构建多元化的过渡型的医疗保障体系。这一制度安排将减少机会成本和当前的改革阻力,并不会扭曲一元化医疗保障的改革目标与路径。为了确保多元化农村医疗保障制度顺利实施,政府应该对相应的配套改革措施进行创新。在增加农民收入基础上减少农民数量,通过稳定与完善家庭承包经营,建立新型农村经济合作组织,加大农村医疗卫生服务的基础设施投入,形成与农村医疗保障制度相衔接的农村卫生管理体制与保障方式。如本章第4节对印度所分析的那样:印度是较大的发展中国家之一,与中国有些类似,但印度政府仍每年向农村投入大笔资金用于改善公共卫生条件,农村健康改善效果明显。亚洲经济发展较快的国家,无论什么样的社会制度,它们也十分重视农民医疗保障权利,并投入大量财政支持。泰国政府通过全民健康保险计划(也称"30株计划")进行公共卫生投入,即无论是住院还是门诊,除低收入的农民可以免费,其他国民每次只需交纳30株挂号费就可以在全国范围内得到医疗服务。未来,我国可首先借鉴印度和泰国的经验,制定向农村倾斜的公共财政政策,拨出专项资金用于改善农村的公共医疗和卫生条件。

5　健康测度技术研究

5.1　健康的定义与价值

人们传统的健康观是,无疾病即健康。而现代人一般认为,健康是指一个人在身体、精神和社会等方面都处于良好状态。世界卫生组织于1994年提出,人类的健康包括身体、精神、社会生活都处于完好状态,而不仅仅是没有病痛。随着文明的进步,健康已经成为社会组织和个人为之奋斗的重要目标之一。无论何种等级或群体,健康不但是品质生活的基础,也是人的基本权利和宝贵财富。由于生命活动具有复杂的系统性,健康必然涵盖各种相互作用与相互影响的多元因素组成的生命体系。近年来,一些学者认为,经济状况、文化特征、生活方式以及遗传等成为健康评价的主要维度和价值标准。这些健康维度与价值标准决定了不同人口的健康衡量尺度,也形成了不同时代农民健康状况及其产生健康不平等的根源。

在不同文化体系和经济发展水平下,人们根据对健康的理解,并且通过不同的健康路径或者维度来追求自身健康价值,并通过生产和生活方式实现健康价值交换。当今任何一个国家或地区都不同程度地将国民健康作为政府发展规划的重要组成部分,或生产,或分配。减少人口健康不平等,促进人人享有健康权利,是现代社会发展的基本目标,也是考量政府社会管理能力的关键。世界卫生组织《阿拉木图宣言》(1979)指出:"健康是人的基本人权,实现最大限度的健康水平是世界范围内的一项重要社会目标。"然而,处于不同经济状态下社会群体的健康意识具有很大差别,文化教育落后的国家或地区对健康的忽视导致生产力水平下降和消费不足现象,并产生区域内部或区域之间的人口健康不平等。政府的职责是通过宣传教育引导帮助弱势群体树立正确的健康观念,使他们形成良好的生活方式和行为习惯,并通过政治影响把健康看成是国民的基本要求和权利,当作是全社会的事业。在20世纪50年代,我国就提出了使受教育者在"德、智、体三个方全面发展"的教育方针,在全国范围内兴起健康促进运动,为后来国家健康发展规划的制定指明了方向。这也体现了健康影响因素之间是一种相辅相成的统一体。体育不但起到对国民健康教育、减轻疾病带来压力的作用,而且对人口素质提高和经济发展产生积极的健康福利效应。健康教育可以维护、控制和推动有序的生命活动,进而对人的未来发展产生重要的影响。显而易见,经常因病而缺课或旷工、因情绪或者心理障碍而滋生事端,或者营养不良而造成长期精神倦怠的群体,即使采用最先进的方法和工具,他们也无法提高工作效率。相反,即使有强壮的体魄,没有良好精神状况,无法获得有用的知识与技能,更难以从事复杂的生产活动并享有品质生活。

拥有健康才能真正优化个体在社会生活中的地位与作用,最大限度地体现自我价值和奉献精神。一个世代以务农为生的农民家庭,除了遗传因素之外,他们的健康状况不允许其接受良好的教育或者从事更高级的劳动,这是社会发展不完善的表现,更是一种人性的悲哀。马克思曾把健康作为人的基本权利以及人类生存与历史发展的第一前提。一个身心健康以及良好社会适应能力的人,必定是一个充满激情并具有获得高品质生活能力的人。如果是一个身心健康的农民,他肯定为放弃落后的农村生活而住进环境较好的城镇,或者改造农村居住的生活条件,而不会满足现状。健康是一种动力与激情,无论你是农民还其他群体。在社会化大生产与和谐社会建设中,健康是社会发展基本标志和潜在动力,它不仅关乎个体的生存,还受多种社会因素制约,如社会制度、经济状况、文化教育等因素。在一个安定团结、人民安居乐业、经济快速发展、文化教育先进的环境中,国民健康水平无疑会极大地提高。因此,健康是社会发展的基本标志。在充满竞争与挑战的现代社会中,拥有大批德、智、体全面发展的高素质人才是一个国家可持续发展的优势和潜力。健康的体质是培养高素质人才的物质基础,更是思想道德和科学文化累积与传播的物质基石。农民大多数在落后的农村,由于健康的原因,物质的丰富有时难以为他们获得幸福的生活;物质条件的改善无法取代他们精神的虚空,精神不健康产生的生理疾病也相当普遍。近几十年来,各地农村出现了各种疾病,而且发病率居高不下,这极大地影响了农民共享改革成果的愿望。

5.2 健康测度及文化差异

有关健康与疾病的定义就足够复杂的了,健康测度问题更是令人难以把握。由于人们处于不同的文化背景下,所采用的健康测度方法各不相同,得出的结果自然也存在着不同程度的差异。个体的文化气质决定其社会经济活动方式,进而影响着区域人口的健康状况与生活质量。在城乡人口自由流动背景下,农民健康状况的好坏主要由所在区域的文化特征、区域所提供的发展机会以及个人的流动决策与文化素质有关。不同的语言反映出了文化差异对健康的性质和疾病的严重程度,并对个体健康状况进行了定性的健康测度。西方人用 disease,ill,sick 等词汇来描述疾病严重程度,以便能够大致上区分各种疾病的性质及其健康状况。其实,这些日常生活中习以为常的疾病判断与健康测度密不可分,只是在不同文化体系下,人们对疾病的态度与处理方法不同而已。可是,关于健康与疾病状态的准确界定,很多情况都只有医疗卫生职能部门或者机构做某些公共决策时使用,譬如,如何把一些公共资源分配给突发公共卫生安全危机或者某种疾病防治工作之前,或者评估某种疾病患者停职休养是否合适,或者决定何种疾病理当由社会医疗保险来负担医疗费用。针对这些问题,我们不仅需要明确健康界限,还必须进行人口的基础健康测度。然而,描述社会或环境对特定职业人口健康测度的影响,关于哪一阶层或者职业工种的健康状况更好或更糟的答案往往是模棱两可甚至混乱不清。同样,医务人员、公共卫生决策者以及社会医疗保健工作者欲了解个体或者人口健康状况也含糊其辞。由于城乡差别的长期存在,城市文化与农村区域文化有一定差异,农民对健康的理解比城市居民要肤浅得多,他们往往将人的状况简单地分为两种,即疾病与健康。因此,如果不建立大文化体系下的健康测度标准,无法实现城乡卫生资源的均衡分配。

当前很多健康测度没有形成统一的指标体系。有些侧重于主观感知的疾患或探讨疾病的社会角色,另一些则侧重于疾病的客观指标。许多方法基于健康的常态或者平均值,而另一些方法参照的则是发病率、预期寿命、死亡率等人口健康的常用参数。当汇总来自各方的健康指标时,重要前提是确定同一的健康概念,并划定一条明确的能被普遍接受的健康认知基线。在一些国家或地区健康测度体系中,考核人均寿命或者预期寿命的死亡率是主要的统计指标,测度国民在生命周期不同阶段的死亡分布概率。这项目前已成为比较不同区域人口或人群在特定时期内健康状况的基本测度方法,具有一定的参考价值。但是仅仅将生和死这两种粗略的生命状况作为健康测度主要内容有很大局限性。此外,死亡率指标反映以前人口健康状况,无法测度当前或未来人口健康水平及其变化趋势;而对个体来说,最关心的是目前或者将来健康情况,以便更好地规划精彩的人生目标。而对国家卫生与福利政策的制定者来说,国民平均寿命的预测对制定社会发展规划也十分重要。要知道,人均预期寿命测度不像人们想象的那么简单,从一出生就开始计算预期寿命,与从婴儿期过后开始计算寿命,结果非常会大相径庭。随着年龄的增长,不同人群间的差异逐渐缩小,健康状况最后还是取决于个体遗传属性和整个生命周期中的健康保障。

疾病发病率也是重要的健康测评指标之一（这里疾病所指的是被医学手段诊断出了显性疾病）。基于健康是生命正常状态的定义，生理和心理指标发生偏差，即疾病，因此，生命活动功能诊断成为医生临床通常采用健康测度指标的来源。毫无疑问，健康测度也应该重视疾病所表现的痛苦症候与体验，这种观点的文化根源与健康（即没有疾病）的传统认知相关。然而相同的健康测度用在不同个体或者不同的人群中，所得的结果可能并不相同。不同文化体系中的男人和女人、不同年龄段的人对痛苦的反应、对症状的感受都是不同的，这就使得依照个体的主观体验来衡量健康水平变得十分困难，并且正确性明显地下降。以此类推，以日常行为能力来测评健康也会出现各种迥异的健康功能模式。鲍曼（Bauman，1961）通常使用下述方式区分上述 ill，disease 和 sick 三个词所表达的健康状况：ill 表示自我主观感受描述，如"我觉得不大舒服"；disease 则描述了自我的临床体征，如"我的后背不舒服"等；sick 说明了个体自我行为特征，如"我今天卧病在床"。针对这种来自于多元文化的健康测度，鲍曼指出，在对健康做问卷调查时，只有第三个指标（即行为能力）最具价值，因为第一、第二个指标都不容易正确地把握，主观感受很难被客观衡量，而临床体征需要医生在场做专业解释。因此，早期的健康量表，包括疾病的社会影响因子测评（The Sickness Impact Profile），都需要通过设计详细的功能指标评估多方面功能失序，比如社会交往能力、工作状态、运动强度、闲暇态度、智力水准等。然而，将活动能力受限等同于不健康，仍然是属于运用负面指标来定义健康的思维，它还存在测度的个体特异性。

用体能评价健康状况是一种比较积极而科学的健康测度路径，它可以用各种生理指标监测的方法来进行健康测度，用以考察个体身体状况，这种健康测度的主要指标有传统的肌肉力量、肺活量、心脏功能等。同样，这也是一种相当狭隘的健康测度方法，但是它也有积极的一面，即提供的结果是从体能不佳到良好的渐进式连续评价结果，而不是"有病"或"没病"的两分结论，或者采用生命功能"强"或"衰"表示。人们在进行人口健康状况调查时，通常就是简单地询问受访对象对自己健康状况的简单评判，而很少结合文化因素对健康价值判断的影响进行综合考察。这种方法虽然令人诧异而且具有很强的片面性，却非常实用，其前提就是相信每一个人都能清晰地从医学上分辨上建立健康和不健康的概念。然而在学理上分辨健康与否和如何测评自己的健康状况并将之准确归类是两个问题，非理性因素的干扰使得由这种方法得出的调查结论大受质疑，其中也包括上述曾提到的人们对于健康定义分歧以及如何改进问题。我们在对农民健康状况进行调查时，经常会出现类似情况，这也是新农合卫生资源管理中最棘手的问题之一。其实，最简明的健康测评方法就是看某人是否因病

基于多元福利视角的新型农村合作医疗效益研究

去看医生或者因病无法工作。但是采用这种直觉测评农民健康无法排除诈病或对疾病不知情的情况,这很显然有点单一,甚至粗陋。

一般看来,人们总是倾向于正向的健康测度,但由于缺乏概念基础和相关的测度方法,不得不更多地选用负向指标来测度,也就是说,将疾病的指证用来测评健康状态。这两个不同向健康测度的方法在实际操作中很难协同应用和准确界定。由此就会发生一些复杂情况,比如,一个人有病但是自我感觉良好也很快乐;而另一个人没有疾病,但是很难适应周围环境,我们应如何给予这两个人健康状况的评判与比较? 就个体的先天或以外事故导致的一些生理功能缺陷也有具体的测度标准,人们很难判断拼搏赛场的残疾运动员是否健康。对于属于不同年龄区间的年轻人和老年人,他们健康状况如果不利用生命周期理论,根本无法进行比较与评估。如何规划个体健康状态或者测评指标与衡量人群健康特征的测评指标,更需要在一定的文化体系下才能进行健康状况的测度。这当然应该因指标的用途和文化视角不同而有所区别。此外,在个体健康评估的战略选择上更应该顺应自然、社会和时代的要求,主流健康指标体系的确定应该参照该时代占主导地位的主流文化和疾病谱系。一种疾病在农村可能并不算严重而产生恐慌,因为农民有应对该种疾病的简单有效的方法;而对城市居民可能是一种很危险疾病,因为正规医疗手段对其无能为力,比如一种常见的歪嘴疾病。卫生管理机构则通常采用一般的方法进行健康测度,再提出解决方案。当传染病和感染性疾病的人群发病率和死亡率占主导时,则优先考虑针对防疫的指标体系,当慢性病和退行性病变而占主导时,必须适时选择针对功能定义和功能缺失的健康测度体系。随着人们对社会健康的重视程度的提高,还将推动一系列健康复合测度方法的应用,无论是正统的还是民间的。

20世纪中叶以来,生物医学思维主导的健康模式受到越来越多的诟病。以疾病为中心的医疗观势必导致对健康维护与健康促进路径的忽视。同时,生物医学的还原论强化了人是机器的机械论思维,这种思维定式使很多人越来越倚重临床技术的应用及其对新技术的期盼,而忽略了健康知识传播、健康促进和预防医学在卫生资源分配方面作用,这就是文化对健康根深蒂固的消极影响。健康作为个体或群体身心质量的评价与理想状态的向往,但是同一个人在生命周期不同阶段具有对应的健康状态,处于生命周期同一发展阶段的个体或者群体也存在着千姿百态的健康状况,所以很难找到统一的健康测度标准,甚至以人类生物学属性也并非通过硬性指标衡量健康状况。对此,美国哲学家伊凡·伊里奇(Ivan Illich,1974)认为,重心过度向诊疗倾斜的医学格局已经严重威胁到人类健康事业的生存与发展,并列举了一组被命名为"现代医学的孽债"的证据。在过去几十年中,过度诊疗已成为健康的一大威胁。抑郁、院内感染、干预性残疾、功能紊乱等医源性、药源性疾病纷至沓来,它们所带来的病痛已远远超出了交通事故甚至工伤事故总和。更有甚者,人们设法通过现代医学将病痛、衰老和死亡等个人命运中的生命规律全都转变成为技术问题,并成为当今人口健康危机的根源,从而剥夺了事实上存在的人类应对自身健康问题的权利与潜能,比如以身心抚慰等传统方式。治疗是农民长期单一的保健方式,农民行为习惯的改造与自然赋予的能给他们带来健康的东西无法融入无形的优良文化体系而得到广泛传播。根据人体正常状态必须适应有序的平衡的生命周期理论,医学的目的是协助恢复或者维护这种状态,安东诺维斯基(Antonovsky,1979)提出了一种被称为"复合健康"的共生范式,即"疾中有康、康中有疾"的一体两面状态。现代医学为科学的健康测度提供了新的思路,并逐步细化疾病的种类和严重程度,这为不同文化体系下健康等级分类提供了重要依据。如果一旦谈及健康就只是单向地关注有没有疾病,那么只会把人群简单地划为泾渭分明的两大类:绝对的健康和疾苦。其实,健康掺杂着疾病因素,而疾病也带有健康的一面。科学研究表明,应激与病原体共生是人类生存境遇的一部分,它们并非总是对人类有害。杜博斯(1959)《健康幻影》一书中展现的健康图景只是一种幻觉,希望人们相信医学能够制造一个没有疾苦且长命百岁的乌托邦。科学家只是刻意寻找他们心目中的"魔弹"去征服一切病魔。在安东诺维斯基(1979)看来:这种思维模式意味着只关注疾病的向度而忽视健康的向度。"我们从不在意那些没患癌症的嗜烟者,那些没出事故的酗酒者,那些没得冠心病的 A 型性格人士。"采用复合健康的范式来思考问题,就是将医学关注的重点转向健康文化促进方面(如何去优化躯体的生理功能和心理顺应性),通过社会文化因素改善和促进特定人口健康状况,而不仅仅只是关注疾病的自然起因和发展。

随后,安东诺维斯基提出了"心理统合"(sense of coherence)概念,主要内容包括,根据个体所处的文化环境和行为方式,测评其生命轨迹及对社会的认同感与顺应性,如生命活动的个体表现跟踪测定、特异性与标准健康状况差距,以及在多大程度上认为世界是可以理解的(即是有序的、有意义的、按部就班的、可以预测的,而不是无序的、随机的和混乱的)、可控的(遇事皆有解决之道或者可遵循的自然规律)与情感上有意义的。这些指标与个体健康测度密切相关,因为在这项测试中得分高的那些人似乎能够更好地应对环境的不利变化,保持健康的心态,并在心理上具有一种类似免疫抵抗力的应变抗压能力。其余的人则表现出不同程度的疾病或者隐性疾病(亚健康)。这一理论的早期测评指标和阐述可能有些陈旧,但它是迈向多元健康体系目标的重要一步。人们对生物医学模式的怀疑多少有些非理性或者情绪化,譬如指责它有意漠视现代科学给人类带来福祉。随着对科学客观化信念的弱化以及对"弗兰肯斯坦"式的生命伦理新技术的不信任,人们对这类生物医学批评有些减弱,这个反思过程成为现代健康模式演变的一个诱因。于是一类被称之为以文化为核心的社会化健康模式应运而生。社会化健康模式是指多元的整体健康模式,它包含着许多影响因素,不仅是简单地约定在寻找疾病诱因时需要考虑到生活方式等社会因素,而是倡导一种将疾病或健康生物学放在所处的社会背景之中来考察,把人看作一个以文化维系的相互影响的整体之中而不是一连串单独的生命系统。而在生物医学模式中,就特定的健康危险因素而言,并未包括个体健康的方方面面。美国社会学家欧文·佐拉(Irving Zola,1975)曾明确地揭示了这一点,他引用一名内科医生的案例,根据当时场景,描述了一位冠心病风险很低的个体亚健康状况(实际上这是一种介于健康与疾病之间的隐性疾病案例):

> 他是一名羸弱的小职员,身心都缺乏活力,人生也没有太多激情、动力、进取心或者竞争欲望,从未试图在某个日期内笃定完成某件事情。他胃口不好,只吃玉米油或鲸油拌的水果和蔬菜,不抽烟;在生活中,他没有收音机、电视和汽车;他头发浓密,但身材瘦小,弱不禁风,不过他却坚持体育锻炼,身体还算强壮。他虽然收入不高,血压、血糖、尿酸和胆固醇也不高。但他一直在服用烟酸,维生素 B6,而且在绝育手术后能长期接受抗凝治疗(一切都显得纠结与矛盾,说不清楚他到底是健康还是不健康)。

佐拉如此评述这个案例:

> 假使大多数人的情况没有上面描述的那么糟糕,而是被认定,我们的身材要更伟岸、更强壮,譬如身体再高出 6 英寸,预期寿命再延长 30 年,或者通过药物来增强某些体质与潜能,尽管这与真实情形不相符。我们仍然要问,为何要高出一头(6 英寸)?在何种生活境遇下延长寿命 30 年?哪些潜能应该用药物增强?哪些功能无须增强?也就是说,我们处在一个受环境影响的大系统中,无法孤立地看待健康态。社会健康模式在自然因素的综合作用下是一个有机的整体,这种影响首先通过文化体系作用于个体或者群体的行为,而非还原论的机械论。机械系统往往依照预先设定的程序、操作者的指令或者自然法则运行,健康则不完全受这一理论影响。在笛卡儿理性建构的医学模式中,躯体被当作一台机器通过修理或者替换零件达到治疗疾病的目的,它忘了心理对健康的影响一定程度上不受人体组织或器官控制。整体论认为简单地把每个部分相加是不能等同于整体的,如同我们不能用一串"危险因素"来解读健康态。这些所谓的危险因素可能在不同文化群体中显得并不那么重要,而是只需要一些简单的有效的治

疗,不会痛苦,也不会对整体健康造成太大的影响。系统中每一个缺陷都会影响到整个系统,那肯定是正确的。人体还是一个有灵性的网络体系,具有生命意识、价值观和欲望,这个复杂的生命系统对于各种环境信息的接收都是有选择的,并能做出恰当的有意义的反应或者可能损害人体健康的举动。

相伴着社会健康模式的兴起,这一时期公众对于替代疗法(自然疗法)的热情不断高涨,这些传统疗法大多秉持整体论的健康观。于是自然疗法中不少好的理念被不同程度地整合到主流的医学模式之中。尤其是它积极进取的保健姿态,而非简单追求没有疾病或者恪守某种"均衡"状态。早在1948年,世界卫生组织就将健康定义为"生理、心理及社会适应三个方面的完好状况,而不仅仅是没有生病或者衰弱",这个定义通常被认为是健康的社会模式的宣言。它是通过对各种文化的抽象,并利用最新的生命科学和医疗理论,提出的适合于不同国家、不同人口、不同群体的一般性定义。很显然,这个定义也有某些理想的虚幻成分,一是内涵要素(躯体、心理、社会交往)涵盖了人类生存的所有方面,二是这些要素的完好程度难以量化并且实现起来非常困难,因而饱受抱怨的风险(按照这个健康定义,世界上几乎没有几个人能够合格)。对物质需求仍然有强烈欲望的农民,更不可能实现身心得到均衡发展,农民真正的健康是一个长期不断努力的过程。尽管如此,它的确具有非凡意义——第一次将人们对健康的理解引领到多元、整体和社会性的高度,让更多的弱势群体早日意识到健康的意义,并逐步建立起预防保健意识和良好的生活习惯。这一定义在当代西方社会尤其具有启迪意义,它对健康心理向度的强调等于承认健康的感受在本质上是主观的,对健康的多元理解并不会妨碍对健康躯体要素的生理研究和健康促进。相应地,以健康为主题的社会动员随之展开,诸如英国的"新公众卫生运动"(New Public Health),其目的是试图通过改变环境(使之更宜居)及行为(改变不健康的生活方式)来提升社会群体的健康水准。

健康资本将直接推动我国农村经济发展,也是衡量个体健康状况的一个新指标,它囊括了健康要素的所有方面,既包括主观体验,也包含客观的和可量化的指标(Blaxter,2003)。它模仿货币收支的金融储值模式,把诸如适应性、体能储备、免疫状态、遗传特征、躯体损伤、功能减退、心理承受力和稳定性等,以及其他所有与健康有关的因素,都被列入健康货币,或叫作"身体货币"。这个说法最初由社会学家布迪厄(Bourdieu)提出,用以描述个体的身体健康状况及其适应性、外表和功能,这些都是可以转化成金融资本的要素。健康资本是一个广义的术语,既包括人的一生中所有与健康相关的因素的得与失,又包括发生在子宫中的受孕、出生以及幼儿期获得的遗传禀赋(可比喻成股票),它是终生健康的基础。人的一生当中,这一资本都在增加和减少中波动。它的减少,可能由于有损健康的环境或者个体行为,例如吸烟、不健康的饮食;由于不健康的工作所带来的对个体的危害与压力;女人生孩子以及传染病大流行或者国家或地区经济萧条所导致的特殊历史时期的共同灾难,而不仅仅是简单的意外或者随年龄增长而发生的退行性病变。而健康资本的增加,可能是积极的生活态度、有益身心的环境,健康的行为方式和主动寻求适应,甚至是好运气。最终,所有的健康资本都必须被消耗掉;不过,除了意外,损耗时间会呈现出某种健康社会模式的倾向性。

健康资本内涵的复杂性使得它很难被用作单一衡量健康的客观指标,而且要辨析它所有的要素也不容易,还有许多工作要做。但是虽然这一定义有些笼统,但似乎人人都深知其中的内涵,且能最终表达出他们的主观风愿。随着许多国家步入老龄化社会,以及对慢性病的呵护和终生健康的关注,出现了一种新的动向:比以往使用的粗糙的健康衡量指标更敏感、更全面的、更能概括个人健康全貌的描述性指标备受青睐,一种新的健康统计学正在形成。这些内容我们将在第五章中展开讨论,其中一项重要工作就是在人群水平进行跨越整个生命周期的健康统计研究,特别是从卵子受精开始,遗传因素、分娩、儿童时期的环境、教育、工作经历等全部正面的、负面的健康影响因素,在终生跨度的复杂状态中,是如何改变健康资本的,无论是增加还是减少。

为了鉴定健康测度的科学含义,实现全球健康的有效管理,OECD 2003 年的报告根据对健康影响因素的归纳,把健康指标分成五类:(1)健康状况;(2)健康资源及其利用;(3)健康之城和财政支持;(4)影响健康的非医疗因素;(5)人口和经济条件。其中,身高体重指标(Body Mass Index,BMI),也称"生命质量",被作为个体重要的健康指标。就人口健康指标而言,很多人将健康综合测度(SMPH)分为两大类:健康预期(HE)和健康差距。人与人之间健康测度的差异,主要由不同区域的空气质量、教育水平、医疗保健政策、自然免疫水平等方面的差异引起。群体健康决定因素具体涉及:医疗保健(健康保健服务的获取、数量和质量)、公共健康干预、社会环境(如收入、教育、就业、职业、阶层、社会支持、文化)、物理环境(如城市设计、铅等有害物质接触、清洁的空气和水)、遗传及个人行为(基于个人生活方式或习惯选择的一个可能或既定的因果因素(自发或有动机的),如饮食、运动和药物使用)。

5.3 科技进步对健康测度标准化的意义及作用

健康多元福利机制为不断完善人口健康测度标准化提供了重要依据。农民从单一的医疗保健方式转向了依靠生活方式改良等健康保障路径提高自身预防保健能力,这在很大程度上减轻了新农合在改善农民健康福利中的负担,提高了卫生资源使用效率。然而相关健康保障路径的科技水平滞后,严重阻碍了健康测度标准化的建立与实施。科技进步对生命科学发展、组织管理效率以及规范农民保健意识与健康行为起到一定促进作用,并有利于通过健康测度标准化增加农村医疗卫生资源效益和农民健康福利。

现阶段,医疗市场监管能力、药物功效及其使用方法等要素直接影响到药物的正常生产、流通以及医疗服务的效率与道德问题,从而为健康测度标准化制定和执行造成了种种障碍。这障碍只有通过科技手段减少人为介入,才有可能提高健康测度透明度和正确性。政府职能部门和社会组织在制定城乡医疗卫生规划、政策和制度时,无可避免地需要进行不同人口的健康状况测度。为改善农民健康而建立的新农合制度,政府必须对其财政投入和个人支付比例以及总费用等基于健康测度上的估算,以便科学合理的配置卫生资源。只有通过推进生命科技进步,建立保障国民身心健康的标准化测度,才能遵循在医疗卫生领域实现科教兴国和可持续发展战略。而健康测度标准化建设则需要紧密围绕我国医药卫生事业发展大局,搭建高水平的学术交流平台;并以此提升生命科学与社会学的基础研究、高新技术研究、重大关键技术攻关,促进生命科技成果不断得到转化和应用。

然而,针对目前健康测度标准化建设与国民经济发展要求相比,与发达国家相比,我国医药卫生的科技支撑仍然存在较大的城乡差距,还不能完全适应农村医疗卫生的客观需要,导致医疗机构对农民疾病的诊断与治疗缺乏严格依据。政府职能部门应该积极鼓励高校、科研机构和企业,充分网络优势和人才优势开展学术研究,提供有关健康测度标准化咨询业务,大力推进基层科普活动,并通过电子政务提高监管效率。这样,可有有效地减轻新农合实施过程中产生的低效率和医疗腐败,有利于增强农民预防保健积极性和主动性,并通过寻求健康保健最佳路径获得生命质量提高。随着我国全面建设小康社会要求,农民逐渐从住房的基本生活场所进入到了以健康、舒适为特征的品质需求,而提高新建住宅健康和舒适性能的根本就是基于健康标准化测度下的科技进步为第一对动力。而食品安全问题引发的疾病严重地困扰着农民的健康,从根源上根除各种疾病的发病率也逐步成为标准化健康测度主要内容。国外对食品中有害物质残留问题关注较早。欧盟、美国、日本等发达国家已经形成了完善的监测体系,包括法律法规体系、监督管理体系、检测机构体系、科技队伍体系和技术标准体系。我国在有害物质残留和食品安全与农民健康的关系还处于探索阶段,科技成果转化与社会监管体系还不完善。同时,由于历史和现实原因,占全球人口三分之二的妇女和儿童更需要标准化健康测度实现优先改善生存与发展的条件,提高生活与生命质量,以促进人类健康繁衍。

在我国农村,妇女和儿童基本生存需求更为迫切,尤其应当得到政府和国际社会的更多关注,逐步建立以健康测度标准化为依据的计划生育政策和生殖健康要求,以期在控制人口增长和提高人口素质方面发挥了重要作用。鉴于这一目标,有关科研机构急需通过健康测度标准化原则,进行新药具开发、新技术创新以及生殖健康的流行病学研究和社会学研究开展,如影响避孕药使用因素、性行为与生殖健康研究、优生优育等,以及生活方式改良也都具有十分重要的意义。从生命开始时,人口健康测度标准化对遗传学、胚胎学、生殖学等生命科学都在发挥着直接的作用;并且生命形成后,其从自然科学角度,各种防疫学、疾病学、卫生学、老年学等领域保证身体健康成长和健康长寿;而从社会科学角度,各种教育学、发展经济学乃至教育资源的优化和配置,构建德、智、体、美各个学科的综合平衡和充分运用,以保证个体的心智成长和精神健康,从而使得每一个生命都能在快乐中发展,在发展中贡献。从微观角度,随着各种新技术、新材料、新工艺、新方法的广泛运用,标准化健康测度对医疗卫生手段的更高要求将从某种程度上解除疾病治疗带来的痛苦,提高生命活动的机能和人性化的关爱。所有这一切都昭示着,科学技术进步为人们健康提供强大的物质保障和标准化健康测度的技术支撑;从这个意义上说,科学技术也是人口健康测度标准化的"第一生产力"。科技技术进步对健康测度的准确性提供了有力保障,并通过先进根据的改进拓展健康与疾病的观察范围。

5.4　新农合制度下健康测度的技术手段

随着生命科技的广泛使用,健康测度技术不仅指用于医疗卫生领域的疾病诊断、治疗和康复,而且指涉及用于运动保健、饮食科学和生活方式改良等对健康有影响的一系列技术手段。有关疾病的来源是多渠道的,除了遗传因素以外,控制或者消除导致疾病发生的基本路径是医疗保健与预防保健,而医疗保健作为传统的健康路径已经为人们所熟知。可是即便如此,有关健康测度技术问题似乎只是医疗工作和管理者的事,预报保健对健康测度的影响更是被人们所忽视,尤其是文化水平较低的人群。因此,在农村地区进行健康测度技术推广,不仅可以实时了解个体健康状况,促进健康路径的扩展,提高农民预防保健的科学性,而且有利于跟踪调查农民的整体健康状况的变化趋势,从而做出正确的医疗卫生决策。

健康测度技术手段与待测人群的性别、年龄、受教育程度等因素有一定关系。根据生命周期理论,对疾病种类、疾病产生的可能途径以及最佳的预防手段进行技术分类,并鉴于现有的保健技术,选择适当健康计划及其相应的技术手段,使得卫生资源使用效率达到最大。健康是一种宝贵的社会财富,因为它不仅让人活得更好,而且还有所创造和奉献的社会价值。生命科学、社会医学与精神医学一样,不仅要顾及人的社会属性与价值,而且要将其纳入人口健康的发展目标。依照健康发展标准,健康测定必须考虑到个人的心理素质、文化气质、人格品质、创造力等人性发展指标。生存是发展的基本条件之一,故而健康测度应当兼顾生存与发展的技术标准,把两者融合一起,包容众多有关的参数和因子。对不同的个体所从事的具体职业和工作环境,进行不同的专业考察,建立不同的包含身心健康的技术检测项目与技术支持,让更多的农民排除被测度到的潜在的健康危害。

6 新农合筹资渠道和筹资模式

6.1 筹资渠道的历史演变

新农合筹资渠道一般分个人缴纳、政府资助、集体扶持以及社会化捐助四个部分。但是在我国新农合实施初期,由于各筹资渠道实力存在着显著差异,政府财政资助和实行政策倾斜并辅以其他筹资渠道成为当前新农合主要筹资模式。这种格局随着社会经济的发展和文化道德的改良而逐步趋于均衡发展。随后国家通过意识形态改造和健康路径开发建立相应的集体激励扶持机制,通过制度约束保证新农合扶持基金合理提供。同时,在弘扬社会正义道德的过程中,逐步畅通个人或者社会捐赠渠道以及开征社会医疗保障的专项税收,将使得新农合基金的个人缴纳部分尽量达到合理比例,既能达到一定的覆盖率,又能保证农民生活品质提高,而国家资助部分根据各地实际进行适当调整,一方面扩大贫困地区的财政投入;另一方面,加强农业产业化,增加农民收入,最终形成由政府引导、集体资助、社会救助以及农民自愿参加的多元化筹资制度框架。

新农合的筹资渠道有原来的单一性逐步向多元化方向拓展,资金来源由依靠政府转移支付转向以农村自身产业支撑为主的筹资渠道结构,这是农村医疗保障的历史性进步。一些研究者在有关文献中详细地阐述了新农合筹资渠道问题时,认为个人缴费资金由个人和家庭支出;集体扶持资金来源于乡村集体经济收入,主要包括土地承包费、农林牧渔业承包费、乡镇企业管理费和村办企业收入以及返还给农民用于社会保障和社会福利支出的农业四税等。这个观点存在着一定的争论。由于农村社会普遍缺乏公共信息公示和集体事务引导监督机制,很多集体经济收入被少数人占为己有是一种常见现象,基层干部滥用职权进行不法的土地交易等农村资源买卖现象长期存在。随着我国党和政府反腐力度的增大,从中央到基层将逐步形成了完整的保护产权归属的法律体系,保障农民权益的良好局面可能会有所扭转。这些措施有效地维护了农民合法收益。另外,公立医院改革也直接为农民创造了公益性的健康福利。改革开放以来,市场经济改变了原有的农村医疗保障格局,集体资助和社会救助成为新农合一支强大的筹资力量;政府财政收入的大幅增加,也为农村医疗福利事业发展奠定了坚实的物质基础与制度保障。不少定点医疗卫生服务机构提供超值的健康保障服务。实际上,政府为参保农民提供减免咨询、医疗、药品等费用也是集体扶持资金一部分;每年政府用于新农合资助基金的来源比较广泛。随着国民经济发展和税收增加,用于这部分的财政支出也逐年增加;农村扶贫资金、预算外收入、转移支付及其他资金来源也将逐步纳入到新农合筹资渠道中。国家通过发行农民健康保障债券或农民健康保障彩票筹集资金,鼓励社会各界对农民健康保障投资或捐款。现阶段,我国虽然初步形成了多元化的新农合筹资结构,但这种筹资结构还存在着很多不足之处。政府出资部分在筹资总额中所占的比重较大,这对其他筹资渠道产生消极影响,这些渠道都处于观望甚至逃避责任的状态中。这种单极突出的格局将导致新农合基金来源在很大程度上依赖于政府投入,从而形成不稳定的筹资体系,而且筹资风险过于集中。良好稳定的筹资体制应积极拓展除政府补助与农民缴费之外的其他筹资渠道,构建多元化的高效筹资渠道,而不是缺乏效益的那种一边倒的筹资模式。其实,新农合具有公共服务与私人物品的双重功能,其筹资应当根据各地农民的实际情况制定个人投入标准,并结合不同渠道筹资能力共同制定解决方案。作为健康风险的承担者和受益人,多数农民都具有防范疾病风险,获取健康保障的能力。而且从最近几年农民收入情况看,农民有承担一定医疗保障费用的能力。2003 年全国农民人均收入为 2622 元,2004 年为 2936 元,2005 年为 3255元,2006 年为 3587 元,而筹资额度没有多大增长。近几年,一些经济发达地区农民收入达到万元以上,大部分农民年收入在 5000~8000 元区间;在这种收入水平下,农民要交纳 10 元、20 元甚至更多一点的合作医疗保险资金应该没有多大困难。同时,以农民个人投入为主筹集新农合医疗资金,也能增强农民成本效益意识,避免和减少因享有较大的社会保险基金而产生的对医疗卫生资源过度消费倾向,节约有限的卫生资源。

但是,由于存在筹资难度大、缺乏有效的管理与运行机制、乡村医院服务质量较低、报销比例不合理以及农民收益少等一系列问题,新农合制度也面临着各种困境。这些问题的存在严重制约着新农合的可持续发展。鉴于农民筹资的经济能力和心理承受能力,不能在短期内大幅提升农民缴费额度,而合作医疗制度是靠经济实力来支撑的;在完善筹资机制上,很多人容易达成共识但也有极端做法。比如有些地区的社会资助,少数有钱人在短期内可能为当地捐赠一笔数目可观的资助资金,充抵本地农民个人缴费,农民无须出一分钱就能参加新农合。可是由于缺乏社会救助激励机制和制度保障,这种资助来源往往没有连续性,不利于新农合的可持续发展。新农合的保障基金需要多渠道筹资,让参保农民应尽义务得到全面执行。浙江省试点县在新农合筹资方面制定了切实有效原则:多方筹资结合个人出资为主体,不允许集体资产介入到农民个人上缴的费用中,严禁以借贷抵交农民个人缴费等筹资规定。类似于此类做法在全国各地农村都有,而解决问题的累积形成了促使筹资渠道演变的强大力量。

6.2　筹资模式效率与管理成本

当前新农合筹资模式中,医疗卫生系统和地方政府主管部门每年都投入很大的人力、物力和财力,甚至需要所有新农合工作人员和乡村干部挨家挨户收费。农民相对分散的居住环境且交通不便的特点,加上农村办事效率低下,增加了筹资的成本。调查数据显示,筹得每位参合农民 10 元医疗基金的成本在 1.2~1.5 元之间,约占 10 元医疗基金的 12%~15%,这对于主要由卫生系统和乡村政府承担筹资成本的中西部贫困地区来说,是一笔巨大的管理成本支出。由于新农合是针对农民所面临的大病风险问题,以大病统筹为目标;而真正影响农民整体健康水平的主要是一些常见病和多发病,大病发生率要远低于小病发生率,因而,必然有不少农民缴纳了费用而不能从中受益而退保。而参保者大多数为老弱多病农民,新农合筹资以及医疗服务过程中产生的逆选择将导致参合率下降、筹资困难和筹资水平低。

很多农村基础设施投入不足,农民主要依靠单一的医疗保险手段减轻疾病风险,形成了庞大的潜在参保农民。他们被动接受参保,导致了在新农合过程中不配合或者难以配合的情况,这就需要基础医疗保障管理者投入大量的时间、精力和物力等成本。但是,这在社会经济文化发展水平仍然很低的农村,很难实现这一目标,筹资的低效率、高成本以及腐败等因素正在不断加大筹资体系的管理成本,导致卫生资源的健康福利效用大打折扣。

6.2.1　新农合筹资模式的成本效益

现行的新农合筹资程序是,参合农民首先向基层政府缴纳每人每年 10 元合作医疗保险费,然后由地方各级政府财政按照参合农民人数依次配套,凭借着个人缴费和地方财政资金,最后申领中央财政补助。中央财政补助资金到位意味着新农合政府筹资过程结束。在此过程中,让农民先出钱并承诺给予他们大病风险保障,通常会遭到农民的猜疑或不信任,以为以往的乱收费现象可能重现,给筹资工作带来了极大困扰,直接增加了新农合筹资的成本。减轻新农合的工作障碍,其中的关键问题是加强宣传教育,这也是一笔巨大的公益性开支。

调整新农合筹资顺序对增强农民参合积极性,提高筹资效率大有裨益。调整后一般的做法是,地方财政先发放每人20元或者更高的补助金,然后由中央财政注入补助金,最后凭着已经到位的各级财政补助资金收缴个人负担部分,让农民感觉到承诺可兑现性强。但是与原定的地方和中央财政补助资金按农民参加人数确定相比,这种医疗保险投入带有盲目性,预先确定补助金规模有一定的困难。在合作医疗启动阶段,补助方式需要体现社会医疗保障的公平性,淡化"谁参保就补助给谁"的观念。为了获得公共医疗保险投入的相对正确性,各地新农合职能部门可参考试点县上年末的实有农民人数,先按照每人20元全部给予补助,然后通过实际参合人数统计调整财政支出计划。从财力角度讲,在现行筹资办法中,其实各级财政事先并不清楚有多少农民参保,所以必须按照所有农民都参加的最大补助金额来预备资金,除少数贫困县以外,一般不存在按照农民总人口数补助会出现地方财政紧张而出资不足问题。这种方式筹资启动后,落实大部分单个农民份子钱,运行若干年之后将会留下少数拒不参合者,估计这部分人所占比重很小。假设某县农村人口5万人,各级财政补助100万元,如果参合农民人数达到4万,以个人筹资10元为最低标准,可再筹资40万元,那么这5万农民共享160万元新农合保险基金,参合农民平均每人享受40元;如果参合农民增加1万人可以再筹得10万元基金,那么这1万人将享有170万元新农合筹资基金,参合者至少平均每人170元可供报销;如果该县5万农民全部参加可再筹资50万元,那么全部5万人享有150万元的合作医疗保障金,参加者平均每人30元,这就是现时新农合互助互利效应。这种筹资模式使参合农民共享基本保险基金,不再是一个统计预算的数目。只有在筹资完成后才能根据实际的参合人数进行推算,但是保障标准不会低于每人30元。这种模式会顺应农民心理:过去是参加合作医疗,如果没有病,自己掏的钱让有病的人用,自己身体好未用上这笔基金就会吃亏;而现在他们的普遍想法是,如果不参保,政府应付的款项被别人占用了,自己得不到任何好处。这种利益取向心理会引导很多农民自愿加入新农合,从而降低了基层政府为增加参保率进行宣传动员工作以及筹资的难度,也可以降低新农合筹资成本,加快其覆盖面的扩大和互助共济功能的提升。

各地农村应该多渠道加大投入,切实为农民提供便捷、低廉、高效的基本医疗场所,使参合农民充分享受到新农合的优越性。各级政府根据各地农村筹资能力,采取有力措施:第一,充分利用新农合基金,以乡村卫生院和诊所建设为

基于多元福利视角的新型农村合作医疗效益研究

重点加强基层医疗卫生的基础设施建设,不断改善农民医疗卫生条件;第二,将预算基金投入到医务人员的培训项目中,加强乡村卫生医疗队伍建设,提升医务人员诊疗技术水平;第三,加强宣传教育方面的基金投入,正确引导各定点医疗机构使其端正思想与职业道德行为,处理好集体利益和社会效益之间的关系,拓宽和加强医疗服务项目,增强整体医疗服务功能;第四,在合理分配基金使用基础上,进一步加强农村医疗卫生服务体系建设,完善三级医疗卫生服务网络,努力做到"小病不出村,大病不出乡,危难重病不出县",不断减轻医疗成本,不断提高农民医疗卫生服务的可及性。但同时不难发现,目前新农合的统筹层次偏低直接影响了制度本身的有效运行。新农合医疗保障体系的统筹层次仅限于市、县一级,致使农民跨区域就医困难重重,限制了他们的就医选择,这在不同程度上增加了医疗成本。

6.2.2 新农合筹资和管理存在的主要问题

当前,我国新农合的筹资机制和管理体系还不完善,医疗服务供给存在明显的区域性不均衡,农民健康保险意识薄弱。这种大环境导致农民参合积极性较低,参保主体对自身利益理解肤浅,而客观原因则是区域发展不平衡,城乡二元结构并未彻底消除。很多农村地区农民收入普遍偏低,由此造成了农民对潜在疾病风险缺乏足够认识,对自身健康难以产生积极的心理预期,致使农民参合意愿不强。即便农民参加了新农合,他们对行政管理的筹资方式持怀疑态度。一是借用新农合定点医疗机构及其相关证件来编造假住院费用,以患者名义更换大处方并大肆虚开医药费等一些不法行为时有发生,暴露了资金管理体制漏洞,这些现象严重地侵蚀着新农村合作医疗基金。

各级政府大多数没有做好新农合基层质量管理,整个决策过程都围绕着每年下达的新农合筹资收费标准和参合指标作为工作重点,县、乡、村普遍采取签订所谓的责任书形式,与相关人员工作实绩考核挂钩,以此考核基层干部的新农合组织管理绩效。为了完成缴费量等参合指标,一些地区还存在村干部先挪用公款和借款垫资情况,出现基金管理过程中的漏洞,并造成筹资基金的严重受损,难以实现农民健康保障功能。随着新农合参合资金的逐年递增,至今人均达50元,一些地方基层干部收缴难度增大,他们只能依靠行政措施提高参合率,这种措施容易受宏观政策变化和地方性工作调整的影响,随意性较大,且被垫支参合费用的农民容易忽视参合后各种权利的行使,也影响新农合持续稳定发展。同时存在的主要问题是,由于农村人口的广泛流动,农民外出打工所占比例较大,每年年底前是各级政府对新农合参合资金收缴进行宣传和执行的重要时期,然而这一时期正逢农民外出打工未归,参合费用收缴难度增大。为此,基础管理者要付出很大的筹资成本,也容易让农民情绪上产生反感甚至误解。

　　虽然近几年农村各种大病发病率有所上升,但是小病仍然占主体地位,而且出于对重病的忌讳,农民并不乐意接受自己为大病进行保险,而大病统筹原则也忽视了大部分农民基本医疗保障的客观需要。目前新农合资金管理制度主张保"大病"和"住院",轻"门诊小病",这似乎鼓励农民生大病、重病和住院等一些高强度医疗消费,也不符合农民的心理需求,并且可能造成医疗费用急剧上升的负面影响以及新农合医疗基金浪费。不少地方的新农合管理者忽视了大部分农民对小病防治保障的强烈愿望,而产生这种局面的根源是基金管理体系缺失。有研究表明,基金管理是新农合效益的重要环节。可是,由于管理上漏洞,一些参合农民借用新农合的漏洞骗取住院费用,与医生合谋虚开各种大药方,而医生和医疗机构则同时受益,导致基金严重受损。这种现象暴露了新农合资金监管体制的不完善与道德缺失,侵蚀新农合医疗基金效用。新农合制度将农民的医疗服务供给委托给定点医院,它们成为新农合基金消费的决定者。然而,定点医疗机构的确立并没有引入竞争机制导致他们监管不严,一些医疗机构的不合理医疗行为造成了医疗基金的巨大浪费。同时,新农合的医疗药品品种与功效过于陈旧、起付线过高等在不少地区情况普遍存在,药价虚高,再加上乱检查、开大处方等,使参合农民报销所获补偿大多数被虚高的药价和不合理费用所抵消,给新农合基金带来严重的安全隐患。

　　这就是为什么在不少农村,经济发展水平并不高而转移支付额度也非常有限情况下,少数农民患者仍然独享其成的主要原因。这种情况的普遍存在极大地降低了新农合统筹层次,严重影响了新农合制度的有效运行。目前农民进入新农合医疗保障体系,统筹层次主要是限于市、县一级,致使跨区域之间就医就诊困难重重,既限制了农民就医选择权,也不同程度地增加了医疗成本。

6.2.3　存在问题的主要成因及其应对措施

　　农民对潜在医疗风险缺乏足够认识的背后是,多数农村地区经济不发达,收入只能维持基本生活,健康保障消费可能被认为是一种非消费项目或是一种奢侈品(比如养生、健康和保健器械等)。一些农民对新农合寄予很高期望,认为新农合能化解所有疾病风险问题,但对医疗消费又存在着侥幸心理,与衣食住行和孩子教育的支出相比,各种健康保险支出被看作是次要的,这种认识致使农民参合和缴费意愿下降。

　　而相对于基层职能部门而言,新农合的基金筹集是顺利实现农民医疗保障的重要环节。然而新农合筹资是建立在农民自愿原则上,并非通过行政手段能够实现。由于参合对象为众多的农村人口并且居住分散,每年一次收取参合资金迫使基层干部挨家挨户催收。一些困难的农民家庭,可能一时无法缴纳新农合保险费用,还有相当数量的农民长年在外打工,有的甚至多年不回家,一些基层部门为了确保完成每年的参保指标,往往采取先代垫缴方式,导致参合率不真实。在医疗服务执行阶段,很多农民无法享有正常的医疗保险福利,而包括医疗机构在内的少数利益主体为一己之利不择手段。最典型的是缺乏监管的医疗机构以及个人的腐败行为;由于没有形成有效监管机制,部分医疗机构和医生容易受到利益驱动,通过提供过度的医疗服务诱导不合理的非法需求,导致过度的检查、用药、治疗等支出。有些甚至存在虚报住院总费用、把非报销药品串换为可报销药品、伪造虚假的住院病历、分次和重复住院、超范围用药等弄虚作假骗取新农合基金,并通过非市场手段人为地抬高医疗费用,导致农民切身利益受到损害。

相对而言,患大病的概率相对较低,对农民健康威胁更为普遍的是一些常见病和多发病。在这种医疗腐败造成的不公平医疗保障机制下,如果只负责大病统筹而疏于对小病的防治和保障,有悖于满足最大多数人的最大利益的政府民生目标,客观上将诱发农民"小病大医",造成医疗费支出的急剧上升和新农合基金效用下降。有些医疗机构为保证其自身利益的最大化,在医疗职责范围内,借助制度之名和信息不对称设法将患者控制在自己的利益范围内。在新农合试点的初期,低层次统筹有利于管理和操作,但随着制度的日渐完善,过低统筹层次必将成为新农合新创新发展的障碍,从而导致基金积累量小以及抗风险能力弱问题。上述这些问题的存在必将对新农合的资源效益产生负面影响。如何有效地使用有限的卫生资源,对于促进新农合的可持续协调发展具有十分重要意义,对此必须采取相应的措施。

(1)进一步加大宣传力度

在让农民充分了解新农合政策以及各级政府职能部门深入了解和分析农民的认识、疑虑和意见基础上,充分利用各种形式广泛宣传有关政策,提高广大农民的健康风险意识、医疗卫生与疾病预防意识。宣传的重点应该集中在基层干部中,因为他们直接与农民的接触最多,了解他们的真实需求、顾虑和要求,并能制订合理的健康宣传计划,做到对症下药。

(2)制定科学的新农合筹资机制

科学有序的新农合筹资机制需要结合现阶段我国农村社会实际。根据新农合发展宗旨,各地必须通过考察农民的健康状况和他们对医疗保障的认识水平,做出科学合理的筹资计划,有步骤有目的地进行布局实施。在坚持高效益、广覆盖且积极可行原则的基础上循序渐进,减少卫生资源浪费,节约管理成本,减轻各级基础机构在筹资过程中的种种压力。在筹资时间上进行必要改革,将保险费收取定为春节前后一个月时间,避开农民外出打工集中的时间段。在一年中收入相对较少时段,对一时交付不起参合资金的困难农民家庭采取从种粮综合补贴等非生产性渠道中获得部分资金。相对富裕的家庭可以一次性缴纳一年或者多年保险金;可以将一般家庭收费方式改为长年收取,每个乡镇可以在离农民居住相对集中的公众场合和代收单位设点收取下一年度参合保险资金。

(3)通过健全新农合制度拓展筹资渠道

政府有关部门应该尽快出台完善的基金管理办法,不断加强新农合基金的管理与监督,形成统一的制度规范和操作流程;并在各级政府设立地方性资金管理平台和基金专户,明确资金专门监督机构,积极推行资金使用的跟踪检查机制和渠道拓展,防止贪污、挪用、截留、虚报冒领新农合资金等问题。对新农合资金管理使用情况不时进行公布,接受社会监督。在新农合一些相关领域,适当加大政府投资比重,并充分发挥商业保险、彩票和有关慈善组织的作用来募集新农合基金。

(4)调整参合农民患病的补偿模式及比例

政府应当积极引导创造就医条件,让参合农民自主选择定点医疗机构,并尽可能采取由医疗机构先垫付费用和现场结报,然后定期到新农合经办机构兑付。鉴于当前农村就医主要以各种非住院的疾病和慢性病为主,在筹资额度增加情况下,将慢性病的门诊医疗费用起付钱、补偿比例、封顶线等采取住院补偿结合门诊的大额费用补偿模式,调整治疗补偿方案,适当加大小病和慢性病补偿额度。同时,对五保户和低保户的住院、门诊、慢性病补偿均不设起付钱;设立大病救助基金,对于恶性肿瘤、尿毒症、糖尿病和器官移植等特殊疾病增加补助额度。

(5)加快建立完整的农民医疗保障体系

采用完善农民医疗保险各项制度、健全服务网络和大数据云平台建设,建立农民、政府、医疗机构以及社会救助无缝对接的农民医疗保障体系;在发展和完善现行新农合制度的基础上,通过缩小城乡差距逐步构建城乡一体化的医疗保障模式。随着社会经济发展,在有条件的农村地区首先进行试点,并在绩效考核、经验总结和政策研究之后,实现全国统一一标准的社会保障体系。制度设置重点是将新农合基金、城镇医疗保险基金以及社保基金等各项社会保障基金统一起来,解决好各方的利益冲突问题。

6.3 新农合筹资模式的经济学分析

新农合具有公共物品供给性质和市场特征,是由政府组织、引导、支持,农民自愿参加,个人、集体和政府多方筹资,以大病统筹为主的医疗互助共济制度。但由于存在健康消费的效用比较,新农合筹资成本较大,而且在实施过程中卫生资源浪费现象严重。

同时,农民预防保健意识薄弱以及对新农合健康保障功能认识不足。根据商品供需理论,农民医疗服务需求疲乏的同时,医疗卫生供给不足也同样存在,其结果将产生农民健康水平和劳动力素质低下的现状。而农民健康教育、医疗设施建设、保险机构的组织管理等都需要投入巨额资金。由于产品或服务信息不对称是医疗市场的显著特征,农民作为医疗服务主体在医疗消费选择中往往处于弱势地位,这种情况是造成医疗服务市场在资源配置中无法实现公平与高效的根本原因。医疗服务消费选择性不同于一般的商品或服务,它主要由个体生命体征与文化环境决定,任何人都不愿意以疾病为代价从新农合中获取好处或者方便(即医疗效用),显示医疗消费的被动选择特征。而当下农村基本医疗服务供给者的市场获利润空间非常有限,尤其在经济不发达的地区。与此同时,利益主体之间不公平竞争造成卫生资源浪费普遍存在,因此,从宏观经济调控视角政府职能除了直接参与到新农合投资以外,更重要的是规范市场行为,促进一个低成本高效益筹资模式的形成与发展。

6.3.1 新农合服务需求主体的消费选择

近年来农民医疗负担有所降低,医疗需求逐步得到释放。然而在各地新农合制度实践中,医疗供需无法实现相对平衡,医药费上涨问题还普遍存在,致使新农合基金缺口和筹资难度继续加大。目前农村消费结构不合理现象日趋严重,落后的筹资模式更难满足农民健康需求,研究认为,合理消费能够有效增加农民的健康存量(刘畅,2014)。

针对这些问题,许多有关新农合研究集中在医疗市场供方行为与服务方式上,认为改变供给者行为是控制医疗支出的唯一途径。而对农民医疗需求则侧重于需求价格弹性及其影响因素的研究。Wang 和 Rosenman(2007)对宁夏和浙江农村医疗需求调研发现,教育、收入、家庭规模等会显著影响个人医疗需求和支出。类似结论多数建立在农民具有充分健康认知的假设前提下,而实际上农民缺乏健康认知,医疗消费选择性较差,特别受农村发展水平、生活习惯以及医疗消费特性等因素影响明显。封进等(2006)采用 CHNS 1991 年和 1997 年数据研究,认为农民医疗支出的收入弹性为 0.35,在健康产业市场中处于较低的需求收入弹性。王卫忠等(2008)将医疗需求看作价格或收入函数,考察需求弹性问题。一些类似的研究表明,不同性别、年龄、收入水平及健康状况的农村人口对医疗需求价格弹性也有所不同。比较常用的影响因素包括个人特征、工作环境、社会经济状况(王红玲,2005),这些因素对农民健康产生直接的影响,从而决定他们健康消费意识。顾昕等(2006)对新农合筹资的专门研究认为,影响农民参保的关键不是支付能力而是参与意愿。但没有从经济学角度进一步解释影响农民参保意愿的深层原因;很多研究认为"起付线、报销比例和封顶线"设计过于苛刻,影响了农民基本医疗保障水平,从而打击了农民参合积极性。魏众(2004)利用1993年中国营养健康调查数据,探讨了我国农民健康受就业及其工资的影响问题,试图从微观层面揭示农民的健康需求和收入之间的关系。但如果忽视需求主体的消费主动性研究,或许会增加筹资的难度,错失控制新农合成本的强大力量并造成更多的制度缺陷。实际上新农合筹资问题的关键在于农民保健意识的缺失或者扭曲,直接导致很多农民无法权衡医疗保障支出和健康的正向关系,并在健康消费选择中出现迷茫、医疗保险的支出过低或比例失衡,进而降低了卫生资源分配效益。

在自由竞争市场中,商品和交易主体之间具有足够的信息透明度,以便尽最大可能降低交易成本。信息不对称导致农民在接受医疗服务过程中产生逆选择和道德风险,并且从根本上降低卫生资源效用。虽然社会医疗保险的强制参保特征有效地防止了逆向选择行为出现,但一些医疗机构也时常出现道德风险,使参合农民的利益受到不同程度的损害,并造成市场失效。当医疗服务需求方付出成本低于其接受服务价格时,其行为会发生扭曲,造成对医疗资源的滥用。这将会加大新农合管理运行成本,并为筹资的数量、途径和技术提出更高要求。另外,新农合资金不足决定了参合农民在接受基本医疗服务时所享有的补偿范围和比例的局限性,导致了新农合较低的支付收益率。因此,需求主体(参合农民)的消费选择源于影响农民医疗需求的社会因素、心理因素、技术因素以及农村医疗保障机制。

6.3.2 农民健康状况和医疗支出对筹资的影响

(1)健康状况和医疗支出决定筹资成本

筹资成本总额反映了农村医疗支出和农民健康状况,并受到特定区域的农业人口数量、资源利用和社会管理等因素制约。而人均筹资成本并不存在这方面弊端,因而更能体现筹资成本与效益的变化情况。2003年新农合人均筹资成本相当高,为5.53元;自从新农合制度实施以来,人均筹资成本都在逐年下降。从2005年开始虽有小幅波动,但总体仍呈现下降趋势;2009年人均筹资成本降至1.54元,比2003年降低了近4元。筹资成本降低和投入增加有效地促进了农民健康水平提高。

可是,不少农村仍存在农民自筹部分"收取难"的问题。一些地方需要相关部门工作人员挨家挨户筹资,而且基金管理技术还相对落后,导致自筹资成本居高不下。由于历史上曾经存在的以"合作"名义的各种不合理收费等现象,造成部分农民对新农合筹资和宣传工作持逆反心理,导致筹资难度增加。这种现状造成资金收取和使用效率低下。目前新农合的不少资金使用都是由专门合作医疗机构来完成,它们的运作需要一笔相当大费用,而且资金使用缺乏足够监管,很大程度上存在浪费现象,甚至出现骗取基金情况。如果不利用多渠道健康促进机制,不利于农民健康福利的生产、累积和利用,并影响农村社会经济可持续协调发展。在经济学中,健康生产函数概括健康状况和各种影响身体健康的因素之间的关系;通常利用医疗、非医疗保健投入和时间来生产健康,可以表示为:

$$Health = H(m_s, h_{inv}, t) \qquad (6.1)$$

其中,$Health$ 表示健康状况,m_s 表示医疗,h_{inv} 表示非医疗保健投入,t 表示治疗疾病和维护健康所花的时间。医疗支出不是改善健康的唯一手段,其他影响健康状况的因素,比如生活方式、环境污染和健康产业发展,都会改变健康总产量曲线(见图 6-1)。大量的机动车尾气和当前雾霾天气造成的空气污染将会加重区域人口的呼吸道疾病,传染病可能使人们健康受到威胁,从而加大健康风险意识。反之,良好的生活习惯、科学饮食与适当的运动都会改善健康状况,降低医疗保险基金总量需求和筹资压力。

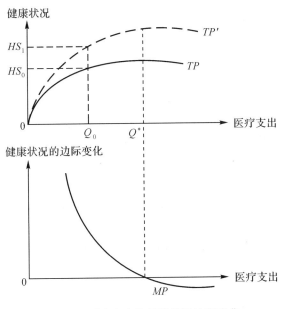

图 6-1　医疗支出的健康状况边际变化

在医疗支出每一个水平上,这些因素改良都会形成更好的健康状况,用曲线表示的生产函数从 TP 移到 TP'。设定这个生产函数是在一给定水平医疗支出上所能实现最大限度的健康状况。假设一个人医疗花费为 Q_0,影响健康状况其他因素不变,可实现最大限度健康状况为 HS_0。改善健康状况两个显而易见的方法:一是花更多钱在医疗支出上,而在静态的健康生产函数 TP 向上移动到更高点,从而对筹资提出更高要求;或者改变生活方式,将该曲线向上移动到 TP',这就是建立多元健康保障体系,降低医疗支出,从而使筹资压力和成本下降。在高水平医疗支出上,再增加花费也不会使健康改善更多,因为曲线渐趋平缓。不过,没有医疗费用的增长,HS_1 仍可以通过改变生活方式等获得,比如科学饮食、加强锻炼和缓解压力。当医疗支出水平大于 Q^*(表示医疗支出临界点)时,健康生产函数的斜率为负;超过该点,增加支出也不会促进健康改善,反而可能产生健康负效应。尽管整个社会不太可能遇到这一点,但就个人而言,这种情况是存在的,药物的副作用和误诊破坏正常的生命活动,也就是过度使用医疗给病人造成的纯粹伤害和资源浪费。消费者选择理论认为,人们总是根据自身需要以及所处的社会经济文化,对商品或服务进行利益比较,自由且理性地选择消费。一个充分竞争的市场能减弱或消除产品提供方在产品成本、质量及定价方面所具有的信息优势,使消费者剩余与生产者剩余分配更合理。有鉴于此,农民合理的健康消费有利于提高医疗保障效益,从而可能降低筹资带来的不必要成本。

(2)筹资成本的模型分析

由于有效需求不足,医疗服务在增进农民健康方面存在巨大空间,但是健康边际收益却难以得到准确估算,无法让农民对新农合效益赋予较大期望。落后的文化、生活习惯、环境等多种因素的综合影响,特别是个体差异,使得医疗服务对农民健康水平影响难以剥离,在衡量边际收益时需要付出高成本。因此,增加基础性预防保健投入以有效增进农民健康福利。

逆选择在新农合筹资过程中在所难免,对收入较高而支付能力较强的健康者来说,他们预期收益低,因而参合意愿较低。假设市场上只由一家处于垄断地位的保险机构和私人消费两部分组成,保险机构追逐利润 π 最大化,而保险主体需要规避消费风险。假设农民不生病时,其收入为 I,生病时收入变为 $I-d$,d 意味着农民生病带来的损失,这里假设生病概率 p。如果农民参合,则需要缴纳费用 α_1;当他生病时,则可获得赔偿金为 α_2。可是当农民参合而不生病时,他的收入为 $I-\alpha_1$;若生病时,则收入为 $I-\alpha_1+\alpha_2$。设定 (α_1,α_2) 为保险合约,为考察不同农民疾病风险和就医意愿,这里分别用 p^i 和 γ^i 表示农民生病概率和生病后就医意愿。其中,$i=H$(高),L(低)。且设定 $d=d_0+\gamma C_0$,其中,d_0 表示农民生病带来固定损失,如身体伤害和误工;C_0表示农民就医所支付的医疗费用,由于参合农民通常只在定点医疗机构就医和相对稳定的医疗可及性存在,因而可把医疗费用设为常数,而不考虑农民选择不同级别就医问题;用参数 $\gamma \in [0,1]$,就医意愿 $\gamma = 0$ 表示不愿就医;$\gamma = 1$ 表示一定就医。此外,如果保险机构提供多种合约,则可将合约表示为 $C^i = (\alpha_1^i, \alpha_2^i)$,其中 $i = H$(高),L(低)。这种以合约为纽带的筹资模式集中体现在双方或多方对各自利益的博弈中。

令农民不生病时的收入为 I_1,生病时为 I_2,由以上假设可得农民对新农合的期望值为:

$$V(p, \alpha_1, \alpha_2) = (I - p)U(I_1) + pU(I_2) \tag{6.2}$$

由于假定农民为规避风险,所以 $U' \geqslant 0, U'' \leqslant 0$。良好的健康状况或者缺乏健康认知,将会使农民偏向于参合带来的损失,则农民不参合的期望效用为:

$$V(p^i, 0, 0/C_0, \gamma^i) = (1 - p^i)U(I) + p^i U(I - d_0 - r^i C_0) \tag{6.3}$$

而参合农民主要出于规避健康风险和获得疾病时的医疗补偿,有部分农民倾向于新农合的保健效用,农民参合期望效用为:

$$V(p^i, \alpha_1^i, \alpha_2^i/C_0, \gamma^i) = (1 - p^i)U(I - \alpha_1^i) + p^i U(I - d_0 - r^i C_0 + \alpha_2^i) \tag{6.4}$$

因此农民参合条件为:

$$V(p^i, \alpha_1^i, \alpha_2^i/C_0, \gamma^i) \geqslant V(p^i, 0, 0/C_0, \gamma^i) \tag{6.5}$$

考察农民疾病风险不同和就医意愿不同两种情形,这里重点考虑疾病风险,并假定就医意愿一致,然后分析就医意愿不同而疾病风险相同。农民参合的筹资水平主要由农民对自身健康状况评估和医疗可及性决定,而疾病风险是关键因素。如果只考虑疾病风险 p^i 不同,而 γ^i 为一常数 γ^0,这时农民参保条件为:$V(p^i, \alpha_1^i, \alpha_2^i/C_0, \gamma^i) \geqslant V(p^i, 0, 0/C_0, \gamma^i)$,即:

$$(1 - p^i)U(I - \alpha_1^i) + p^i U(I - d_0 - \gamma^i C_0 + \alpha_2^i) \geqslant (1 - P^I)U(I) + p^i U[I - d_0 - \gamma^i C_0] \tag{6.6}$$

可得 $p^i \alpha_2^i - (1 - p^i)\alpha_1^i \geqslant 0$,且当 $p^i \alpha_2^i - (1 - p^i)\alpha_1^i = 0$ 时,保险机构实现利润最大化。而保险机构对于每一类疾病风险的农民,其利润为:

$$\pi^i = \alpha_1^i - p^i \alpha_2^i = p^i \alpha_2^i + (1 - p^i)\alpha_1^i \tag{6.7}$$

可是保险机构总利润大小取决于单位保险人利润和参合农民数量。合理的财政投入使得参合覆盖率和农民健康福利最大时,将是保险机构获利最大、筹资数量最多的情形。

6.3.3 新农合筹资的政府职能分析

政府补贴占筹资的比重是影响新农合筹资水平的重要因素。筹资标准提高可进一步增加政府投入,扩大保障范围,使更多的参合农民受益,并通过政策指导和健康宣传降低筹资的难度与成本。政府职能是消除农民对新农合的顾虑,引导农民树立保健意识和健康态度。

政府应该通过强制性的税收政策或社会医疗救助引导向新农合注入资金,实现社会健康福利最大化,建立健全政府健康调查与财政补贴的长效机制,明确各级财政承担组织、调查、考核和监督责任。在一定范围内政府支出结构适度向农村社会保障转移,特别是对农村贫困人口提供医疗资金。并逐步增加对新农合的资金支持比例,从而保证新农合稳定的筹资来源。将中央财政补贴与地方实际经济状况相结合切实发挥基金用途。其次,可根据当地经济水平和医疗费用水平,适当提高农民个人的缴费额度。国内学者对新农合筹资标准研究较为一致的结论是农民个人缴费的合理比例大致为农民年人均纯收入的1%～2%为宜。此外,还可以通过其他途径拓宽筹资渠道,引导社会各界向新农合提供捐助,改变筹资结构,降低筹资风险,增加筹资总额,使广大参合农民真正受益(朱丽萍,2004)。

在医疗市场化改革道路上,政府应加强市场监管。不合理用药和频繁重复的各项身体检查等资源浪费现象比较突出,农民从新农合中获得的效用被不断上升的医疗费用及其产生的副作用所抵消而得不到真正的实惠,并产生负面的心理影响。另外,由于国家实行同定额度补助法,即给予各个地方补助金数目相同,加剧了落后地区的筹资难度。

6.4　多元健康福利需求降低新农合筹资难度

6.4.1　新农合的保障成本与效益

农民参合的经济决策必然遵循边际成本等于边际效益这一微观经济学基本原则。当然,实际生活中的决策可能有偏离的情况,但往往都是违背真实意愿的。农民着眼于当前的利益,而很少顾及新农合对未来可能发生的健康风险和收入增长。随着生活水平提高,大多数农民将会从医疗保险逐步转向以预防保健为主的多元健康需求,并可能降低对新农合医疗服务的依赖,从而降低筹资总量和难度。新农合的成本主要体现下宣传、筹资、管理、运行、补偿以及监督等各个环节。而有效地控制各个环节客观上和人为因素带来的资源浪费,并促使卫生资源更好地服务于最需要的患病参保农民,是增加新农合效益的根本。

当下,社会医疗保障筹资主要由政府组建的社会保险机构为其办理保险业务,再由医疗机构向被保险人(参保农民)提供医疗服务。如果政府没有对农民提供医疗服务筹资的安排,则接受医疗服务所发生的费用由私人自行承担,这或许会降低疾病的发生,但相对于没有保险的成本投入,疾病带来的风险十分巨大。另一种极端方式是农民参与商业保险,服务好,但是成本较高,只集中在少数高收入群体中。目前最可行的方式是由私人通过自愿参加新农合方式解决医疗服务筹资问题,但一般都处于低层次发范围,难以实现成本与效益的统一。农民个人收入水平逐步提高和风险意识不断增强,使更多农民愿意通过保险方式减轻疾病风险。这时新农合保险效率将会随着收入增加而提高,并可能向更多健康消费转移,实现新的成本与效益平衡。这种方式主要基于市场的非主动消费选择,而且要求保险机构通过积极引导参保人参与健康保健活动,以便降低服务成本。

6.4.2　多元健康需求下的新农合筹资模式

多元健康需求对农民健康状况改善产生显著影响(刘畅,2012),并降低医疗保障成本。经验研究表明,良好的健康状况,有利于增加农民收入,降低新农合筹资难度。

在我国农村地区,政府需要落实自身的筹资主体责任,充分发挥集体经济的补充作用。鼓励企业等经营实体通过工业反哺农业的社会责任加大对农民健康投入,积极引导社会各界对农民健康保障捐款,并在有条件农村建立简便、灵活、有效的自愿缴费机制。通过对现有资料的分析发现,在不同筹资模式下,新农合筹资效率首先在经济社会发展较快的区域主要表现为成本一般、筹资效率较高、农民支持力度较强、基金安全性和筹资满意度较高(周绿林,2012);其次是效率较低的滚动筹资模式;最后是成本较高的专人上门收缴模式,当前各项指标较低。对杭州、上海、广州、哈尔滨、台州等农村调查考察发现,各地农民对各种筹资方式普遍比较信任,基本信任和非常信任的比例平均高达93.2%。由于滚动筹资模式对所报销资金直接转入专户,农民对其信任度最高。调查发现,各地区样本在筹资时间上存在着一定差异,筹资时间最少的要半个月左右;村干部上门收缴方式筹资时间相对较长,需一个月甚至较长时间;滚动筹资是整年内只要农民报销医疗费用就可视为缴纳费用。另外,在与相关基层管理者访谈中普遍反映,筹资政策实施初期都存在筹资时间较长问题,但随着政策的改良,筹资的效率都在逐步提高。

无论何种筹资模式,在普遍实行多元健康保障的地区,多数农民健康需求都得到满足,他们的医疗服务需求显著降低,从而在保证基本健康前提下,有效地减少了新农合筹资水平和成本。

6.5 基于经济学分析视角下的政策建议

由于定点医疗机构不足等原因,多数农民在新农合体系下医疗可及性低,健康消费选择受到限制,从而加大了筹资成本。同时,各种预防保健消费还没有在农村形成较大的市场,农民对医疗服务需求的单一依赖,难以在短期内改变医疗支出的巨大压力,从而进一步增加了筹资难度。要解决现阶段新农合所面临的难题,建议重点做到以下三点:

第一,增加农村基础医疗服务效率。政府应当在现有制度框架内对转诊、异地就医和补偿做出具体规定,保障参合农民的权益,方便就医和获得补偿;并将各地符合条件的基层医疗卫生机构全部纳入定点医疗机构范围,并增加医疗服务范围。各级政府加强基层医疗卫生机构建设与人才培养,不断提高定点医疗机构服务质量和效率,做到合理检查和治疗,合理用药,控制医药费用。对农民疾病种类与严重程度进行科学分类,制度乡村医疗机构与县级及以上医疗机构的服务对接。

第二,提高新农合资金使用效率的制度创新。通过改变政府行政职能效率,提高资金的筹集与使用效率,将有限的新农合资金更多地运用到解决农民医疗保障问题上。逐步建立新农合基金审计制度,对基金收支、管理等情况进行审计监督,并及时整改和纠正审计中发现的问题。统筹地区成立有人大代表、政协委员和有关专家参加的新农合监督委员会,把控农合资金收支和管理情况,实施社会监督。

第三,建立预防保健体系。各级政府应当重视健康产业发展,因地制宜在各地农村预防保健体系建设,除了加强和完善以新农合为核心的医疗服务功能以外,切实增加非医疗性的健身项目投入,并通过制定健康计划,从个人、家庭、社区(乡村)等角度构建预防保健的网络体系,增加农民多元健康消费,以便降低医疗保健的支出和新农合筹资总量。

7 多元福利体系构建

7.1 新农合产生与发展的多因素决定

新农合是我国改革开放的必然产物,其产生与发展客观上反映了农民对医疗保险的制度需求以及对自身美好生活的愿望。随着我国社会经济发展和医疗改革的不断深化,农民基本健康保障需求逐步得到了满足。为了适应这种新的形势,各级政府曾经在集体医疗保障缺失背景下,努力恢复和发展农村合作医疗,并逐步演变为新农合制度。然而直至今日,新农合发展依然缓慢,其提供的医疗服务模式难以满足农民对医疗保健的多元需求,很多决定健康的因素或路径没有得到很好开发利用。

医疗服务的特殊性难以促使供需双方进行公平交易。在我国农村地区,医疗服务的技术性与专业性使得医患之间产生的信息不对称现象长期存在。在农村合作医疗时期,由于计划经济的控制作用,医疗机构或医生很少有机会利用专业优势获取非法利益,农民的医疗保障福利也并未受到很大的损害。但是缺乏市场机制作用在大多数情况下是需要通过比较良好的职业道德来弥补医疗服务效益低下的不足。随着社会主义市场经济的发展,产生了以新农合为主体的农民医疗保障方式,医疗服务的供方通过诱导需求从新农合中获得过度补偿成为一种新现象。供方的道德风险在一定程度上导致农民医疗成本的急剧膨胀,造成医疗资源配置的严重失衡。在研究新农合政策福利效应时,如果不考虑医疗供方诱导需求因素,我们很难利用农民的医疗服务需求曲线评估医疗服务能够给农民带来多大的效用,很多有关新农合政策的福利经济学分析结果会出现偏差。由于诱导需求的存在造成医疗卫生资源浪费,抵消新农合给农民带来的健康福利增值,这在很大程度上高估了新农合在减轻农民的医疗负担和促进健康方面的作用。农民对医疗服务的需求大多由医生建议甚至决定的,农民不可能掌握复杂的医学知识,对自己疾病治疗方案会受医生个人偏好的影响。这实际上是导致医疗机构和医生面临着自身经济利益与农民健康福利相冲突而产生道德风险的根源：医生扮演着不完全代理人角色，凭借信息优势诱使患者消费过多的医疗服务和药品。研究表明，在医疗服务价格形成中，医生利用医学信息将以 50.17% 的幅度提高医疗服务价格，而患者凭借其掌握的信息将以 23.56% 的幅度降低医疗服务价格，二者差额达成的医疗服务价格相对于其基准价格上涨了 26.61%。这种情形的普遍存在不但归咎于市场机制本身，而且更多的是受到制度与法律体系不完善引发的道德危机影响。新农合发展必须在医疗服务公益的性框架下，不断健全法律体系和制度建设，以平衡不同主体之间的利益。农民健康福利是否增长是新农合稳定运行的关键，而政府、医疗服务机构、农民群体、保险公司及其个人的利益分配决定新农合的效益。我们通过对新农合产生的历史背景分析，发现新农合不但是时代发展要求，也是各利益主体之间相互协作共同追求各自利益的必然。

在特定历史条件下，受世界卫生组织称道的我国农村合作医疗制度，遭受过巨大的挫折，基于低效率低幅度的农村医疗卫生公平格局被打破。这主要归因于这一制度相关的各种有利因素没有得到同步发展而只注重医疗服务的保健功能，而医疗服务低效率又忽视成本更低的甚至无须成本的预防保健作用。相反，一些不良生活方式和制度约束着农民的预防保健功能，使很多农民对医疗保障制度持怀疑态度。政府职能部门没有根据人口的生命和社会学特征，找到与我国国情相适应的农村医疗保障方式，而是在没有约束控制机制下全盘引入西方保险制度与模式，导致新农合发展滞后于农民健康改善需求的现状。根据我国农民的保健方式及其健康状况，农村健康体系应该着眼于人口健康跨学科的文化分析视野，深层次地探索农村医疗保障方式、健康路径、政策制度和技术手段等面临的困境，并寻求促进新农合效益的未来发展之路与新型的健康管理模式。与不同历史时期医疗保险制度一样，新农合的产生、发展以及变迁由多方面因素决定，其中参保对象农民对医疗保险需求成为主要决定因素。研究表明，家庭、政府、科技和社会等因素对新农合的影响也是显而易见的。由于社会因素具有广泛非特异性，它们虽然不能起到直接的主导作用，但是认清社会因素对新农合产生的积极而重要影响，有意识地进行相关政策引导，有利于减轻在新农合实施过程中各种矛盾所造成的损失，为改善卫生资源利用率和社会支持环境提供理论与政策依据，从而形成可持续发展的多元农村医疗保障制度，并为未来实现全面城乡一体化的健康保障体系构建提供理论框架。当前，新农合的存在主要鉴于传统医疗保健理念，没有更多地关注非医疗领域的科技进步对生命质量改善。而实际上，农民的健康状况与其生存环境因素息息相关。就一般情况分析，健康保障的决定因素包括：(1)生物学和遗传基因占

15％;(2)社会和经济环境占50％;(3)物质环境占10％;(4)医疗体系占25％①。图 7-1 显示农民的预防保健与各项决定因素之间关系:物质环境囊括了一切自然、饮食以及医疗和公共卫生设施等;社会环境主要包括区域文化、习俗、教育和生活方式等;宏观政策主要指人力、财政和技术支持等;遗传因素属于非人为可改变的自然因素。这些因素相互作用形成了特定区域的农村生产力、经济发展以及人口健康状况,从而决定了医疗保险制度的性质与方式。由于社会经济、教育水平和文化习俗等多种原因,我国农村的医疗卫生保障还面临着一些困难和问题。新农合在改善农村卫生基础设施和医疗卫生服务的同时,农民主要健康指标改善缓慢的情形一直存在,城乡居民医疗水平差距加大,特别是农民缺乏有效的健康保障机制,难以抵御重大疾病风险,有病无法就医以及因病致贫、因病返贫现象仍然在一些地方突出。

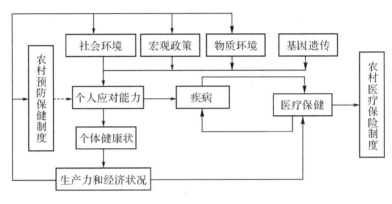

图 7-1　新农合制度的决定因素

　　疾病引起人们对保健的重视,并决定其对医疗保险态度,从而形成相应的医疗保险制度。而医疗保险制度好坏并非疾病产生的根源而是结果,医疗保险制度并不因为各种疾病发病率不同而在短期内发生改变。预防保健才能有效地改善发病率、死亡率和预期寿命等健康状况不良指标。农民受到传统的医疗保健影响,更侧重于医疗保险制度,而对预防保健的有效性大多数没有足够的认识。为简便起见,我们可将农民发病率简化为两种,即高发病率和低发病率;设定 $i=A$ 代表低发病率风险人群, $i=B$ 代表高发病率风险人群;上标 h 代表健康状况;上标 s 代表发病率状况。在农村医疗保险体系中,不仅参保者农民,而且保险机构同样可以区分被保险者属于哪类风险人群,并且知道每类风险人群患病率及其分布情况,进一步假定,任何拥有财富的人所对应的效用是相同的。

---

①　数据来源:Canadian Institute for Advanced Research。

7.1.1 医疗保险财富效用

对不同患病率人群,保险公司将提供不同费率的保险。高低风险人群的保费,患病后保险公司里边和费率(费率指每单位保险的价格)之间的关系表示为:

$$P_i = \sigma_i I_i, i = A, B \tag{7.1}$$

其中,P_i 表示高低风险人群各自支付的保费,σ_i 表示保险公司规定的高低风险人群保费费率;I_i 表示高低风险人群患病时得到保险公司的理赔金。这样,被保险人患病时的收入函数为:

$$\begin{aligned} y_i^s &= Y - l + I_i - P_i \\ &= Y - l + (1 - \sigma_i)I_i, i = A, B \end{aligned} \tag{7.2}$$

其中,y_i^s 代表患病时的纯收入,Y 表示收入,l 表示患病时的医疗费用。式(7.2)表明,患病时的纯收入等于收入加上保险理赔金减去医疗费用和保费。健康时的纯收入函数为:

$$y_i^h = Y - P_i \tag{7.3}$$

其中,y_i^h 是健康时的纯收入。式(7.3)表明,健康时的纯收入等于收入减去保费。

个人医疗保险的财富效应函数为:

$$EU_i = \pi_i u(y_i^s) + (1 - \pi_i)u(y_i^h), i = A, B \tag{7.4}$$

其中,EU_i 表示高低风险人群个体的保险财富效用;π_i 表示高低风险人群患病率;$u(y)$ 为财富效应函数,即财富所对应的产出值;y 为个人拥有的财富量。根据效用函数特性,效用是财富的一个增函数,但其边际增量是递减的,即

$$u'(y) > 0, u''(y) < 0 \tag{7.5}$$

因此,社会医疗保险财富总费用函数为:

$$EU = M\theta EU_A + M(1 - \theta)EU_B \tag{7.6}$$

其中,EU 表示社会保险财富总效用,其值是所有社会高低保险人群财富效用总和;M 表示特定社会群体(比如农民)总人数;θ 表示低风险人群占总人数的比例,$0 < \theta < 1$。在混合医疗保险体制下,保费和保险理赔分为公共和私人两个部分,但由于公共保险部分的保费和理赔是由政府供给的,所以高低风险人群职能通过调节购买私人保险部分的保费来调整总保险理赔金,使自身的效用达到最大化。纯收入在患病时和健康时是相同的;同时,也意味着医疗费用等于保险理赔金,可以表示为:

$$I_i^m = l, i = A, B \tag{7.7}$$

混合医疗保险体制下,高低风险人群各自达到效用最大时所对应的保费支付值

为 P_A^{m*}，P_B^{m*}；纯收入分别记为 y_A^{m*}，y_B^{m*}；整个社会保险财富总效用记为 EU^{m*}。由于个人保险财富效用最优时，健康与患病时的财富相等，我们可以得到高、低风险人群成员对应的保险财富效用为：

$$EU_i^{m*} = \pi_i u(y_i^{m*}) + (1 - \pi_i)(y_i^{m*}) = u(y_i^{m*}), i = A, B \tag{7.8}$$

因此，在混合保险制度下，社会的保险财富总效用可以表述为：

$$EU^{m*} = M[\theta u(y_A^{m*}) + (1 - \theta)u(y_B^{m*})] \tag{7.9}$$

混合医疗保险与完全公共医疗保险特征在社会总体医疗开支方面存在潜在的差异，也可能成为两种制度好坏的重要标志。因此，可以从两种保险体制下社会医疗费用总开支入手比较它们优劣。医疗开支对农民患者具有双重作用，一方面改善了健康状况并获得正效用，即医疗的健康效用（或者医疗的成本产出）；另一方面，医疗费用开支导致农民可支配收入减少，财富效用下降，即医疗支出成本，可以称其为医疗财富效用。医疗产出与成本之差即为医疗支出的效用收益。在一定时期内，医疗供给数量相对不变，而医疗消费越多说明医疗服务有效需求越多；这样，每单位医疗开支对应的服务质量会越差，其医疗健康效用也就越小。因此，实际上，每个人医疗效用不仅和自己医疗开支有关，还与社会总体医疗开支有关。没有人的医疗健康效用函数可以表述为：

$$V_i = l_i v(L), i = 1, 2, \cdots, N \tag{7.10}$$

$$L = \sum_{i=1}^{N} l_i$$

$$N = M[\theta \pi_A + (1 - \theta)\pi_B] \tag{7.11}$$

其中，i 为社会中第 i 个病人，N 为社会中患者总人数，M 为特定人群的社会总人口数量，l_i 为第 i 个病人医疗费用支出，V_i 为第 i 个病人医疗健康效用，L 为整个社会医疗费用总支出，$v(L)$ 为医疗支出所获得的医疗健康效用的平均值。$v(L)$ 具有以下特性：

$$v'(L) < 0, v''(L) < 0 \tag{7.12}$$

在混合医疗保险体制下，个人为达到保险财富效用最大化，必然将其患病时的医疗费用完全转化为医疗保险费用形式，也就是医疗费用完全被保险理赔所覆盖。在完全和混合医疗保险体制下，个人财富的减少量对应于医疗保费的支出。假设病人所支付的保费带来的财富效用减少函数为：

$$K = h(P) \tag{7.13}$$

其中，P 为医疗保险费。医疗财富效用的减少量具有随保费增加而增加的特性，可以表示为：

$$h'(P) > 0 \tag{7.14}$$

结合上述分析，可得农民得病的医疗效用收益函数表达式为：

$$W_i = l_i v(L) - h(P), i = 1, 2, \cdots, N \tag{7.15}$$

这里需要解决的问题是,通过选择合适的 l_i 来满足每个患者各自医疗效用收益最大化的要求,我可以运用上述模型来分析完全公共医疗保险和混合医疗保险体制,认为当人们达到自身医疗保险效用最大化时,整个社会的医疗总支出最少。

改革开放以来,在包括农村在内的我国卫生投入总量规模显著增长的同时,投入结构也发生了变化,但主要以单一的医疗服务项目为主,综合性的农民健康促进项目所占比例仍然很少。20 世纪 80 年代中期开始的医疗卫生改革,虽然打破了单一的政府投入格局,促进了医疗产业发育,但是个人支出增长部分主要是疾病治疗开支。20 世纪 90 年代以来,试点并逐步推广的社会医疗保险体系,形成了以医疗保障服务组织为主体的社会卫生投入形态。这种演变对推动当时医疗卫生发展无疑具有积极意义。目前,参合农民受教育程度普遍较低,大多是初中以下,这与农村现阶段常住人口的基本学历状况相吻合。而参加各种预防保健和商业医疗保险农民一般拥有高中及以上学历,他们知识面比较开阔,容易融入有利于促进健康和接受新信息的社会环境。他们通过各种渠道理解医疗保险,并进行商业医疗保险消费选择,更容易接受预防健康保障投入。

7.2 农民健康体系多元福利框架的形成和发展机制研究

健康对个体影响主要表现为财富效应(Lee & Kim,2008)和幸福效应,财富的分配与消费行为也影响着个体的健康水平。近几年,随着人们保健意识的加强和健康需求多元演变,健康产业通过各种方式实现健康价值的转移和创造,改善人的生命质量,促进经济增长与社会进步,显示着健康产业多元福利效应。国内外研究表明,以健康产业为核心的健康体系将成为 21 世纪促进人们健康的重要路径,极大地影响社会经济生活。以生命周期和健康状态变化规律为切入点,利用产业经济学理论、消费理论和多元回归等理论与技术以及生命活动规律,建立健康指标体系与多元福利效应的计量模型,对农民健康体系的多元福利效应的相关性研究具有一定的意义。

健康产业发展不仅对我国城市居民而且对生活条件相对艰难的农民也产生了不同程度影响。虽然农村健康产业市场还不成熟,但是随着农民收入的增加和消费结构的改变,健康产业逐步成为农民主要健康路径必将成为一种新的趋势,寻求农民康福利最大化的产业运行机理不仅有助于产业的发展,更有利于农民健康水平的提高。健康产业多元福利效应的科学范式形成,使得健康产业价值转移融入多元福利健康体系存量分析中,并能够建立多元福利健康指标体系和健康消费的边际效用理论构建与经济社会发展水平相适应的健康体系。

7.2.1　国内外健康体系多元福利框架探索

我国健康福利多元福利体系的探索是近几年的事。受生活方式与传统保健方式的影响，人们更注重于病后治疗这种健康保障模式。政府公共卫生投入比例中，预防保健往往并非作为重点项目，尤其是农村地区。农民直接或间接地将可享有的资源转化为普通消费品，而很少有意识地寻求促进自身健康的有效途径。自从我国进入老龄化社会以来，越来越多的学者开始从生命科学、经济学、社会学等人文社会科学视角对以"老年健康"为重点的健康问题展开多层次多角度的探索。可是，我国关于健康产业领域的跨社会科学和自然科学的交叉研究仍落后于国际水平，有关老年健康体系的构建及其多元福利效应的研究没有取得实质性的进展。卫生资源浪费和健康改造缓慢的状况不得不让更多人参与到健康体系的跨学科研究中，而研究对象从健康的弱势群体老年人向社会弱势群体农民转移，有的甚至通过模拟研究方法探索健康体系的奥秘。

任何学科研究动力都来自于经济社会发展过程中产生一系列问题，或者受利益的刺激。当前健康产业跨学科研究正在逐步兴起，我们可以利用健康产业的福利效应研究健康系统运行的稳定性与效益，以便更好地将卫生资源转变为农民的品质生活和劳动力补充。由杨多贵等主持的"中国科学院国家健康研究课题组"提出了，国家健康就是建立在自身良好运行状态，以及相互之间整体自治、平衡、协调、和谐基础上的一种相对良好状态（杨多贵等，2008），对新农合体制下的农村健康多元福利体系构建有一定的启发。这项研究将系统概念应用于组织运行状况的要素决定及其结构对总体产出的影响。他们选择层次分析法（AHP）作为参考，确定赋权方案。对于不同层次上的健康指标（即组织效益）采用加权法得到状态层各指标合成指数：

$$x_i = \frac{1}{n}\sum_{j=1}^{n} x_{ij} \tag{7.16}$$

其中，x_i 为状态层指数 i，x_{ij} 为状态层指数 i 中第 j 个基层指标，n 为状态层指标 i 中指数的个数。然后对各状态层指标进行加权平均法，得到健康系统中各个指标系统的合成指数，即代谢系统、免疫系统、神经系统和行为系统等系统指数：

$$x = \sum_{i=1}^{n} w_i x_i \tag{7.17}$$

其中，x 为健康系统层的一个系统，x_i 为系统 x 中的一个子系统的健康指数，w_i 为子系统 x_i 的权重，n 为系统 x 中子系统的个数。对于健康总指数，采用加权平均法得到：

$$NHI = \omega_1 M + \omega_2 I + \omega_3 N + \omega_4 B \tag{7.18}$$

其中，NHI表示健康状态指数，M、I、N、B分别代表代谢系统、免疫系统、神经系统和行为系统指数，ω_1、ω_2、ω_3、ω_4分别代表各自权重。该项研究强调了系统中各组成部分存在着相互协调与和谐统一的属性，为人类生命体系的多元健康福利体系构想提供了一定的借鉴作用，但对于生物学和产业意义上的人口社会学特征与健康福利关系问题很少涉及。以农民群体为研究样本对人类生命活动的状态进行阶段性的研究将会获得人口健康自然状态与疾病根源的有价值线索。并以生命周期为纽带建立健康产业与健康体系的福利关系，进一步完善目前外学术界关于"生命周期"决定的健康产业福利效应模型的科学范式和定量研究。遗憾的是，人们对这一非常重要的时代问题的关注或研究，只是停留在各种肤浅认识范围之内，无法进行联合的和深入的研究。而综合各学科现有的研究成果，未免会有些牵强甚至会产生错误结论，这种现象类似于"瞎子摸象"一样不可取。跨学科研究的目的是鉴于已知的理论和条件，找到健康产出最大化的若干种健康路径组成的复杂的多元健康福利体系。

基于这一理论探索的学者也有一些取得了不菲成就，为后来人口的多元健康保障体系研究提供了思路。在健康经济学的研究中，樊明（2002）利用相关劳动力市场理论，建立劳动力参与、就业、工资和工作时间的计量模型健康边际效用理论；提出了健康生产与边际效用理论。其研究这对目前健康产业的多元福利健康体系的价值研究起了个好头。其研究认为，适当劳动力参与不仅可以增加维持健康所必需的工资收入，而且还可以增强个体的归宿感，获得心理和精神健康。同时，合理的劳动时间选择，让人们有更多的时间用于各种消费与娱乐，促进健康福利的有效产出，拉动相关产业发展。产业经济学理论认为，消费多样性需要产业提供多元福利得以满足，而现代经济增长需要建立合理的产业结构，保证各产业按比例协调发展（杨公仆、干春晖，2005）。健康福利的提供来自于健康产品的生产、交换和消费，健康产业多样性包含着产品效用多样性。根据李嘉图比较优势理论，健康产业高效的宏观配置将产生更多的健康福利效应。农民逐渐从只维持生活的必需品消费中解脱出来，走向追求品质生活的目标。而保健消费是改善我国农民健康和品质生活的关键，由此引发了保健市场的无序而激烈竞争，夸大其词的宣传和假冒伪劣产品充斥市场，给政府的社会管理带来了巨大压力，也在一定程度上伤害了农民对健康市场的信任。从20世纪90年代末开始，政府将越来越多资金投入到社会安全网络的建设中（王绍光，2004），以及市场监管中，尤其是卫生保健上。直至今日，健康产业已经广泛地分布在医药、医疗器械、公共卫生、环保、农业等重要领域，物医药产品在诊断、预防、控制，乃至消灭传染病、保护人类健康、延长寿命中发挥着越来越重要作用。健康状况随着市场行为的深入，越来越广泛地通过产业传导表现出来，形成以健康产业为核心的健康存量累积与消耗过程。然而,健康产业对农民健康影响还没有从广度和深度上做进一步探索,盲目的不合理的消费行为在健康产业市场上普遍存在。

国外健康问题研究较早。但从 20 世纪末以来,以阿玛蒂亚·森为代表的学者认为:仅仅使用效用指标来测量存在着缺陷,个人所得效用测量值取决于个人特征及所处环境,能力效用是个人幸福的重要来源。国外大量经验研究证实了个人健康水平随收入的增加而上升,并带动产业繁荣,即健康收入分层现象。综合这些不同的研究成果主要有四种路径:早期儿童营养、有利或不利因素在生命过程中的累积、医疗资源的获得以及不同生活方式等行为因素。有关健康的综合研究是在发达国家消费行为和健康产业演变的过程中,通过建立特定文化体系与价值观形成自身的研究框架。特定人口的健康形成及其决定因素存在着差异。我国的东北人喜好吃肉类食物,而过度的摄入量,使得高血压、糖尿病、肥胖症等慢性病并发,发病率高于东部地区。德国人及其相国居民,马铃薯在他们饮食结构中占据着主体地位,而健康状况良好,这在我国南方困难时期以马铃薯为主食且健康水平低下的情况相比,其结果截然不同。当然,科学的饮食习惯和生活方式将需要提供适合人口特质的营养给养,并具有相对固定的健康产出。随着健康产业的成熟和科技的发展,西方主流经济学派利用"成本效益"方法研究人口的健康投资,认为健康干预会预先产生花费,但这些花费能节约将来大量医疗保健资金。同时,在发达国家利用科技手段提高健康投资效益也是一种明显趋势,它们投入与本国健康需求相适应的产业模式,这种趋势与生命科学发展轨迹趋于一致。鉴于此,美国科学院于 2004 年底专门成立了由相关著名社会和自然科学家组成的"社会经济、行为和遗传因素的交互作用对健康影响"评估委员会,以加强健康领域的社会和自然学科交叉研究。

进入 21 世纪以来,国外学者对福利国家的健康研究表明,健康这种特殊的财富具有公共福利性质,转移支付的健康保障无论对个人还是对社会总福利增长都是有益的。安德森认为,未来总体积极的福利国家策略一定包含着一个强大的保障网络,它们对人类自身的生存与发展都做出贡献,更高的需求满足将会促进健康和长寿,并带来更大的社会福祉。在不断细分的市场环境下,那种更高满足正是区域健康产业发展的基础与动力。国际比较研究发现,拥有健康国民有利于减少贫穷,增加生活品质,缩小日益扩大的社会不平等,促进经济增长(Barro & Salai-Martin, 1995;Dreze & Sen, 2002;Deaton, 2003;Deaton, 2004)。但是我们对农民健康状况的最新研究认为,人口健康状况不完全取决于投入的大小,而在于健康路径选择的可行性和合理性,多元健康福利比单一的健康保障方式更有效。

7.2.2　多元福利框架与发展机制的研究综述

19世纪开始,社会科学家和医疗改革者通过收集新的人口数据,广泛地关注人类健康问题,设法寻求更多的健康路径,以便增加健康投入的总体福利效益。19世纪晚期到20世纪早期,马克思、恩格斯和杜尔凯姆(Durkheim)仍然继续着在人口层面上分析社会环境对健康的影响和对健康因素定量分析。随后,研究人员相继指出,影响个人健康过程的因素可能更广泛更复杂(Hinkle,1967;Omran,1977;Porter,1993)。他们通过各种数据的收集、积累、整理为人口健康及其产出效应的研究提供了重要的理论与经验基础。

在这方面做过研究的国家不少,但比较典型的是加拿大的健康多因素决定理论,他们尽可能地收集和诊疗影响健康的因素,并进行综合考察,得出人口健康状况的分析框架。这些研究为当前健康问题的实证研究提供了完整的经验模型。图7-2反映了最近对于人口和个人健康各种影响因素的综合情况,研究人员通过各影响因素的定性分析,建立健康状态相关性的指标体系和数据采集框架,最终成为现代健康数据采集的重要参考。虽然各地存在着文化和风俗习惯的差异,但对于人类生命活动具有广泛适用性,社会因素不会太多地影响或改变自然的本质属性。因此,这种数据采集适用于农民健康状况的调查和考察,其自然和社会因素的影响关系见图7-2。

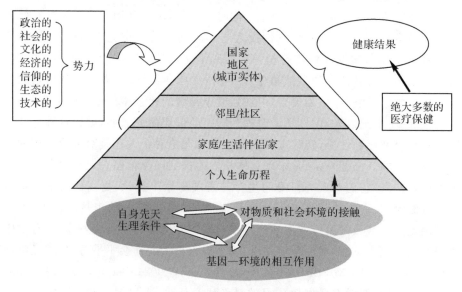

图 7-2　人口健康概念与数据框架

数据来源:加拿大健康研究院人口与公共健康研究所。

　　人类先天条件蕴藏着基本的健康存量,遗传和胎儿营养决定幼儿体重、身高、死亡率等健康水平,并由此决定了后天的健康状况,比如不同年龄段的身高、体重、患病率等,以及慢性病的种类与预防、预期寿命和社会适应能力等健康主要数据。然而,后天的物质条件和社会环境也直接影响着健康状况,比如收入、环境卫生、水和空气质量、营养、科技水平与医疗技术、健康保障方式、生活习惯和体育等,都是健康效应主导因素和健康数据采集的重要来源。只是不同地区的健康标准与健康决定因素存在着或多或少的差异,这就是为什么人们在研究人口健康时设立的指标有所不同,研究重点会有不同程度出入。不过,人们在研究健康状况时都会有各种假设,有时这种假设不成立就会导致结论无效,唯一有效的办法需要以某一生命科学理论为前提进行推理。并且以社会因素和技术水平为影响健康的条件变量,进而找出在非自然状况下人类健康的变化规律。在社会形态和经济结构转变过程中,人们对健康的需求与获得的手段不同,利用消费结构分配收入促进健康产品与服务的消费,从而增加健康存量,这是健康价值转移与创造的主要方式。社会因素对农民健康影响长期存在,并且一直是我国医疗卫生改革的重点,新农合就是基于农民健康保障政策引领下的产物,很少从自然科学侧面进行剖析,这是由于农村社会经济发展远滞后于生命科学对农民健康的要求。物质保障是当前新农合持续发展的前提,经济指标不只是可以作为考量农民收入状况,也可以衡量健康水平。与健康的广义概念相当稳定相反的是,指标建设所需的数据来源正随着时间和社会历史的推进而不断完善。表 7-1 是主要健康数据类型及应用在测定方法、理论与技术、主要数据和经典应用介绍。

表 7-1　健康数据的类型及应用

数据类型	健康测定方法	采用理论与技术	主要数据	部门及经典应用
人口调查和统计	收入、工作、住房、迁徙、语言、家庭与健康关系等	国际疾病和相关健康问题统计分类	出生率、预期寿命、患病率、平均营养比例和死亡率等	美国 1790 年开始的人口登记、《伦敦死亡率表》及现代人口普查
一般性调查	统计学	预防医学,相关关系和回归技术	特定问题信息、传染病、不同类型的精神病,以及发展中国家生活质量数据等	美国、日本的定期健康调查、世界卫生组织的模板调查,以及各国的全国性健康调查

续表

数据类型	健康测定方法	采用理论与技术	主要数据	部门及经典应用
行政数据	医院和各种医疗机构对疾病进行行政统计	收集医疗体系数据,利用医疗管理信息系统联系社会经济数据	各种病因、入院治疗人数、育苗接种覆盖率、各种传染病病例、参与度、人均设施、人力资源和健康管理资源比例	健康保险系统对人口健康状况进行监控,以及经合组织健康报告
非健康部门数据	监测气象等各种非医疗机构通过各种测量获得健康相关的数据	利用标准稳定量表和各学科的科学原理和特定测量工具	温度、空气质量、职业、收入、教育、财产、社会支出和福利措施的健康决定等	各级非健康部门或机构收集的各种健康档案,气象与健康数据
地图数据	永久性地图描述	利用地理信息系统相关科学	可视化的特殊健康服务和疾病风险信息	世界卫生组织"健康绘图人"计算机应用程序
定性数据	获得健康的非数字信息	利用健康决定理论和经验	更"真实"的感性健康信息	各种健康的文字描述
专家研讨与咨询	通过若干个专家或咨询机构获得	通过访问和咨询获得专家的理论与经验	有关健康问题的权威解释、观点和结论	各种言论、演讲和指导等

在农民健康问题研究中,人们通过不同途径获得不同类型数据,为人口统计与健康状况提供重要的数据信息。统计学家往往借助富含大量信息的人口金字塔和人口统计年鉴展示人口的年龄、性别结构、饮食和健康状况等。人口金字塔主要由三个因素决定:出生率、死亡率及人口流动,它很好地展现出一个社会的经济发展、医疗技术发展以及社会资源分布(Zhan,Jenny & Rhonda,2003),以及健康水平。在国内研究中,社会保障对农民消费研究已经成为当前的热点,但是现有的研究较多以统计年鉴的时间序列数据进行分析,而有关农村社会保障统计数据部完备,导致研究结论的现实意义不强(陈驰波和张攀峰,2012)。问卷调查、卫生统计年鉴、健康电子档案等已经成为现代健康问题研究主要的数据来源。自从新农合实施以来,有关农民的健康信息记录越来越丰富,这不但为研究者提供了各种有价值的数据,而且为政府的正确决策提供了重要保证。

但是,由于有关新农合的研究方法没有与时俱进,这些调查数据没有得到有效利用。自从卫生经济学成为经济学一个分支以来,特别是健康产业得到快速发展以来,这个领域研究方法也经历了不同的发展阶段。各种研究方法力图从不同层面对健康现象进行描述、分析、统计、推断和预测,以便更好地找出健康问题的原因,寻求解决问题的办法。以下是近几十年来对各种研究方法的

基于多元福利视角的新型农村合作医疗效益研究

总结。

(1)健康指标一篮子展示

在特定区域,由于人们对健康的侧重以及潜在的理解,研究者将不同指标间关系的综合考虑能够简单地把不同类型指标放在一起展示出来。这种研究方法部分包含了"生活方式或行为指标"等影响健康的非医疗因素,利用这些因素可以直接将已有数据检验指标间关系的假设。当前影响农民健康状况的决定因素仍然是生活方式,各种不良生活方式的综合指标赋值将大于低收入产生负面影响。

(2)数据库联系

这种研究方法是将健康状况数据库与其他健康决定因素的数据库联系起来,以便可以更好地理解两者之间因果关系。新农合医疗服务在各地逐步建立了统一数据管理平台,并实现多数据源存储与管理、各类数据采集、异构数据交换等。这是可以集中存储管理和可利用的农民健康信息数据库。在整个医疗卫生信息平台数据交换基础上,实现各级新农合管理与经办机构、各级医院、农村卫生服务机构之间医疗卫生信息共享,实现农民就医时,能够直接获取补偿,为各级政府和研究者提供完整的健康状况和新农合运行的信息与数据支持。

(3)多层次分析

多层次分析方法能够将不同领域的数据联系起来,可能会牵涉到个人和社区层面的信息。多层次分析使得研究一些特殊机制成为可能,而这些机制将个人和社区特征与健康状况联系起来,并可能进一步通过虚拟数据建立经济计量分析。

(4)风险调整的效用比较

风险调整的效用比较主要基于收入差距与消费的效用比较决定的健康消费支出研究。研究者按照需要(基于个人自我健康报告)调整了不同收入人群之间医生出诊的次数。

(5)可归因比例

根据健康决定因素,对健康产生的一切影响因素进行分析、归纳和总结,可以很好地做到预防疾病,保障健康的目的。可归因比例一般基于经验和定性分析基础上,寻找健康决定的可能原因。

(6)计量建模

计量建模根据健康体系的研究对象确立应变量,并建立与应变量相关的主要控制变量和它影响因子的计量表达式。计量建模越来越多地被应用在研究健康结果与各种风险因素的因果关系上。

（7）综合测量与分析

综合测量与分析，是借助于工具对健康状况进行测度，并根据测量值分析各种健康问题，提出增加健康存量的方法。

（8）整合概念性框架

整合概念性框架是指，将相关的健康指标进行归总，形成一个新的更全面的衡量健康水平的一种方法，并能部分的反应被整合概念的属性。一个衡量人口健康的框架把不同类型的指标结合在一起，描述了健康整体概况，并且分清不同指标在何种水平下衡量人口健康状况。

当前，健康保障作为社会保障重要组成部分，很多学者通过医疗保障研究特定区或特定群体的健康水平，其中通过引导理性消费有计划地转化为财富效用和增加健康存量的消费行为就是其中之一。尽管储蓄的动机很多，但是生命周期假说为讨论健康保障效应提供了一个合适的分析框架。早期的研究虽然意识到社会保障、伦理、道德的重要性，但还未正式纳入生命周期模型的理论与实证分析中。由于目前我国社会保障体系以健康医疗保险为主旋律，养老保险仍然十分微弱，所以基于健康保障的消费行为成为提高健康水平的主要元素，特别是对农村居民健康的研究，新农合制度已经成为健康促进重要的研究框架。

7.2.3 多元福利健康指标体系与模型

（1）健康指标的定义

健康指标，就是反映特定人口健康状况的度量数据，如疾病发病率、婴儿死亡率、预期寿命等。由于不同环境和不同生命体征所表现出来的健康状况是多维的，而健康的不同维度对劳动生产率和收入的影响不同（刘民权和顾昕，2005）。人们都在以不同方式通过生命周期维系有规律的生命活动，以促进自身的健康福利水平提高。除了不良的生活方式对农民健康产生负面影响之外，农民通过自身的劳动和生活方式也在生产健康和利用健康。适当的体力劳动增强体质，大部分农闲时节保证充足的睡眠与休息，没有太大的压力而时常保持乐观情绪，饮食结构的多样性与合理性在一定程度上避免了高蛋白和高脂肪对人体的伤害，所有这些都有利于改善农民良好的健康指标。同时，健康指标随着社会的进步而发生变化。健康产业发展增加了农民健康的内涵，并直接影响到健康指标定义与测度标准。健康产业通过健康周期转移和创造健康价值，增加健康体系的福利，农民生活方式的变迁与健康产业效应共同作用时刻改变着农民健康状况,延长或者缩短生命周期。其运行机理如图 7-3 所示。

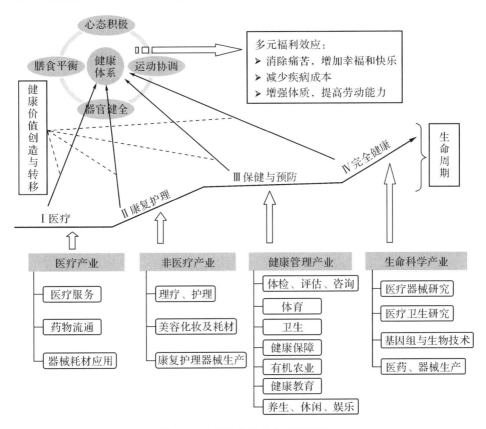

图 7-3　健康价值转移与创造机理

　　根据联合国对健康定义,将器官健全、运动协调、膳食平衡、心态积极归结为人类健康四大主要健康指标,这四大指标组成的健康体系通过生命周期与生活方式和健康产业进行物质与能量的交换,并转移和创造了健康存量,产生了各种形态的福利效应。医疗、康复护理、保健与预防、完全健康四个生命活动发展阶段的生命周期和相应的医疗产业、非医疗产业、健康管理产业,以及生命科学产业,以适应不同群体消费需求,维持或改善人的健康状况。健康指标在很大程度能够反映个体的生命活动状况,其中器官和组织运动的协调、生命机能的旺盛和长寿就是健康良好的表现。根据世界卫生组织提供的资料表明,人口的平均寿命不断延长,而全球死亡率降到 15‰ 以下时,与生活方式有关的各种慢性病发病率增加了。不良生活方式导致的慢性病逐步成为影响全球人口健康的主要指标,饮食与运动的标准化也必将成为促进人们健康的主导因素。不科学的生活方式将破坏良好的生态环境而成为疾病的主要因素,这些因素主要包括,不卫生饮食、不平衡膳食引起的营养失衡、吸烟、酗酒、运动量减少、惰性滋生等。

7.2.3.2 健康体系模型分析

健康产业在健康体系价值转移和创造中起到了主导的作用,非健康产业通过适当的方式辅助健康状态改善。利用福利经济学、产业比较效益理论和产业结构合理化测定,研究我国健康产业的运行方式、主要贡献、存在问题,将成为健康产业多元福利的未来发展方向。

考虑到由社会经济地位和环境决定的健康产品或服务消费对健康的影响,而且收入不均等对健康的影响也可能有差异,建立如下健康状况计量模型:

$$HEALTH_{itd} = \beta_0 + \beta_1 Gini_{itd} + \beta_2 GiniSQ_{itd} + \beta_3 INCOME + \beta_4 X_{itd} +$$
$$\beta_5 Gini_{ijt}^* X + \beta_6 Z_{itd} + \beta_7 C_{itd} + \mu_{id} + \varepsilon_{itd} \tag{7.19}$$

其中,$HEALTH$ 表示健康状况,是被调查者自评健康等级或基于自评健康等级构造的 $0-1$ 变量;下标 i,t,d 分别代表个人、时期和地区;$Gini_{itd}$ 表示个人某个时期所在地区的基尼系数;$GiniSQ_{itd}$ 用来描述收入不平等的非线性影响;$INCOME$ 是收入;X 是一组代表社会经济地位的职业虚变量;$Gini^* X$ 是基尼系数与职业地位的交叉项;Z 是一组控制变量,包括性别、年龄、受教育程度、婚姻状况、体系等个人特征,家庭规模居住环境、卫生状况、医院距离等家庭特征,以及城乡和地区虚变量;C_{itd} 表示由特定区域和时期的文化、习惯和收入状况决定的对健康产品或服务在消费结构中的比重;μ_{id} 和 ε_{itd} 是误差项,其中,μ_{id} 表示不随时间改变的不可观察的个人特征和地区特征对健康的影响,ε_{itd} 代表误差项。该模型首先使用混合横截面数据,以自评健康等级为被解释变量,用 Ordered Logit 方法估计方程(7.19)。在所得的结果中,β_1 和 β_2 的估计值表示收入不均对个人健康的影响;β_3 的估计值表示收入与健康的相关度;β_4 估计值表示职业地位与个人健康的相关度;β_5 的估计值表示收入不均和职业地位对个人健康交互影响;β_6 的估计值表示由控制变量决定的相关度;β_7 的估计值表示健康产业进入消费的比重和由此决定的健康状况相关度。由于不同的资源配置产生的健康效用不同,福利效应也不同,只有通过多因素效用比较,才能使一定的资源产生最大的健康水平,最大限度地消除疾病带来的痛苦,减轻疾病成本,满足大多数人最大的幸福与快乐。

根据上面健康指标的定性分析,我们发现,即使健康指标体系具有统一性,但是研究者可以从不同的目的与角度出发,划分相应的健康标准和维度。比如,理论上我们可能将人群分为特别健康者和普通健康者,但是在体育运动实际中不易明确区分。健康人、身体虚弱的人以及病人这三者在日常生活中彼此间有区别,通过体育锻炼和运动疗法可以恢复和提高健康水平。对于一个国家

基于多元福利视角的新型农村合作医疗效益研究

或者地区的人口健康水平主要由平均寿命、患病率、就诊率及死亡率四项指标情况进行综合衡量;个体健康状况则主要根据人体器官功能的是否正常、系统是否协调运行、有无疾病症状、体质状况和体力水平等指标来考核。美国加州大学公共健康系莱斯特·布莱斯诺博士对约7000名11～75岁年龄段的不同阶层、不同生活方式的男女居民进行了9年的跟踪研究,实证结果发现日常生活方式对人体健康影响远远超过所有药物。验证了有关生活方式,尤其是健康产业介入之后的健康指标,作为衡量人口健康状况的工具具有一定的科学性。

随着人们保健意识加强和健康产业的发展,国内外学术界对于健康及其产业问题的研究逐步从医学、生物学和健康学等自然科学,向经济学等人文社会科学方向拓展,形成了人类健康领域的跨学科研究框架。这项研究通过收集、整理和分析近几年有关健康问题研究成果,发现健康产业正在以不同方式转移和创造人的健康价值,产生了健康多元福利效应,并利用生命周期理论阐述健康研究的发展方向与新思路。但是由于健康产业在消费结构中的比重、价值转移和转移等数据在统计上有一定困难,而且不同地区的健康界定和健康产业多元福利效应的计算上存在很大的复杂性,健康产业价值及其效应的度量将成为未来健康领域的重大研究课题。

7.3 利用系统理论解释新农合的组成、结构和功能

大系统是指人类活动中所涉及的直接或间接影响生活状况的自然、社会和个体特性的总称。新农合作为生活方式的组成部分,必然与大系统的状况存在着密切的关系。历史与现实反复证明,经济社会发展普遍遵循自然辩证的均衡规律。人既有自然属性,又是社会关系总和,具有人类所特有的意识与行为。人的社会性体现了人的本质,即自由需求,并产生了语言、文化、道德伦理、法律、健康、科技、艺术、风俗、哲学等由个体自由需求相互作用形成的精神面貌与行为规范。从而促使人们通过分工协作实现"抽象的自由需求"所隐含的个体目标。这个目标必须由不同特征的社会群体组成大系统来实现,大系统从自然中产生并受自然制约和人类意识控制。掌握和应用大系统运动规律是实现经济社会繁荣的前提,也是指导经济活动中实现人与自然、人与社会有序发展的基本理论。将大系统稳定、协调、完美的宇宙观应用于不同层次的组织管理,能够促进社会经济"公平"和"效率"的有机统一。

农民作为整个社会的重要成员或者群体之一,处在这个复杂的社会环境之中,其包括,健康保障在内需求和获得方式具有特殊性。有效的社会经济运行与分配模式符合多数人利益,并构成社会体系的重要组成部分,而社会体系是

动态的和不断演化的。新农合的医疗保障模式也不例外,农民为了追求健康权利,一直在不断地探索以便获得更多更好的卫生资源和健康福利,但是他们处在由自然力量和社会力量共同约束下的大系统中,寻求获得平衡的医疗保障制度是每个时代的不同群体的共同目标。当今自然科学一直在持续不断的改进对相对不变(或缓慢变化)的有关实在的理论;社会科学则需要改进相对快速变化,特别是具有高度时空特定性世界的理解。在大学科领域,经济学发展目标,就是探索自然、社会以及它们内部的和谐发展问题,比如以当前新农合为代表的农民医疗保障所规定医疗卫生资源的分配、使用、管理等一系列问题。

7.3.1 经济哲学综述及其医疗服务分配的分析

不同历史时期,大系统均由个体、家庭、国家与社会以及自然界构成,是在一定条件下自发形成的相对稳定联合体系。任何社会的个体行动很少完全自足,总是需要参考别人行为,甚或借助自然力量。首先,个体需要生存必然具有向环境索取所需的本能;食物、衣服、居所和教育等无私给养形成了各种社会结构与制度安排,并通过伦理、道德和法律加以维系。个体同时还必须借助于交换和协作体系向环境索取各种便利,包括衣食住行、清洁的空气和水源、美丽风光、高速公路以及医疗与社会保障等。其次,人们通过组织媒介实现个体本能需求,私欲使人类繁衍后代,延续种族,产生了幸福感和对健康的期盼,但是由于生存环境局限性,多数人只能在有限资源和生产力水平下获取所需,享受较少的方便与便利。农民以自身的方式追求医疗保障,而政府这需要统筹有限的资源分配,实现健康产出和劳动力效益的最大化,或者偏向少数集体的利益。各社会团体之间的本能欲求只有通过抽象的自由需求和特定医疗保障制度才能实现社会健康福利的公平与效率统一。各个时代伦理道德的形成、婚姻法的制定、经济政策和法律制度出台,对规范不同群体对医疗卫生资源的消费行为、控制健康成本、提高人口素质以及保持自然和人类社会这个大系统的稳定性都具有十分重要意义。第三,抽象的自由需求,即知识性,使人们在社会协作中获得个体利益的同时,不断提高克服或避免大系统失衡带来痛苦、麻烦和损失的能力以求得自由。疾病带来农民健康福利的减少,不仅降低了农民劳动生产率,也给政府的社会事务管理产生了巨大的成本。保健知识积累与丰富以及生命科技与医学的进步,使得大系统通过包括新农合在内的各种制度不断趋向稳定与完美,促进社会组织的决策活动从抽象的自由需求中得到提升。经济学理论发展目标就是利用大系统均衡的原理,使人类的生活和生产活动朝着对社会、对自然、对个人有利的方向推进,实现"公平"与"效率"的科学发展理念,最终满足最大多数人的基本需求和共同利益。对此,政府应该在农民基本医疗卫生领域有清晰的政策指向,让市场在卫生资源配置中发挥基础性作用。通过放宽中外合资与合作办医条件,鼓励有意愿的社会资本介入,增加了医疗服务供给,让农民享有更多的多元健康福利。政府职能部门通过系统控制和规划,对农村医疗卫生资源进行总体布局和调整,促进以新农合为主体的农村医疗卫生服务体系的整体效率不断提高,满足农民的不同层次医疗保障需求。

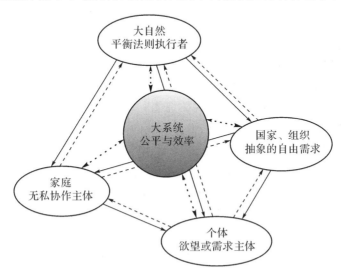

图 7-4　大系统立体网状结构关系

图 7-4 描述了大系统立体网状的结构关系,以人类生活其中的大系统"公平"与"效率"为经济社会发展目标,通过个体、家庭、国家和社会组织,与自然展开相互协作、投资以及生产活动,以便更好地获得生活所需的多元福利。无论在土地耕种、工业生产或商业活动,各种不同劳动都需要来自不同的部门和个人提供资源;即使是一个人用自己双手进行耕地,他在收获之前也必须播种和生活。农民通过医疗保障而获得健康,就是借助于新农合群体共有财富组成的医疗卫生资源获得现时的健康或者避免未来的疾病风险,并为曾经帮助过自己而现在或将来需要帮助的人提供部分资源。

7.3.2　大系统均衡理论与新农合的使命

大系统是一切社会和自然系统的统称。随着文明进步,社会从自然人到家庭、从家庭到社会和阶层再到国家产生,甚至更大社会组织的出现,具有相对稳定性。全球一体化是人类发展过程中最完整的大系统,是社会抽象的自由需求从简单到复杂、从低级到高级发展的必然。全球化将不同的地区联结成一个最大的统一体,并直接影响到组织的形成和运行效率。大系统均衡原理是综合各种不同层次的社会需求,并抽象出既定的发展目标。我国农村医疗保险制度发展到今天,形成了一个运行相对稳定的新农合保障体系,其产生、发展和完整均遵循着大系统均衡理论,其发展目标不仅需要体现农民的健康利益,更需要有利于促进我国的市场经济有序发展。因此,大系统均衡理论对指导个体、家庭、国家或者组织在农民健康生产活动中的行为具有普遍意义;对解决新历史条件下我国卫生资源分配、使用和监管等过程中面临的各种问题有一定的指导价值。其要旨有如下几方面。

(1)平等性是新农合存在的前提

卫生服务的平等性是指按照社会发展不同需要或者需求的原则,分配各种可利用的卫生资源,促使每个社会成员都能有均等的机会从中受益。卫生资源配置不合理或者缺乏将会阻碍我国卫生事业的可持续发展,这在农村地区表现尤为突出。如何依照大系统理论公平合理地配置卫生资源,提高资源使用效率,已经成为新农合各项制度改革的首要问题。当前,平等性是我国新农合医疗保障系统存在与发展的前提,农民的健康基本需求必须通过社会行为平等法则得到满足。农民、政府、保险公司、医疗机构以及科技组织等之间协作中的"公平和公正",是实现农民健康平等的根本原则。研究表明,只有尊重农民的生存和受教育自然权利,满足他们与特定生产力水平相适应的医疗服务均等需求,才能逐步构建城乡一体化的和谐社会。如果大多数农民生活在食不果腹、缺医少药和疾病泛滥的动荡环境中,社会矛盾激化,生活窘迫,生产效率低下,均衡分配更无从谈起。根据社会自然法则,每个农民必须平等地拥有其生存所必需的基本物质和健康的权利,必须拥有道德和法律许可的医疗保险具体需求,必须相互尊重和享有自由快乐的健康生活。在特定生产力水平下,多数人所追求的目标是社会平等的基准,虽然他们享有平等的方式不同,但由于社会结构的复杂性、多元性以及自然条件的特异性,需要有识之士准确把握时势和发展方向,抽象出现阶段农民所追求的共同目标,并制定实切实可行的农村医疗卫生改革与发展规划。

然而,地区发展不平衡导致了全球贫困农业国人民生活艰难、社会动荡以及卫生资源奇缺,这些国家人民的生命与健康安全无法得到保障。埃塞俄比亚是 2006 年全球最贫穷的国家,47％的男性和 31％的女性是文盲;部分地区还流行着 A 型肝炎、戊型肝炎、伤寒、疟疾、狂犬病、流行性脑膜炎和血吸虫病。而尼日尔,经常性干旱往往造成一个个严重的粮食危机阶段;占总人口 63％的人生活在每天 1 美元以下,成人识字率只有 15％;平均寿命 46 岁,不少人死于 A 型肝炎、痢疾、疟疾、流行性脑脊髓膜炎和伤寒。2014 年底,世界银行公布了世界上最穷的 10 个国家,它们人均 GDP 最低的仅 700 美元,并且那里的科技落后,粮食匮乏,教育水平基本为零。在这样的生存环境下还要遭受战争和疾病的威胁,政府大量债务缠身,难以有医疗保障,人民生活状况难以想象。

平等性在不同历史发展阶段赋予不同内容,它由人类自由需求的性质和平均量决定的。随着农民健康认知能力、社会管理与科技水平的提高,农民对平等性要求将会随之提升。一切纷争或矛盾源于人们为维护与追求不同层次的平等性,排斥人类非理性成分,是正义与邪恶的抗争,是缩短地区发展差距的世界性问题。追求平等内容的变迁,让更多的农民共享健康福利的权利,是新农合发展的主要方向,也是社会变革中产生各种社会健康保障理论的源泉。

(2)大系统的差异性与多元化社会衍生

大系统差异性对新农合制度的公平性以及可持续发展带来了不少负面影响,遏制了健康保障体系功能的有效发挥,造成了健康福利的"逆转移"与卫生资源的巨大浪费,严重地妨碍了改革进程以及和谐社会与国家治理体系构建。但是对多元化社会的衍生产生了积极影响。从新农合制度设计与产生背景看,我国健康福利体系差异具有历史的合理性,它在很大程度上适应了时代改革与发展的基本逻辑,适应区域经济发展不平衡状况与人口文化差异的国情,这与多元健康福利体系发展模式及其自身特征相吻合。

由于历史、地理、生命状况和文化差异,农民在大系统中的位置与作用不同,获得医疗服务和健康保障所满足的方式与程度就会存在差异,这显示了人类理性无法控制的自然属性。社会只有通过教育和公平竞争机制,才能设法改变农民自身认定的差距或不足状况。然而大系统差异性正是推动社会进步的原动力。早期经院学者表示,私有财产某种程度上起源于人们必须避免对产物的你争我夺,政府起源于人们必须维持和平与秩序。而对于人为因素造成的健康极端不平等可能短暂妨碍大系统稳定。在自然力量作用下,差异性超出了一定范围就是对平等性的破坏,大系统就会处于不稳定状态,并可能需要借助进步力量寻找新的平衡,衍生更稳定的多元社会结构和医疗保险方式,从而使得新农合的产生。人类只有在尊重客观事实基础上公平竞争,才能减少差异以及非理性成分产生的矛盾与冲突,避免给多数社会成员带来灾难。以公立医院改革为例,社会办医的快速发展,不仅有利于推动农村医疗卫生事业发展,而且有利于优化宏观经济环境和医疗服务的多样化,使得医疗保健服务产业成为保障农民健康的主体,并有效地带动国民经济有序发展,而医疗药品、疫苗、器械、设备等方面的产业也将成为国家战略性新兴产业的重要支柱。

差异性不可能完全消除,它在一定范围内丰富了人们的物质和精神内涵,激发创造力,显示多元化社会互补协作的功能。农民只有在遵守自然法则的基础上通过后天学习以及"公平、公正"的社会竞争减少因自然条件造成的不利差异,最大限度地维护自身利益。

（3）新农合的协调性维系着社会稳定

处于和谐状态的大系统结构与功能对农民健康状况改善以及生存与发展是有利的。国家和社会通过差异性调动农民的积极性和创造力,实现单一个体无法实现的目标。然而多数人只能在某些特定领域发挥社会功能,通过与他人优势互补成就组织价值。同时,随着人类认识水平的提高和科技的进步,社会结构和生产方式将会改变,使具有差异性的农民找到了更好的协作方式,进一步完善了大社会系统协调机制,这是协调性产生的积极效应。文明的进步促进分工不断细化,突出了人的差异性,个体之间的关系日趋密切。而协调性增强个体、家庭、国家和社会以及自然之间相互协作能力和交流水平,提高生产效率,保障社会稳定。经济学发展要求遵循局部与整体、个体与组织、现在与将来的总体平衡,实现最大多数人利益最大化。只有通过协调性,才能使农民与其他国民的差异产生积极效应。经济全球化是大系统协调发展的必然结果,也是我国农村医疗保险走向国际协作的根本。

（4）大系统曲折中谋求社会保障的进步

人类一直在追求安逸、快乐与方便。自由需求激发了农民的求知欲、增强了他们对美的追求、崇尚无私奉献精神以获得他人的尊重,是推动社会发展的内生动力。然而追求自由需求并非一蹴而就,往往需要在曲折中寻求发展,谋求进步。当农民生存的基本权利得不到满足时,一切困惑都有可能产生,并将设法改变这种处境以获得自由。农民各种力量的重组将可能改变社会现状,原有的大系统协调性由于环境改变和农民对权力、拥有和健康等认识能力的普遍提高而被重建,朝着对农民群体有利的方向建立起新的协调体系,而世界观改造是一切社会变革的重中之重,决定着社会保障发展的性质和方向。

医疗卫生改革是我国谋求经济社会协调发展途径之一,而非理性或客观因素的破坏导致多数农民利益受损。一旦条件成熟,就应该适时调整发展目标;否则,将会阻碍人的智慧和创造力的发挥。社会变迁、体制改革以及新制度更新,体现了大系统不同经济发展状态下的客观要求。农村环境变化都会给原有的大系统功能产生不同程度的影响,或改造或更新,但总是在曲折中前进。

7.3.3 在社会目标体系中确立宏观分配政策

建立在社会目标体系上的国家宏观分配政策,将成为国民共享公共资源的重要利器,而成功的政策制定者需要广泛地借用先进的思想文化和科技进步带来的契机。改革开放之初,"科技"这一称谓开始流行,科学哲学也由此兴起,这其中莫不渗透了中国文化的整体思维与实践旨趣。针对现代社会现实与城乡二元结构的存在,经济学发展需要逐步吸收《易经》《道德经》《中庸》等古代经典哲学精华,创造性地发展西方经济学说。只有以资源有限性的经济学假设结合人的物质、欲求和自由三种基本需求,才能为解决我国经济发展与医疗改革过程中面临的卫生资源分配问题成为可能。现代经济新秩序要求创立"人道"与"天道"高度统一的经济学体系,实现"人与自然""人与社会"和谐发展目标。这就要求在不同社会群体中构建明确的目标体系,让所有国民共享医疗保障福利在内的改革成果。

现代经济通过社会协作的具体劳动满足农民基本需求,并从中分化出农民工和专业的农业生产者。然而由于非理性成分或不可抗拒的自然因素导致经济和社会管理者的决策失误或者偏差,造成国家内耗、资源匮乏、环境恶化等一系列的危机。我们必须在自身认识范围内借助自然力量,从事生产、分配和消费,最大限度地满足不同群体不同层次的需求,营造公平公正的社会环境,这是人的自由需求所追求的共同目标。随着人口增加,依靠科技创造财富,并通过理性的经济决策控制经济活动,已成为历史发展必然。消费和分配理论同样必须遵循城乡公共福利均衡供给的客观要求,克服人性自私自利的弱点,调节经济利益整体平衡,保持个人与集体需求一致,城乡居民享有的权利与义务统一,实现农民医疗保健"公平"与"效率"的经济社会事业发展目标。以企业为主体的现代经济组织,与非生产性组织和农民个体共同创造了社会财富。在道德、法律、制度和政策等社会法则内各种经济组织通过核心竞争力以及发展战略的科学设计追求利润,并通过选择性生产实现个人、集体和社会的共同利益。一旦这些组织行为偏离其目标,政府作为宏观经济的决策者和控制者,实行必要干预纠正偏差,从而使资源得到有效配置,减少或避免经济活动和社会生活中产生的各种浪费或者低效率。这些问题长期以来使得经济学面临各种挑战。研究认为,唯有知识经济使资源配置超越民族、国家、文化的界线,形成一种"你中有我,我中有你"的共生共赢现象,从而迫切要求建立一种公正而又富有活力的世界经济秩序。

随着教育和科技不断进步,发达国家通过政策引导逐步将传统产业转移到高新技术产业和核心技术竞争上,促进国民医疗、养老、教育等福利水平大幅提高,而分配问题长期困扰着城乡居民的既得利益。政府经常强调通过农民增收获得社会保障的物质条件,而并非以更多的转移支付实现共享。发展农业现代化是 21 世纪发展中国家产业升级重点,以此带动农村健康产业市场的兴起。如何通过增加农民劳动力素质实现经济转型、优化产业结构以及不断完善弱势群体社会保障体系等,成为现代宏观经济学研究的主要内容。

7.3.4　微观经济学的价值理论与健康保障效用

传统的微观经济学理论主要研究的是实物,而现代经济重点则是服务效用,尤其是健康服务业。价值理论认为,效用是价值形成的前提,具有给人带来安逸、快乐和方便的自然属性。人们通过具体劳动改变物质结构形态,赋予产品丰富的效用,并以稀缺性产生价值。农民的医疗卫生服务从开始的基本效益,到服务的全面质量要求,实际上是一种从稀缺到丰富和改善过程。稀缺性是产品社会属性,本质上是时空产生的信息不对称性,其大小由单位产品市场需求情况决定,并通过交换实现价值。

微观经济学从物质生产开始,起源于人类的自由需求。自由需求以具体的产品形态得以满足,在市场交换过程中推动科技进步和生产力发展,最终促使产品效用从物质层面逐步向精神层面转移。随着财富积累和市场扩大,交换和社会分工进一步得到了发展。由于稀缺性的存在,产品价值才可能通过货币媒介执行交换。而市场交换的一切物品均是土地的产物,其具有的特定效用是人类劳动选择的结果;人类需求无限性和资源的有限性促使人们在特定生产条件下对劳动对象进行选择生产,也使衡量物品稀缺性大小并进行比较以及生产要素的效用与由此产生负效用进行比较成为可能,而价值只有通过交换缓解物品稀缺性。多数情形下,交换受到时空不对称性限制,交换成本转化为消费者的方便并使人从中获益,商业活动从时空限制产生的稀缺性中获取正当的利润。任何物品价值大小由稀缺性衡量,只能以效用这种自然属性为媒介体现其对社会作用或重要性。经济活动设法使一种或若干种稀缺性转化为另一种或若干种更大稀缺性的过程,也就是价值转化过程。而自然资源则成为价值转化的物质载体,也是经济学研究如何提高自然资源利用率的重要课题。当前我国农民最大的需求就是通过健康改善,实现品质生活,而健康问题不仅仅与资源紧缺、效率下降以及收入不足有关,而且与环境恶化造成的生命质量下降,严重的疾病发病率还使农民的平均寿命普遍降低。

物品效用转化具有多元性。首先确定物品效用是否健康,或者对社会和个人都有利的;然后在比较优势基础上进行选择生产。任何物品都是其效用的"载体"或生产要素负效用的表现,财富是效用的外在形式;消费就是对各种"载体"的损耗以便从中获得"方便、舒适、快乐"。在医疗服务市场交换中,健康获得效用是实现医疗服务或新农合对农民健康价值创造的手段,增大医疗服务产品稀缺性为医疗机构等带来利润的同时还需要考察农村健康服务市场规模,供需平衡是利益最大化的最佳状态。大多数情况下,健康产品效用的增加是通过先进科技和工艺来实现;保健产品或服务稀缺性的减少都会带来农民健康福利增加。当然,有效的管理对健康物品的生产、交换及分配也起到重要作用,它通过提高生产率使健康服务提供者和农民共同受益。克服公共管理稀缺性所产生的成本通过税收和财政手段得到补偿。国家是克服自由经济体制下产生的各种弊端,以谋求公共福利为己任;并通过制定产业、税收、货币和财政的等政策控制经济运行,防止自由经济对社会造成可能的破坏,维护大系统整体利益,提高经济效益。然而一切管理活动都会产生劳动负效用;社会应该鼓励用道德规范经济行为,避免用法律等手段所产生的巨大成本。

随着科技的进步、生产力的发展和人类认识水平的提高,产品效用将不断丰富,产品稀缺性向着更高层次转变。当前有形物质和管理给个体需求带来满足的同时,人们正在向着更高层次的精神追求,那就是产品和服务给人提供"美"的享受;自由需求促使人们对产品的效用不断地进行改造,增加附加值,使产品提升到更多领域更高层次的快乐与幸福。

7.3.5　新农合的经济学性质与意义

(1)健康服务的所有权界定

每个人天生就应该拥有一份属于自己的财产或生产要素,以便维持生计,劳动力要素就是神圣的所有权之一。而当前维持农民劳动力生产或者再生产的基本健康保障是新农合制度。健康的农业劳动力作用于土地是国民经济的基本要素和劳动对象的有机结合,也是一切农业产业发展的源泉。由于土地的性质和位置不同使其产生不同的用途与价值,并通过医疗服务体系和更多的健康路径,改善农民生活品质。根据社会在各自发展阶段的特征,土地所有人农民以不同方式从事生产、合作和交易,并从中获取财富。早期分工使得土地从传统产业中分化出来为少数人所占有,使得社会分配极其不公。当土地财富有了剩余时,分工将不断细化,出现了不同形态的产业集群,直到产生各种现代新型产业。产业发展促进了交换的频繁,资本逐步从产业中分化出来成为三大重要的生产要素之一。

健康生产要素的所有权界定成为经济活动的基础和前提,并决定不同社会形态和生产方式。由于个体先天差异、后天教育、环境和机遇等不均等,在获取需求时势必会存在各种差异,形成了不同的利益主体。经济学的科学范式具有共同性,但其科学文化范式却有明显的地域特征,它在很大程度上具有社会结构与自然辩证的意义。根据各利益主体的协作契约,它们共同制定所有权形式、生产方式和分配制度等经济规范。这种所有权交易或者转让成为经济活动重要组成部分,市场的本质是不同形式所有权之间交易,交易效用剩余使经营效率发生变化。现代企业的股份转让、证券交易、企业重组、劳动合同以及经济政策等无不凸显这种变化。这种所有权交易是收入的来源,收入的大小由生产要素在整个交易过程中的稀缺性决定,在不同社会条件下需要不同体制和法律加以保护,也可以以契约形式传给子孙或馈送他人。社会文明的进步,要求生产要素由社会成员共同占有,制定均衡的所有权分配制度以激励劳动者积极性和创造力,更好地适应财富增长。同时,要求国家通过规范和监督手段阻止超出道德范围的各种形式的非法交易。健康的交易也是健康的损耗与获得的过程中,主要体现在健康的生产与累积、劳动的付出和对生活的享受。

(2)健康生产方式

当确定了健康生产要素所有权之后,人们就能相互协作生产某一特定的产品或者提供相应的服务,并获得相应的回报。劳动与土地的结合是人类原始的生产形式,这种形式已经衍生为复杂多样的现代产业体系。同样,医疗服务等各种健康产业的发展,激起了农民的健康需求,并形成现代健康服务业产业体系。农民对健康的需求从开始的不自觉,逐步过渡到有意识的寻求。

多样化的健康生产要素所有者为了实现他们的共同利益,以不同方式联合成社会化大生产,医疗服务产业与预防保健产业的结合成为当今最大的产业联盟之一。当生产力水平处于低价阶段时,土地和资本稀缺性较大,劳动力相对丰富,决定劳动力效率的健康时常被忽略,初级劳动者获得较少收益。随着市场经济的繁荣,货币资本及其衍生资本,尤其是科技生产要素,现代社会经济中逐步占据重要地位。货币为频繁贸易带来了极大方便,并从其他产业中获得丰厚利润。货币利率上升,银行或货币持有人将可能获得更多利息,遏制产业增长,最终使金融市场的供需达到平衡;反之亦然,金融产业成为现代经济活动重要调节器。当科技进步给产业带来更大利润时,科技型劳动力稀缺性提高,管理者和科技人员的健康需求随着收入的增加将显著增加。事实上,自然科学等已证明:潜在的自然资源是无限的。所以,自然资源"稀缺"实际上反映了人类没有充分利用自然资源的技术水平以及缺乏节制欲望的能力。假定一既定企业(或者产业,或者全部行业)的供给可以用如下数学模型表示:

$$Z_r = F_r(N_r) \tag{7.20}$$

其中,Z_r 是导致就业量水平为 N_r 的预期价值或收益。因此,就业量与产量之间关系是:N_r 就业量可以导致产量 $Q_r = \phi_r(N_r)$,那么,就可以得到货币或实物表示的价格或价值:

$$p = \frac{N_r}{Q_r} = \frac{F_r(N_r)}{\phi_r(N_r)} \tag{7.21}$$

其他生产要素可以用同样的方法求出,其中 Q_r 是相同的,只是各生产要素在特定条件下具有不同的期望值或收益,他们收入不等。同时,由各生产要素共同

形成产品的稀缺性是决定收入的外部条件,通过计算各生产要素价格,从而求出一个平均物价水平:

$$p = \sum_{i=1}^{k} \frac{p_i k}{\sum k_i} \tag{7.22}$$

然而,自 20 世纪初开始,科技的强大要素粘合力以及资源整合功能导致传统工业体系瓦解和新型产业形态兴起。由于现代人的信仰缺失和"世俗化",使他们依靠精神力量实现幸福的欲求越来越弱。不断细化的产业分工带来的经济增长被肤浅地认为是幸福的创作者,而使得不同产业无法遵循"最大数人的幸福原则"。这正是斯密所说劳动分工侵蚀了人们的情感与判断。然而现代经济学并非诉诸良知教育而是被动适应,并极力主张技术进步和需求刺激促进产业发展的政策。

(3)新农合中的健康产业交换和分配规则

无论在健康生产还是在健康消费的过程中,交换是不可缺少的经济活动,新农合中的医疗服务交换给农民带来了方便,其所需的成本与风险一般由各方参与者负担,他们从交换的稀缺性中获取产业利润和商业价值或者健康福利。货币的使用、金融政策的完善以及交通与通信技术改进,极大地方便了贸易活动和健康产业交换,降低健康产品的运输和相关服务成本,促进了健康产业的兴起和新农合福利效益的增长。

经济一体化带动不同国家或地区之间的贸易繁荣,促进了健康产业发展,并降低了农民医疗服务成本。由于产业比较优势的存在,自由贸易对任何国家或地区都十分有利。贸易产生的价值通过不同形式财富交换转化为商业利润,给生产者与消费者得到方便,并使双方最大限度地减少直接交易成本,获得更大满足。可是少数国家或地区为保护局部产业短期利益,经常设置贸易壁垒,引发贸易争端,使健康产业市场的公平交易受阻。由于私欲普遍存在,只有通过发展科技扩大农村健康产业市场信息的透明度,才能减少或者消除贸易摩擦,提高交易效率,让更多的农民受益。人类感性因素违背经济运行规律现象时有发生,最新的时间生物学认为,生物节律是一切活着生物的固有属性;在不同时间范围内,在有机体的每一个水平上协调着所有生命进程和功能。为规范市场、降低人类非理性因素对公平交易这一自然法则的破坏,政府应该利用道德逐步取代大部分依靠法律约束的经济契约,减少交易成本。同时,以所有权形式进行财富分配,激励人们通过改造各自拥有的生产要素增加所有权效用和稀缺性以及投资于改良或扩大原始资本,获取更多财富。国家通过税收强制性地要求生产要素所有者偿还公共服务的效益外流,补偿社会公共管理成本损失的同时控制产业投资规模,促进健康损耗在正常范围内变动。财政开支占 GDP

一定百分比主要用于公共管理、国民教育、社会保障、国防和基础设施建设,作为弥补自由经济缺陷的重要手段。这从客观上要求新农合运行需要遵循健康产业发展的社会规律。

在健康福利分配方面,很多农民普遍需要通过再分配作为补充形式;在社会道德准则上,国家有必要通过各种基金和保险制度保障弱势群体安全,鼓励人们参与社会公益事业和人道主义援助,最大限度地减轻由于不可预测的风险给农民带来的疾病灾难,尤其是健康安全问题。任丑(2014)通过对健康、疾病与伦理关系的研究,认为某些正面价值不一定是健康的,甚至是有害健康的。而著名的规范主义者马丁认为,道德性和精神健康虽然并非完全重叠,但仍有相当大的共同部分。健康的概念可以帮助我们做出道德选择,疾病概念可以帮助我们判断如何避免恶的行为,并在一定程度上促进经济学对公平问题所做的贡献。

(4)医疗服务的公平、效率以及组织的作用

人的先天素质、精神状况、能力与机会不等,为了满足每个人生存的权利,国家必须通过强制手段保障多数人享有健康和受教育权利,创造平等的就业机会,尊重个体人格与尊严,避免社会成员之间冲突,增加不同社会群体的健康福利,提高社会组织创造财富的效率。

在自由经济中,公平与效率问题不能完全解决,私欲导致的社会不平等现象普遍存在;只有通过组织的力量,利用道德和法律的手段促使人们按照社会自然规则求得公平。但由于人类理性的缺陷和惰性的原因,经济活动必须以组织形式进行生产、分配与消费,保持社会和谐有序发展。而现代社会经济细胞是企业,组织结构、制度和发展目标,是企业三大基本元素和灵魂,只有对它们进行科学的组合,合理配置资源,才能充分调动各方积极性,减少经济活动中的资源浪费和组织内耗,最大限度地发挥人的智慧与创造力,使生产要素运用最大化消费合理化。关于消费者行为理论,研究消费者在给定收入约束条件下追求效用最大化的过程时,进一步引入庇谷的思想进行研究:如果没有特别的制度设计,人们在哪些领域的消费将使消费行为的社会边际成本远远大于个人边际成本,从而导致自然环境恶化、资源短缺、能源紧张以及人文环境恶化。因此,经济社会管理是提高组织效率的重要方法,又是调节社会分配平衡的手段,避免弱势群体因生存受到威胁导致的健康状况恶化。

医疗服务体系及其相关健康组织的结构变迁是社会生产力发展的必然。随着科技进步,科技转化成为现代经济的主要增长点。组织效应对组织的效益增长起到举足轻重作用,现代企业制度在创造社会财富中的有效性得到了广泛的认可。在经济全球化的今天,各国各地区思想文化冲突引发了严重的社会公共健康危机,妨碍经济有序发展,其根源在于组织结构分化,不能适应环境变

化,这就需要新的理论指导组织更新,增强活力。所有经济活动中所使用的发明和创造都必须在正确的决策和严密的管理下才能产生正向效益,最终服务于人类。有利于人类健康和生活福祉的组织效益已经成为产业创新的重要来源和组成部分,因此,提高组织活力和激发创新精神是现代企业重要的研究课题。

随着科技进步和现代社会变革来临,经济学必将孕育一场新的革命。因为在每一种时代背景下成长起来的经济学说都只能解释该时代特有的经济现象。严格来说,一种经济学能否成为正统经济学或主流经济学,主要取决于该时代经济生活的需要。当工业文明的曙光渐渐消退时,人们也许才能真正意识到生态文明的重要性以及自然资源限制人口健康与经济发展的紧迫性。换言之,人们只有解决生存的问题,不断提高科技水平和认识能力,逐步解决农民医疗保险与健康问题,才能把人类健康、经济发展与环境的问题摆到日程上来,重新构思包括经济学在内的各门科学。

受生产、分配、交换和人的动机、关系、习惯、制度与环境约束的。要处理好这些关系,需要建立一个比较科学合理的经济结构、社会结构和自然结构,实现财富有效消费,必须具体分析、平衡、满足各种利益主体之间的关系,综合考虑当前与长远、局部与整体、贫穷与富裕、经济与社会、环境等方面的要求。在道德危机、环境和能源问题等日益严重的 21 世纪,人类一定会逐步意识到两个迫切需要解决的问题:一是尽力修复工业革命以来经济活动对大自然破坏,探索人与大自然永久和谐的制度与技术,为农村社会事业发展创造良好的自然环境;二是通过教育改造人类物质欲望膨胀的精神世界,探索人的内心和谐、人与人和谐的思想和人文制度,让农民养成良好生活习惯。总之,健康保障已成为当今可我国农村可持续发展的重大问题。从当前社会经济发展现实看,经济学对这两个主题响应非常不够,人类有待于进一步开发大系统运行与自然均衡的辩证关系,探索公平与效率的社会发展经济学,为新农合制度的发展与完善提供理论支持。

7.4 政府在新农合中的引导作用

针对我国农村社会经济发展现状,政府需要在了解农民健康需求、农村文化习俗和生活方式基础上,制订不同的农村区域健康发展计划,并进行必要的健康宣传和政策支持。同时,政府应该通过相应的财政投入建设三级农村预防保健网络,利用基层电视广播、图书室、医疗服务站、文化和科普培训班等乡村或社区资源开发多种有效宣传平台,引导农民获得相关保健知识,使他们意识到健康重要性并养成良好的生活习惯,从而使他们积极地关注新农合医疗保险和其他商业医疗保险,并选择适合自身生命特征的健康保障方式。

当前新农合制度本身导致一些农民不参加、资金管理不规范、筹资费用控制机制缺陷、贫困农民健康保障问题、缺乏长效稳定的筹资机制等问题。对于这些问题,应该基于新农合运行状况和绩效分析基础上,明确政府定位。并借鉴国内外农村先进的医疗保障制度发展经验,不断提高新农合认可度、推进医疗卫生服务体系建设、完善管理运营体制、加强立法保障以及建立新农合信息网络系统。

7.4.1　突破新农合可持续发展瓶颈

新农合是我国城乡医疗福利保障体系差异的必然结果。城乡居民医疗福利差异使得健康保障发展缺乏科学的总体规划,并导致相关制度缺失与发展不均衡的情况,通常表现为不同区域人口的总体健康不平等。一些领域公共卫生项目建设状况参差不齐等问题,如城乡医疗保险巨大差别以及部分社会群体享有很高的医疗保障,但农民社会保障总体水平仍然很低。在不少地区农村,还存在错保、漏保和停保现象,还有福利过高和重复保障等一系列问题。在社会救助方面,一些地方缺乏系统的制度安排,许多社会救助功能只是简单地叠加于低层次医疗保障救助体系中,并出现普遍重复保障现象。与此同时,农民由于医疗保障福利体系不完善,低效率的健康福利供给体系在农村普遍存在。这些情况不利于我国农村健康保障制度发展,并加大了新农合的管理难度,增加新农合的管理与医疗成本,降低新农合保障效益。

受传统观念的影响,农民的参合意识和健康风险意识较弱,互助共济的观念淡薄,尤其是农村合作医疗在历史上的曲折发展导致农民在新农合实施过程中心存忧虑,并增加了新农合筹资难度。就一项"未参加"或"退出"新农合原因的调查显示,认为"家里很少人生病"占据第一位;"相对于高额医药费,报销比例小"以及"报销手续复杂,太浪费时间"分别居二位和三位。这在很大程度上反映了,各级政府宣传管理不力直接影响了农民对新农合的科学认识。政府应该在新农合运行中突破瓶颈,发挥主导作用。然而,由于宣传不到位导致农民对新农合认识存在偏差。调查中有 78% 受访农民关注过有关新农合的改革宣传情况,而只有 15.8% 的农民认为宣传效果很好,起到了很好的普及作用;73.2% 农民认为效果较好,另有 11.0% 的农民表示宣传根本没起到作用。这主要原因是:(1)很多农民对新农合的期望值太高,认为交了保险金,政府就会包治一切疾病;(2)对报销范围和类型不太了解,使得他们在报销时,看到那么多药费不能报销,一些农民就有被欺骗上当的感觉,从而影响新农合的可持续发展和农民参合积极性。

另一方面,从农村合作医疗多年实践来看,建立和保持合作医疗广泛覆盖的关键是,必须由政府主导的强有力资金支持。虽然每年中央财政配套资金有足够的保障,但一些地方政府补助资金不到位问题很多程度上导致新农合运行困难,极大降低了医疗保障水平。各地通过建立健全稳定的配套资金保障体制,将各级政府配套补助资金固定下来,有利于为新农合提供坚实的财政支持。比较国内外实践经验表明,政策机制不完善必将制约新农合效用的发挥,其中最核心的问题是如何通过政策、法律和制度体系不断健全筹资机制。新农合作为当前一种先进的医疗互助共济制度,激发农民投入已成为农民医疗保险基金的重要来源。与此同时,必须加强集体、中央和地方各级政府的财政扶持。当前,我国政府对新农合的资金投入仅占 GDP 的 0.15% 左右,并且不能确保足额到位,发达国家这一比例大约高达 6%。政府行为的负面影响将会造成农民参保积极性下降,而这一趋势必将严重阻碍新农合筹资机制的可持续发展,进而造成补偿机制不完善引发的恶性循环。这就是长期以来农民最担心的医疗费报销困难等问题的根源,农民患者异地就诊难也对他们有较大影响。参保农民有病首先全额垫付医疗费,就医结束后必须往返定点医院与新农合主管部门之间多次,经常几个月才能拿到报销的医药费。虽然近年来开始使用信息技术于保险基金管理中,报销效率有所提高,但是人为因素造成的负面影响仍然普遍存在。调查发现,农民对于新农合报销程序满意的仅占 25.8%,而"不太满意"和"很不满意"的竟达 74.2%。新农合运行程序的复杂性和烦琐性极大地影响了农民参合积极性。同时,职能部门人为因素产生的负面影响主要源自于监管机制存在缺失和办事人员的官僚主义。一方面,政府对定点医疗机构缺乏严格行为规范和控制,导致医疗费不合理增长。在当前医患之间存在严重的信息不对称情形下,相当一部分医生为了自身利益,给农民患者诊疗时并不考虑最佳的治疗方案。一些医疗机构对新农合制度意义认识不足,医务人员服务意识淡泊,业务不规范,出于情感原因,违规减免和超范围补偿现象也普遍存在。另一方面,有关部门或机构缺乏对新农合基金的有效管理与监督。按国家相关规定,新农合的基金监管应该独立运行。但实际上很多地区的新农合经办机构既管钱又管账。基金监管力度不够造成资金外流占用、套取基金等现象突出。这种现象为逆向选择和医疗道德风险形成打开了方便之门。当前新农合运行受到信息不对称的影响,不可避免地存在逆向选择和道德风险问题。由于交易各方之间信息不对称,导致高风险低收入弱势群体易倾向于转嫁风险而愿意参合;反之,有一定收入的低风险健康人群等则不愿意参合,甚至退合。由于医疗服务具有高度的专业性和科学性,而农民医学知识整体上相对匮乏,严重的信息不对称现象不可避免。另外,非主观因素造成的新农合医疗服务质量低下是医务人员业务水平欠缺。乡村医生待遇较低使合格医生难以流向农村,这在很大程度上影响了乡村医疗服务队伍的总体素质。而乡村医生是县、乡、村三级卫生服务网络中最贴近农民的卫生组织成员,承担着农民的医疗、康复、预防保健、健康教育、计生指导等重任，对农民健康安全发挥着极其重要的作用。

7.4.2 新农合可持续发展的路径选择

（1）加强政府的主导作用

政府通过强化宣传引导与组织管理将新农合作为一项社会系统工程进行全面的政策与制度构建，以保证新农合的有效实施。首先，要求立足各地农村实际，采取科学有效的宣传方式。目前，农民不仅对医疗保险缺乏必要的认识和了解，也缺乏必要的自我保健意识。各级职能部门需要积极帮助农民了解和接受政策，引导他们转变短期收益观念和传统消费理念，强化保险和健康福利意识以及增强互助共济的社会责任感，在自愿原则下最大化地提高农民参合积极性与自觉性。实现农民健康改善的目标，政府还需要进一步完善和强化相应管理。从农村实际情况和农民医疗保健需求出发，以最便捷的形式、最缓和的态度履行公共卫生管理职能，建立公平公正的社会保障体系。在加大对困难群体医疗救助的基础上，政府必须防范逆向转移支付与逆向选择的困扰，切实承担起保护和增进人民健康的责任，运用必要的立法程序，确保对卫生事业的投入，适应经济发展和人民需求水平，并充分考虑这种投入的合理分配（王曲和刘民权，2010）。在保障农村社会经济发展的同时，不断拓宽有效的筹资渠道，建立稳定高效的筹资机制。通过规划有序推进的发展战略，提高农民对新农合的认识，调动农民参合积极性，并建立稳定增长的政府投入机制。按照各地政府的财政收入水平，使新农合投入制度化与合理化。此外，还要积极探索筹资渠道，鼓励社会团体、企业、个人等捐资支持新农合建设，在集体经济发展较好的地区，提倡由集体代交参合资金（武玲，2008）。

（2）循序渐进提高保障水平

根据我国农村经济社会发展实际，新农合补偿制度应该坚持以收定支的平衡和保障适度原则，科学合理地确定统一的补偿标准和最高限额。在发展经济基础上，逐步降低起付标准，提高补偿比例和补偿最高限额，循序渐进提高保障水平，确保农民共享改革发展成果。同时，需要简化补偿手续，确保农民报销补偿方便快捷。尤其是，要重点解决流动性较大的农民工就医报销问题，大力推行与完善农民工异地就医报销制度，实现外出农民工就地参合，就地就诊，就地报销。使参合农民工可凭新农合参保证明在外地建定点医疗机构享受直接减免，必要时对报销项目和比例进行相应的调整，这样既可保证新农合持续有效运行，又使农民能够享受到最基本医疗服务。在保证农民享有便捷医保的同时，各级医疗卫生职能部门应加强对医疗机构的监管，确保医疗行为的合理规范与医疗基金的平稳运行。这就要求一方面，要不时地加强对医疗服务机构的监督与监管，定期对定点医疗机构实行督查指导，以保障新型农村合作制度健康有序发展。既要加强控制医药费用，又要严格把医疗费用的上涨幅度和医疗服务的质量以及新农合制度执行情况等纳入对定点医疗机构的考核范围，并将医务人员考核结果与定点资格和费用拨付挂钩。要进一步规范医疗服务行为，建立定点医疗机构药品及医用耗材的集中采购、集中配送制度，严格控制医药费用过高，坚决杜绝开大处方、不合理用药、不合理检查、诱导治疗行为，切实维护参合农民的合法权益；另一方面，对新农合资金，需要坚持科学管理，实行民主监督。在具体的运行过程中，增加民众参与度，资金管理更加透明。认真落实基金透支风险预警通报机制，加强对基金管理和使用情况的监测评价。合理地控制新农合基金。做到以收定支，量入为出，略有结余。同时，应加速新农合信息网络建设，从源头上防止套取新农合补助资金违纪事件的发生，确保专款专用。在执行新农合制度的每一个环节上都要体现以人为本的理念，提高医疗服务质量和水平，深入贯彻服务广大农民，加强对广大医生，尤其是乡村医生的业务培训，通过脱产培训、学历培训、岗位培训、全科医生培训等方式，从整体上提高基层医务人员的业务素质，提高他们服务广大农民的能力和水平(吴凤娟，2003)。

7.5 新农合考察指标研究

新农合是我国农村卫生改革和发展的一项重大制度创新，成为农民基本医疗的主要保障形式，将有效地促进了农村经济社会发展。为了调查分析新农合开展情况，发现和解决当前所面临的各种问题，促进新农合可持续发展发展，政府、医疗服务部门以及研究机构等必须建立科学的农民健康考核指标体系。

根据近年的调查统计数据、专家咨询和相关文献研究，我们通过合适维度的选择，建立了由5个一级指标组成的新农合绩效考察与评价指标体系(见表7-2)，并结合当前新农合政策目标与工作重点，从其筹资、覆盖率、基金管理、医疗服务可及性、医药费控制五个维度选取二级指标。指标体系评价力求准确地体现新农合运行效益情况以及评价对象属性，并能够对相关利益主体起到一定的导向作用。最近几年，各地已逐步开展新农合效益的相关评价，涉及新农合定点医疗服务机构的绩效考核指标也正在研究，以期建立评价新农合不同管理模式下的效益指标体系，为政府决策提供依据。在对健康主要影响因素考察的基础上，我国主要采用德尔菲法、生命周期理论以及多维度效用理论，构建了一套由5个一级指标和13个二级指标组成的指标体系来评价不同地区新农合管理效益。一级指标从理赔效率、新农合基金管理是否规范、新农合信息是否公开、对定点医疗机构的监管以及新农合效益五方面做了比较全面的考核，并对这五个方面的主要影响因素进行筛选,最终确定每项一级指标的二级标量。

表 7-2　新农合综合考量效果指标体系

1. 理赔效率	1[a] 在定点医疗机构住院,费用能否 在医院直接报销 1[b] 异地就医人员理赔材料处理时限
2. 新农合基金管理是否规范	2[a] 是否设立了专用账户 2[b] 对基金收支、管理和投资运营情况是否有外部审计监督
3. 新农合信息是否公开	3[a] 报销方案是否提供给参保人员 3[b] 理赔信息是否公开给参保人 3[c] 基金审计信息是否向社会公开
4. 对定点医疗机构的监管	4[a] 是否建立参保人员次均住院医疗费用中药品比例指标控制 4[b] 是否建立了定点医疗机构次均住院天数指标控制 4[c] 是否建立了对医疗机构的奖励和处罚机制
5. 新农合效益	5[a] 是否存在医疗卫生资源浪费 5[b] 是否加强了医疗服务可及性 5[c] 是否有效改善了农民健康状况

　　随着科技发展带来监管水平的提高,新农合指标衡量体系将逐步得到完善。根据农民医疗保险的现状及存在的问题,研究认为对医疗服务机构的监管成为新农合制度有序发展的关键,严格而规范的医疗服务直接关系到新农合制度的成败与效益。目前新农合定点医疗机构的监管尚处于起步阶段,由于缺乏统一的绩效衡量与评估标准,各地考评重点和指标分类差异很大,无法对不同地区的新农合医疗服务情况做比较评价、监管和完善。因此,建立一套科学合理的综合评价指标体系,对新农合运行情况进行全面评价显得尤为重要。

　　科学、合理、有序、全面地选择专家进行 Delphi 实验,确立由投入指标、医疗服务指标、服务效益指标构成的一级评价指标及其由此产生的二级和三级指标组成的复杂而庞大的指标体系(见表 7-3)。根据头脑风暴法和文献检索初拟的各级指标形成第一轮咨询调查表,分别在社会保障、行政管理、临床医学、公共卫生和卫生管理等专业领域遴选专家。并要求这些专家在本领域工作的时间均在 10 年以上,部分专家在本领域工作年限更长,并且要求中高级职称占一定比例;部分从事卫生行政管理工作的专家分别来自于市、县级的基层卫生行政管理机构,且有丰富的实践和管理经验;其他专家要求分别在医学院校、社会保障部门、医疗机构等部门工作。专家工作经历与本研究相关,具有较好的代表性。建立科学合理的医疗服务机构评价指标体系,不时开展对定点医疗服务机构评价考核,有利于不断弥补新农合发展过程中存在的不足与漏洞,有利于加强医疗卫生服务机构的自身服务能力建设,有利于严格控制疾病的检查、诊断、合理、用药等环节的医疗成本。另外,针对严重的医疗服务腐败和逆选择问题,政府主导对定点医疗机构进行评价并向社会公布评价结果,有利于提高医疗服务质量,有利于参合农民及时了解新农合定点医疗机构的服务提供情况,引导参合农民到声誉良好、技术水平和服务质量高的定点医疗机构就医。从而客观上促进新农合定点医疗机构之间相互竞争,促使其不断提高医疗服务效益,促进新农合制度的可持续发展。

表7-3　新农合定点医疗机构评价指标体系

财物投入指标	政府支持	各级政府财政补助
		上级拨款
	人员配备	卫生技术人员人数
		执业资格的人员构成
医疗服务指标	管理监督	是否开展新农合宣传与指导
		相关人员熟悉新农合政策和操作规程
	医疗服务	医疗收入增长率
		药品收入占医疗收入比例
		每床平均年住院天数
		次均住院费用
		实际开放床位总日数
		门诊患者人均医疗费用
		住院患者人均医疗费用
		参合农民年门诊人次比例
		参合农民年门诊费用
		参合农民年住院费用
		门诊补偿人次
		住院补偿人次
		新农合住院病人次均住院费
		非新农合住院病人次均住院费
	规章制度	建立健全新农合管理制度,有规范诊疗服务行为、控制医疗费用不合理增长等新农合相关规章制度
		新农合服务"六条禁令"上墙
		有无目录外用药签字制度
		有无药品价格公示制度

	工作效率	次均住院费用增长率
		入出院诊断符合率
	受益程度	新农合住院病人目录外用药占药品收入比例
		药品费用占住院费用比例
		参合者住院实际补偿比例
服务效益指标		参保农民医疗费用结算率
	满意度	就医环境满意率
		参合农民对定点医疗机构服务质量满意度
		参合农民对补偿程序满意度
		参合农民对补偿效率满意度
		参合农民对定点医疗机构满意度
	卫生服务利用	病床使用率
		医师人均每日担负住院床位天数

表 7-3 表明,在新农合指标体系构建与完善中,首先以医疗卫生改革目标为导向,逐级分解目标层次,确定一级指标;然后分别对其进行分解,确定二级指标;最终将目标转换为衡量新农合总体效益的终极指标。这里,指标的选择、筛选和评价主要是在我国卫生统计指标体系(2007)与《国家卫生统计调查制度(2010)》新农合相关调查内容基础上,参照各地卫生部门指标建议和学术界常用指标,形成新的新农合指标体系。东部地区可在规范管理的基础上加快推进速度,有条件的农村地区可探索多种形式的医疗保障办法。在新农合实施过程中,除了政府财政补助与拨款之外,定点医疗服务机构的行为规范对效益增长起到至关重要的作用,并直接影响到农民参合积极性和新农合的医疗服务可及性。目前我国主要采取由新农合经办机构与定点医疗服务提供方签订服务合同方式规范其服务行为,并对它们进行综合考核和动态管理。因此,如何判断定点医疗机构是否能切实履行协议的内容,能否为农民提供优质、高效服务,客观上要求管理机构对其进行综合指标评价。

7.6　农村社会救助与道德思考

社会救助是一项具有中国特色的社会保障制度之一。我国农村社会救助虽然已经取得了一定成效,为新农合效益增长发挥了显著的推动作用,但是也存在着保障不完善、制度缺失以及救助项目落实不力等问题。建立健全与现阶段经济社会文化发展水平相适应的社会救助制度,促进新农合制度可持续发展,可以有效保障农民基本的生存权利和人格尊严,防止因生存窘境对社会道德和心理底线的冲击。这对城乡居民共享改革成果,实现社会公平、维护社会稳定和构建社会主义和谐社会具有重要意义。

但是,农村社会救助在实际运行中,由于种种原因出现的各种道德风险现象导致负面的影响,无法起到正能量的激励作用,成为长期困扰我国农村社会救助制度健康运行的主要障碍和瓶颈。根据《中华人民共和国宪法》第 45 条规定,中华人民共和国公民在年老、疾病或者丧失劳动能力的情况下,有从国家和社会获得物质帮助的权利。可是,从农村医疗救助实际情况来看,一些农村社会救助需求对象存在着严重的被称为"救助依赖"的道德风险。这些人企图将改善当下窘迫生活现状的希望,过度依赖于社会救助资源,逐渐放弃依靠自身努力摆脱困境的愿望,滋生懒惰和不劳而获的心态。被救助对象农民道德水准下降,有可能在社会成员之间产生新的不平等,并使得农村社会救助制度出现异化现象。在这种不良道德腐化启迪下,一些直接参与社会救助的组织和个人也逐步滋生了非法占有救助资源的欲望,于是出现机构或者个人腐败。随着目前行政管理体制改革和社会组织体制变迁,委托代理已成为实施社会救助制度的主要模式。个人、社会团体以及政府出资或捐赠的社会救助资源往往通过被委托机构转移到救助对象手中。由于救助信息的披露不及时不透明,委托方缺乏对代理机构进行有效约束和监督,加之部分代理机构也在追求其个体和单位的独立利益,这些因素也滋生了一些代理机构道德风险的动力和空间,他们滥用职权征集和发放社会救助资金,侵吞和挥霍社会救助资源等。在目前农村社会救助运行过程中,政府应该始终承担全面的组织管理和监督的职责。而对这类以履行社会道德为己任的组织机构政府对其信任有加,缺乏严格监管,导致社会救助制度中的政府失灵。一些政府机构只追求经济增长而忽视社会道德建设,消极应付社会救助制度实施过程中存在的问题,导致社会救助制度运行效率低下。有的地方政府或工作人员缺乏对农村社会弱势群体实际情况缺乏了解甚至利用公共权力,偏离社会救助目标,为个人或集体非法谋取私利,造成社会救助资源流失。

实践表明,对社会救助制度运行中出现的道德风险能否有效规避,将直接影响我国社会救助制度的效能。作为社会主义市场经济的价值体现,政府应该设法采用行政干预手段,纠正在市场失灵下发生的资源配置低效率性和不公平分配,以维护社会正义和国民的共同利益。社会救助必须在弘扬中华民族传统美德基础上,重在扶危济困、救急救难,使急需帮助的农民健康得到补充性保障。政府或者社会组织发起并鼓励有条件的社会成员积极参与,既要尽力而为又要量力而行,通过管理监督确保社会救助资源真正用于需要救助的贫困农民。各级政府和社会组织机构要依法履行职责,建立资源共享信息平台,增强业务透明度,对资金和物资使用管理情况及时公开地接受社会监督。有关部门应该不定时地加强核查监管,促进各职能部门的工作相互衔接与配合,加快推进社会救助制度协调与完善,提高社会救助的科学性。对一些不依法履行社会救助职责,以及骗取、挪用、侵占救助款物等违法违规行为,需要严肃查处。

8 多元健康福利效应指标体系及其模型研究

8.1 新农合多元福利指标体系的构建

新农合是我国农村卫生改革与发展的重大制度创新;其建立、实施和不断完善直接关系到农民的健康福祉。可是,医疗保障水平低、服务费用高、监管不到位以及各个运行环节的低效率等问题,长期影响新农合的整体效益增长及其可持续发展。而单一的医疗保障体系也难以减轻疾病带来的严重损失。根据实用性和可操作性原则以及非医疗服务功能,在经济社会发展较快的地区首先构建新农合多元健康福利指标系统,设立各项考核指标评估及其运行绩效,有利于提高卫生资源效益和政府管理绩效。

为了解决农民"看病难、看病贵"以及"因病致贫返贫"这一核心问题,多元健康福利指标应该重点反映农民最现实的利益问题,让农民在新农合体系下的就医需求达到最大限度满足,多元健康福利指标的权重和健康测度的可行性必须体现区域农村经济发展状况与人口特征。而对管理部门和医疗卫生机构的考核、评价、控制、监督成为当前新农合公共事务的主要内容。因此,考察新农合效益六项重要指标——满意度评价、公平性评价、绩效评价、定点医疗机构服务质量评价、预防保健评价以及综合评价,将具有重要的实际意义。

8.1.1 满意度评价

满意度评价,是指农民对新农合制度带来好处或者个人获得利益而得到不同程度心理满足的一种考核。当前主要评价方法主要基于美国顾客满意指数模型(ACSI,American Customer Satisfaction Index)为蓝本,结合新农合特点,设计农民满意度测评模型及其相关指标体系,这种评价方法为地方各级政府工作绩效—满意度水平的考核,提供一个有效而便捷的测评工具。

8.1.2 公平性评价

新农合目标之一就是实现医疗卫生资源的公平分配,减轻农民健康和医疗待遇不平等状况。而补偿机制对缓解农民的新农合福利不平公平起到一定积极作用,尤其是对长期处于高需求、低利用和高负担的低收入农民效果更为显著。可是由于新农合制度存在着很多不完善,并且社会救助制度没有得到同步发展,这种作用显得有限。公平性评价可以根据 GINI 系数和洛伦兹曲线,分析新农合筹资、医疗费用以及偿付对农民收入公平性的影响,得出疾病带来的经济负担是否显著降低农民收入的不公平,并影响到非医疗服务的健康福利获得。政府职能部门或监管部门可以从各地农村是否增设慢性病补偿、降低起付线、启动医疗救助或提供住院贷款、加强医疗服务可及性建设等方面,考察新农合公平性。公平性评价有利于促进大多数农民享有医疗服务的公益性。

8.1.3 绩效评价

社会事业管理绩效就是指特定的组织、群体和个体在一定环境中实施有规划活动所产生的积极效果与贡献。而经济管理领域中的绩效强调投入与产出的对比,农村卫生资源使用同样强调效益比较。随着经济社会的发展以及新公共管理理论的应用,绩效评价可用于农村社会健康事业管理等各个方面。通过比较不同地方的新农合公共卫生资源投入与产出情况做出全面的价值判断。新农合绩效评价主要对参合农民在新农合实施过程中的保障体系筹资规模、个人筹资效率、获得补偿、资金使用效率、基金支付平衡等进行业绩风险与考查,得出新农合健康福利效益。并就政府的公共卫生支持力度、政策的宣传、筹资力度与机制创新、筹资渠道的拓展、补偿机制的、人口受益面以及农村卫生基础设施建设进行评估,评判新农合制度的科学性与合理性。

8.1.4 定点医疗机构服务质量

各地新农合定点医疗机构作为新农合的载体和医疗服务提供者,其医疗服务质量好坏直接影响到新农合制度顺利推进和农民的信任。从医疗技术、服务态度、收费合理性、环境舒适度以及医疗设备的先进性等方面,重点考察农民选择县级医院就诊的原因,并进行加权评分,得出新农合的区域性效益。

8.1.5 预防保健评价

预防保健实施情况好坏直接决定着医疗服务需求总量,并从侧面反映了新农合在保障农民健康福利和减轻卫生资源浪费中的贡献。根据人类生命活动特征、心理与精神变化的特点,以及社会因素对农民健康状况的影响,各级政府应该逐步建立农民的营养保健、运动保健和心理保健等预防保健项目的指标评价机制,同时,对农民预防保健计划及其护理情况进行考察评价。

8.1.6　综合评价

新农合实施过程中,各地普遍通过新农合管理中心、劳动社会保障部门医保中心和委托保健公司承办新农合的兑付补偿业务与相关管理。根据各地新农合运行形式,可以采用 Z 分法、RSR 法、优劣距离法、乘法合成综合指数法等综合评价方法对各地在不同时间内新农合运行绩效进行全面综合评价,并得出"好、中、差"及其总体优劣排序;再在评价结果基础上,对补偿方案和资金使用情况进行分析,并就新农合实施过程中门诊补偿的起付钱、封顶线、补偿比例、医疗服务可及性以及家庭账户与补充标准规定等进行考察,评判各地农村是否选择与当地实际情况相适应的新农合管理模式。最后根据这些评价指标和考察结果得出新农合综合评价指标。

研究表明,上述评价方法组成的评价体系对衡量新农合效益和农民自评健康水平具有统计学意义,改善或者提高评价结果必将显著增加农民多元健康福利。这些指标对不同性别、年龄、收入、受教育程度、家庭规模以及婚姻状况的农民个体将产生不同程度的影响和健康自我感知水平。一般男性的健康满意度比女性差;随着年龄增大,健康自我感知水平下降;家庭人均年收入增加,可能需要得到更多的健康检查和医疗保健服务,而各种疾患能够得到高水平医治,产生较高的满意度。同时,在婚的农民也可能比离异、丧偶和分居者更多地获得预防保健,从而有更好的健康状况。可见享受爱人的关怀和照顾、及时得到治疗和陪护同样是健康的重要保证。但是,通过对不同农民家庭的考察显示,家庭规模越大,对健康评价反而不利。这种情况可能是:虽然某个疾病患者得到了照顾,但也不能排除人口多、家庭负担大以及家庭成员自己相互推诿等诸多原因造成关爱缺失,从而影响了农民健康保障目标的实现。

8.2　多元健康福利体系的成本效益研究

多元健康福利是指利用已经建立起来的健康福利体系,让国民享有更多健康路径选择,获得最佳的健康成本效益。长期以医疗为主的农民健康保障方式向以饮食、体育、娱乐等预防保健和医疗保健两种混合健康保障模式转变将是一种新趋势。经过长期的医疗保健之后,发达国家逐步形成了以体育预防保健和饮食预防保健为主的健康保障措施,以实现有效的国民健康福利增长机制。

1995 年,美国体育医学学院和疾病预防控制中心发表了《关于全国体能活动与公共卫生准则》。美国心脏协会体能训练与心脏康复委员会对这个报告中的很多建议给予肯定和支持。报告的目的是更新并澄清 1995 年发布的健康成年人促进和改进健康所需的活动种类与数量的建议,纠正错误的健康观和不良的生活习惯。这项研究由一个包括医生、流行病学家、运动科学家和公共卫生专家组成的专家小组得到发展。他们从各自不同学科领域对人口健康做了长期综合研究。该小组审核了有关生理和流行病学进步以及临床科学数据,包括自 1995 年建议发表以来的研究文章和评论,验证多元健康福利体系的存在。并通过体能训练对健康促进、各种临时组织的建议和沟通提出最新科学证据。这些证据为多元健康福利体系研究提供了一定的理论依据。该小组在人类促进和维持健康方面的研究认为,年龄在 18~65 周岁的所有健康成年人需要每周至少 5 天每天 30 分钟中等强度的有氧体能活动,或者每周至少 3 天每天 20 分钟高强度的有氧体能活动。满足这些活动量标准,能帮助人们排出沉积在体内的大量废物,使生命活动产生的有害物质处于最少状态,并保证延缓机体功能衰退。如果一个人每周内两天轻快步行 30 分钟,然后另外两天慢跑 20 分钟,将会产生同样的效果。中等强度的有氧活动一般相当于快步走,并且显著加快心率,可累计 30 分钟,相当于最低每次持续 10 分钟或者更长时间的有氧运动,导致呼吸急促,心率大幅增加。此外,每个成年人应该每周至少两次保持或增强肌肉活动量和耐力。体能活动和健康之间的剂量反应关系可以进一步促进个体健康,减少慢性病和残疾风险,或者防止不健康的体重增加。1995 年,疾病控制与预防中心(CDC)和美国大学运动医学会(ACSM)发出公共卫生建议,“每个美国成年人应该累积 30 分钟或更长时间的中等强度的体能活动”。对大多数健康状况较好而工作压力大的人来说,中等强度的体能活动中最好每天坚持,这样可以尽量保持生命活力延长。这个建议的目的是提供一个明确简洁的公共卫生信息,主要是鼓励更多久坐的单一体力劳动的人口参与到体能活动中来。当前生命科学的新学科增加我们对生物学机制的理解,体能活动提供的健康效益和体能活动的情形(类型、强度和数量),与增强人们的健康和生活质量有密切关系。然而良好的健康计划和建议并未得到充分认可,至今体能活动缺乏仍然是一个迫切的公共健康问题。各项运动技术和经济激励措施往往不利于鼓励一些有益于健康的活动,尤其是文化水平较低的农民群体。而科技进步带来的负面影响也日益凸显,日常活动量减少和能量聚积产生了巨大的健康损害,人们逐步意识到久坐或单一的工作方式比体能活动要给付更多的经济成本。当前很多人仍然对那些科学的健康建议尚未接受,甚至曲解它们。人们普遍认为,唯有高强度的活动将会提高健康水平,而更多的人认为光凭日常生活的轻度活动足以促进健康。这些观念为 1995 年广义上的体能活动建议和解释的宣传制造了不同程度的障碍。

根据美国疾病预防控制中心(CDC)行为危险因素监测,美国 1990—2004

年的数据显示,随着时间推移,男性和女性很少汇报休闲时间的体能活动。最近几年,无论男女,休闲时间体能活动比例都有所下降(见图 8-2)。在 2005 年,23.7%的成年人报告没有闲暇时间参与活动。

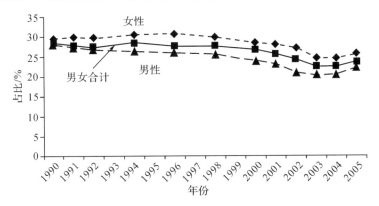

图 8-1　1990—2005 年美国男性和女性休闲时间没有参与体育活动的人数百分比

　　数据来源:美国疾病预防控制中心。

　　然而,仍然有很多美国成年人不参与体育活动。例如,2005 年数据表明,约一半的美国成年人(49.1%)符合 CDC/ACSM 的体能活动建议。男性比女性更可能满足 CDC/ACSM 的体能建议,他们的比例分别为 50.7%和 47.9%。对男女组合,年轻人比老年人更活跃,遵循这些建议的人群发病率在 18～24 岁年龄段为 59.6%,而 65 岁以上年龄段为 39.0%(见图 8-2)。从人种上看,白人非西班牙裔(51.1%)是最有可能满足建议的,其次是"其他"种族或民族群体(46.3%)、西班牙裔(44.0%)和非裔美国人(41.8%)。具有大专以上学历的人是最有可能达到建议的(53.2%),其次是一些大专学历(50.2%)、高中学历(45.9%)的人,最后是低于高中学历的人(37.8%)。

　　在一些前瞻性观察研究中,经常锻炼身体与疾病发病率呈负相关的可能性明显,包括心血管疾病、血栓栓塞性中风、高血压、糖尿病、骨质疏松症、肥胖症、结肠癌、乳腺癌,以及焦虑和抑郁等。随着科学证据不断积累,人们更关注的是体能活动与健康之间关系的性质,而不是试图确定关系的存在。一些体能锻炼对妇女疾病影响的附加证据更加引人注目,其中包括妇女中风和某些癌症等疾病。由于慢性疾病死亡率是在许多条件设计中的几个随机试验下进行,大多数与发病率和体能活动联系在一起的主要因素数据受到限制。不过这种情况不是所有不同数据之间的一些健康关系行为和临床成果,如吸烟和饱和脂肪摄入量与冠心病之间的关系。非理想条件下的随机对照在总人口中的研究表明,控制吸烟或减少饱和脂肪或反式脂肪酸摄入量可显著降低冠心病死亡率,然而居民停止吸烟或减少饱和脂肪的摄入量或者反式脂肪酸是国家职能的主要组成

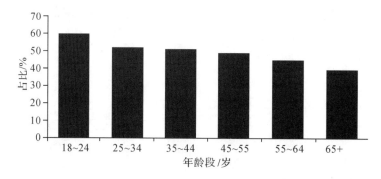

图 8-2　根据年龄段划分美国满足 CDC/ACSM 体育活动建议的普及人口百分比
数据来源：美国 CDC/ACSM。

部分。为健康成年人提供一个更全面和明确的公共卫生建议，CDC/ACSM 2003 年召集专家小组会议，开始审阅和更新原来的关于体力活动和公众健康的建议。由包括医生、流行病学家、运动科学家公共卫生专家组成的小组审查了自最初建议发表以来的科学进步。

美国疾病控制和预防中心以及加拿大卫生署 2000 年共同举办的一次会议上公布了关于体能活动与健康剂量反应方面的证据。这次会议的结论和达成的共识基于文献的系统评价。小组成员也对 2006 年体能活动与健康方面，进行了广泛的文献搜索。第二次 CDC 和加拿大卫生署体能活动消息通研讨会在 2001 年举行，并确定了就增进体能活动建议问题沟通的几个关键战略。

此建议适用于 18～65 岁的健康成年人，并在这个年龄段没有相关体能活动的慢性病情况。目前，预防建议成年人进行有规律的体能活动，以促进和保持健康，降低慢性病和过早死亡的风险。在我国多数农村，各种有体育健身活动没有形成一定的气候，很多健身娱乐基础设施没有得到有效的利用，这种局面不利于农民健康福利的增长。

8.2.1　健康的消费决定理论——消费对健康的影响

与环境对健康造成的负面影响一样，环境改良同样可以形成健康福利机制，新农合的主要目标之一就是通过多元健康福利体系构建，促进农民对健康消费的合理增加。健康具有特殊性质，它既能通过合理消费形成多元健康福利效应并累积健康存量，又能通过人类活动而获得效用，维护、保持和改善健康状况需要适当地投入。Grossman(1972)认为，每个人通过遗传都获得一笔初始健康存量，这种与生俱来的存量随着年龄渐长而折旧，但也能由于健康投资而增加。在这个意义上，诺贝尔经济学奖得主贝克尔(1987)认为，居民既是产品或服务的消费者同时又是健康投资者，健康正是投资的结果。

20世纪90年代末,人们对健康的影响因素、促进机制及实际意义的认识得到了初步统一。世界卫生组织(WHO)把健康定义为"完好的生理心理并具有社会幸福感的状态,而并不仅仅指不虚弱和无病"。健康观念转变为健康的消费决定理论研究开创了广阔的前景。朱玲(2002)基于健康投资与人力资本理论对健康经济学进行研究后认为,教育、职业、住房和生活环境等因素都对健康发生重大的影响。而Phelps等(1978)从健康不利因素的影响角度研究了健康消费决定理论后得出结论,在其他条件相同情况下,健康还取决于个人的行为选择,例如吸烟、饮酒、心理调节和作息习惯。基于此,我们的研究得出了两个理论假设:假设Ⅰ——不良的健康习惯和消费行为将导致农民健康状况改善缓慢,当疾病来临时,医疗消费通常是大部分农民应对或化解健康风险最直接的手段。新农合没有大幅减轻农民医疗支出负担,而且对提高农民健康水平的作用有限,引出了假设Ⅱ——新农合存在健康福利边际效应,但如何衡量消费或投资过程中产生的健康福利大小问题,经济学家出于计算方便往往用无病天数来表示健康,或者用有病时间内发生的直接和间接费用来估算疾病损失。在大多数情况下,健康投资的回报主要借助于疾病损失的减少来间接计算。

随着社会经济快速发展,人们保健意识不断加强,一般性消费在提高居民健康水平中起到了越来越重要的作用,从而将促使医疗消费比例减少,使得一般性消费成为决定居民健康的主导因素。因此,健康投资就是依靠建立直接或间接的消费渠道实现健康价值,主要指人们为获得良好的健康所消费的食品、衣物、住房、健身时间和医疗服务等资源;不同的消费方式和消费量将产生相应的健康福利效应。基于这种假设,我们可以合理地解释这一现象:长期以来,尽管农村健康投入由包括新农合在内的诸多产品、服务和时间组成,尤其是医疗服务投入,一直被视为最重要的健康投资指标,可是农民消费的健康福利效应没有得到有效发挥。

8.2.2　新农合存在健康福利边际效应

鉴于上述假设,我们进行新农合健康福利边际效应的研究,以确保农村卫生资源得到科学合理的分配。在这项研究前,Lei和Li(2009)曾经利用中国健康营养调查(CHNS)数据,发现参合者实际医疗支出并未显著下降;Wagstaff等(2009)发现新农合不但没有降低医疗支出,反而增加了患者报销前开支。为了实现新农合效益的增长,选用超边际理论指导不失为一种有效地解决问题的途径。解决问题的关键是不断完善个人和环境因素决定的健康体系,建立满足多元健康福利效益诉求的新农合促进机制。研究表明,健康对个体影响主要表现为财富效应(Lee & Kim,2008)。而财富增加对健康正相关的明显特征,体现在收入的增加引起生活方式改良、环境条件改善以及医疗服务水平和效率提高上。

同时,新农合的加入在一定条件下可能会由于运行和管理成本增加,抵消了一部分健康福利正效应。健康风险的存在使得医疗保险成为医疗服务市场的重要组成部分,而保险机构通过改变医疗市场的博弈方式,可能造成经济激励扭曲和社会福利损失(梁润和汪浩,2010)。Feldstein(1973)发现,美国家庭购买了过多医疗保险,降低了健康资源配置效率,相应的正福利效应将会削弱。类似的研究认为,医疗保险对社会福利增长可能并无帮助甚至可能降低,造成消费曲线偏离正常的健康需求。在新农合高效运行假设下,农民收入和保险的健康效用直接存在函数关系,可以表示为 $u_A = f(Y_A)$。当新农合制度日趋完善时,医疗保险健康效用增加,健康资源总效益可能下降,用 U_B 表示完善医疗保险制度后的健康效益 $U_B = f(Y_B)$,则 $f(Y_B) > f(Y_A)$,健康福利效益将减少;当消费的健康效用最大时,医疗保险效益为 $U_0 = f(Y_0)$,则满足 $f(Y_A) < f(Y_0) < f(Y_B)$。用 $F(Y_A)$、$F(Y_B)$、$F(Y_0)$ 分别表示新农合制度完善前、后,以及适度完善情况下多元健康福利之和 U_A、U_B、U_0,则 $F(Y_0) > F(Y_B) > F(Y_A)$。在图 8-3 中,横轴代表收入 Y,纵轴代表个人健康总效用;该曲线斜率为正,具有 $F'(Y) > 0$ 的特征,即收入越高,总效用越大;同时还具备 $F''(Y) < 0$ 的特征,表明收入边际健康效用减少。

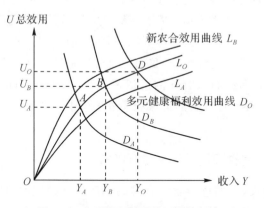

图 8-3　多元健康福利效用决定因素

图 8-3 表示多元健康福利体系下,随着新农合制度的完善,其健康福利效用增加,曲线 L_A、L_0、L_B 逐步变陡(向右上方移动);而健康多元福利曲线随着多元健康福利机制的完善,向外移动,由原来的 D_A 向 D_B,再向 D_0 移动,这时健康总效用在特定的收入水平下,将保持一定的新农合保障水平,而健康多元福利总效用最大。随着多元福利机制形成,新农合的效应将会减少,而多元福利效用增大,且 $U_D > U_L$,则健康福利总效应增大;当 $U_D = U_L$,健康福利总效用最

大。控制医疗费用是一项重点工程,既不能让参合农民就医负担过重,又不能让他们毫无经济压力,既要满足参合农民的基本医疗需求,又要避免他们对新农合基金的过度浪费。针对这种情形,我们提出以下几点建议。

(1)拉大不同级别医疗机构补偿标准

同一病种在不同等级医疗机构制定不同补偿标准,突出差距,发挥引导病人合理分流的作用。同时建立严格的分类和转诊的审批备案制度,因病情需要转诊就医的参合农民,经批准及时转诊,但要严格控制不应转诊的病人转出。鼓励由高到低的转诊机制,以充分利用农村有限的医疗卫生资源,降低医疗成本,控制医疗费用的不合理增长,实现"小病不出乡,大病不出县,疑难重症才上大医院"的运行目标。

(2)完善费用支付方案

不同级别医疗机构的起付线、报销比例、封顶线对引导农民就近就医,合理分流病人,控制医疗费用非常重要。同时,尽量简化新农合的报销流程和手续。因此,必须要设计合理的费用支付方案,引导参合农民合理利用服务,避免造成资源的浪费。其中可以根据各个地区自身的情况,展开科学合理的基线调研,精确测算,合理设置门槛费用和补助比例,调动农民参加新农合的积极性。同时封顶线的确定需要综合考虑当地农民的收入水平、合作医疗基金的风险分担能力、医疗救助情况等因素,需要通过建立各种形式的补充合作医疗对超出封顶线以上的重特大疾病给予保障。

(3)完善就医登记和费用报销的审核制度

为解决逆向选择问题,严格把关参合农民就医登记和费用报销审核程序,并严惩不规范的就医行为。就医登记的审核推行新农合医疗卡与居民身份证合二为一,并采用指纹认定的方法确定是否为参合人员,针对就医人员严格比对,防范不正当就医行为发生。医疗费用报销的审核要具体到提供医疗服务过程中的每个环节,排查不必要的检查、不适当的药品处方、不合理的服务项目和治疗方案。对于违规行为,制定行之有效的惩治措施,通过严厉查处促使参合农民养成良好的就医习惯。

(4)抑制过度需求

为了防止产生新农合运行过程中产生的医疗卫生道德风险,避免参保农民患者追求过度医疗需求,控制医疗费用浪费。各级基层医疗机构应该严格执行新农合医疗基本药品目录和基本诊疗项目目录标准,控制过度用药和诊疗项目。超出基本药物目录和基本诊疗项目目录以外的药品和项目实行自负,为限制患者有意长期住院,卫生管理部门应该采用超过限制住院日的费用自负办法,并根据各病种制定次均住院费用和日均住院费用标准等各种手段引导农民合理利用卫生资源,有效控制医疗费用。

8.3 多元福利体系的健康效应理论与模型分析

人类与环境总是保持一种相对稳定的协调和谐关系,并形成两种相反的健康效应,即负面健康效应与健康福利效应。一旦人们在生活与生产活动中,排出的废物超出环境自净能力,造成生存环境质量下降,就可能引起负面健康效益。而环境的改良则通过一定的健康路径,表现出健康福利效应。然而在大多数农民健康保障体系中,这两种情况往往同时存在,形成了混合多元健康福利体系。

8.3.1 环境的健康影响模型

大多数发展中国家长期受制于落后的非理性的生产方式,环境破坏严重,直接损害人口健康,频繁地发生有害物质在短期内大量进入环境,造成人群产生不良反应或者急慢性中毒。早期的全国性各种流行性疾病、2003 年春季引发的 SARS,2013 年我国首次发现人感染 H7N9 禽流感等都是典型的环境污染引起急性传染病的例证,而环境破坏引起的慢性中毒对人体健康损害更为严重、普遍和隐蔽。除了水污染引起的各种癌症和雾霾等引发呼吸道疾病以外,绝大多数环境污染对健康的影响,通常是污染物及其代谢长期在人体内过量负荷和亚临床的变化,这是一般的临床医学检查方法难以发现的症状和阳性体征。工业化和城市化不合理开发给本来就脆弱的农村卫生环境带来了负面影响,各种重大疾病的发病率不断上升,医疗成本加大,使得新农合保障体系面临着新的挑战。随着污染的加重和接触时间的延长,农村各种慢性病逐渐显露农民健康的损害日益加重。对农民健康远期危害的考察发现:80%～90%的癌症与环境因素有关,其中环境恶化引起的病毒和放射性致病各占 5%,化学因素引起的占90%。一些环境因素还可以影响生物体遗传性质,使遗传性状发生突变,造成因先天性畸形而促使婴儿死亡率上升。而环境改良遏制这种情况并提高国民健康福利的美国,在 20 世纪 90 年代初癌症死亡率出现了拐点,此后逐年下降,这首先归功于控烟等卫生预防措施的推行,其次是癌症的预防和早期发现,然后是生命科学和医疗技术的进步等因素。45 年前环境糟糕的美国以及包括我国在内的许多发展中国家现在所面临的污染问题,可谓有过之而无不及,其中空气污染更是焦点问题所在。我国近年的雾霾对居民健康造成的影响成为政府与公众共同关注的问题,但人们却很少设法通过各自职责的承担,减轻环境的健康负效应。发达国家早些时候利用统计学和流行病学方法评价人口健康效应,定量研究环境及其他有损健康因素对特定人群的影响,从而能及早采取全面的预防措施,以提高国民健康水平。这种建立在多元健康福利效应基础之上的健康保障经验教训值得我国借鉴。

由于我国区域广阔而且文化差异显著,不同区域农民具有不同的经济状况和生活习惯,各地农村的医疗条件、用水质量也存在差异,他们采取的防护措施等因素在统计数据中也得不到很好地测度——许多影响健康的决定因素恰恰无法被观察到的,因此,采用观察性研究方法得出的结论可能并不能真实有效地反映农民生存环境与健康之间的关系。许多研究表明大气颗粒物对人们的健康不利,可能缩短寿命或者增加患病概率。然而,大气颗粒物和农民健康之间量化的具体关系仍然需要进一步确认,降低 PM 含量所能够带来的具体收益程度也有待更准确的评估。对此,有人采用双重差分评估多元健康福利体系下健康福利的成本效益问题。双重差分(Difference-in-Differences,DID)评估方法最早是由 Ashenfelter 等在 20 世纪 70 年代末提出(Ashenfelter,1978;Ashenfelter & Card,1985),现在已经在健康管理项目的研究中得到广泛应用。其基本思想是,通过对比某个项目参与者(处理组)和非参与者(对照组)在项目实施前后的变化来评估政策效果。DID 方法既能控制处理组和对照组之间不可观察固定特征的差异,又能控制随时间变化的不可观察的总体因素的影响。而且 DID 不是直接对比处理组和对照组在政策前后的均值变化,而是使用个体数据进行回归,这样就能判断政策影响是否具有显著统计意义。使用 DID 方法的前提条件是,人们是否参加这个项目的决策,完全是随机决定的。如果不是这样,项目处理就不是外生的,而是与参与者的个人特征有关,DID 估计结果就不再完全是项目效果,而是会包含着个人特征的影响,也就是说,评估结果是有偏差的,该方法的基本评估模型为:

$$Y_{it} = \alpha + \beta D_i + \gamma T_t + \tau_{DID} D_i \times T_t + \varepsilon_{it} \qquad (8.1)$$

其中,下标 i 和 t 分别代表个体和时间;Y 是一系列代表不同状况的变量;D 代表个体所在组,如果是处理组,取值为 1,如果是对照组,取值为 0;T 代表时间,项目实施前取值为 0,项目实施后取值为 1。使用最小二乘法估计式(8.1)。D 和 T 的系数,β 和 γ,捕捉到的分别是组间不可观察固定特征差异和随时间变化的不可观察总体因素的影响,而 D 和 T 的交叉项 $D \times T$ 的系数 τ_{DID} 就是我们关心的项目效果。

在比较项目对具有不同特征(如性别、年龄、家庭情况)的研究对象在不同环境下所产生的效果差异时,我们的估计方程中加入交叉项:

$$Y_{it} = \alpha + \beta D_i + \gamma T_t + \tau_{DID} D_i \times T_t + X + \beta^x D_i X + \gamma^x T_t X + \tau_{DID}^x D_i \times T_t X + \varepsilon_{ir}$$

$$(8.2)$$

其中，X 代表个人固定特征；$D \times X$ 的系数表明了相对应不具有该特征的个体，具有该特征的个体受到的处理组和对照组之间的固有差异的影响，类似的 $T \times X$ 的系数 γ^x 表明了相对于不具有该特征的个体，具有该特征的个体受到的随时间变化的不可观察的因素的总体影响；$D \times T \times X$ 的系数 τ^x_{DID} 则是我们所关心的具有不同特征的农民个体受到项目影响的差异。

8.3.2　离散选择模型和 Probit 二元选择模型

按照国家统计局 2010 年城乡居民 8 大消费项目的最新年度统计，以及对 2009 年农民主要疾病死亡率及死因构成进行汇总，并以 1991—2009 年城乡 5 岁以下儿童死亡率和孕产妇死亡率作为农民健康状况主要指标，进行农民健康状况的影响因子分析。针对我国现阶段社会经济发展水平，本研究涉及的主要消费项目代表当今我国农村消费的结构特征，每项健康指标能够较好地反映农民整体健康状况。由于各地农村存在着一定的区域差异，在数据收集的过程中适当引用了联合国与 WHO 有关人口、环境和资源等健康影响因素的研究数据及调查资料。

在上述调查统计基础上，根据生命周期理论，健康除了受到不可改变的生命运动规律支配之外，还受到由遗传、生活方式、环境和健康存量等多重因素影响。先天的身体素质及后天所累积的健康状况决定了个体的健康存量，并形成了每个人固有生命特征和活动基础。改善农民健康状况就是设法通过对包括健康存量在内的四大指标体系的衡量，调整或纠正生命活动偏差，促进个体内外环境均衡协调运动。图 8-4 表明，正常生命活动的核心是健康存量，并通过科学饮食、适当休息以及医疗保健等人类活动保持、维系和改善个体的健康状况。医疗服务承担着减轻或消除疾病造成生命活动紊乱的功能，这就是通过新农合促进机制提高农民健康水平的生物社会学机理。

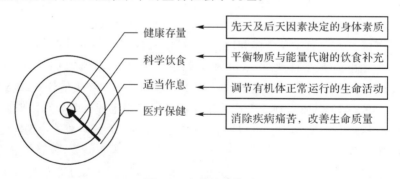

健康存量　←　先天及后天因素决定的身体素质

科学饮食　←　平衡物质与能量代谢的饮食补充

适当作息　←　调节有机体正常运行的生命活动

医疗保健　←　消除疾病痛苦，改善生命质量

图 8-4　人的健康体系

图 8-4 表示人类健康所遵循的生命规律和社会管理目标所要求实现的四大健康指标体系，反映了多元福利机制对增加健康存量的意义。正如瑞典著名医

生阿·沃尔兰所指出的:"我们不要在意疾病,而要在意生活方式不当;因为改正了错误生活方式,疾病就会自动消除。"

　　鉴于上述理论框架的分析,本文采用健康需求的离散选择模型和 Probit 二元选择模型的研究方法。首先将个体在健康时保健或者在生病时治疗消费需要进行决策,假设有 j 种健康服务方式可供选择,个体 i 的效用函数为:

$$u_{ij} = u(h_{ij}, c_{ij}) \tag{8.3}$$

其中,h_{ij} 表示个人 i 选择 j 种保健或者治疗方式可获得的健康状况,c_{ij} 表示除医疗消费以外的其他消费,其大小与选择何种健康服务类型 j 有关。h_{ij} 和 c_{ij} 无法直接观测到,但可以表示为:

$$h_{ij} - h_i^0 = z_j + c_j x_i \tag{8.4}$$

$$c_{ij} = y_i - e_{ij} \tag{8.5}$$

式(8.4)表示保健或治疗对健康的改善取决于个人特征和所选择的保健方式,h_i^0 为个体 i 初始健康存量;x_i 表示观测个体 i 一组可观的社会经济特征变量,例如年龄、受教育程度等;z_j 为常数项,用以捕捉某种健康方式的未观测固定效应。式(8.5)中,y_i 表示个人 i 的家庭人均收入;e_{ij} 表示个体 i 采用 j 方式的成本,包括直接费用和机会成本,如距离等。我们通过效益比较选择适合个体健康水平提高的健康保障方式,更好地实现健康资源优化。

　　接着,根据 Grossman(1972)健康需求理论,设定个人主要健康状况指标受个体特征、社会环境、消费水平和生活方式等因素影响,并利用 Probit 二元选择模型考察消费结构和生活方式对农民健康的关系。研究模型可表示为:

$$Health_i^* = \alpha_0 + \alpha_1 X_1 + \alpha_2 X_2 + \alpha_3 X_3 + \alpha_4 X_4 + \varepsilon_i \tag{8.6}$$

其中,$Health_i^*$ 是第 i 个农民健康状况,它是受一系列个人特征和其他因素影响的函数。设定农民健康良好时,其值为 1,较差时为 0。X_1 表示农民性别、年龄、教育、收入和职业等个人特征向量。X_2 表示社会环境因素,主要包括家庭人口、经济特征、家庭医疗支出以及住房等。家庭老人人数越多,负担越重,健康存量的消耗将越大,而用于健康投资的消费量越小,从而可能危害个人健康;住房条件越优越,用于健康的资本越充裕,心情越愉悦,健康水平将会提高。X_3 是个体消费方式和生活习惯的虚拟变量,良好的消费方式和生活习惯,有利于增加健康存量,减少健康风险。X_4 是地区特征向量的虚拟变量,控制医疗卫生条件的区域差异,以及政府卫生投入和医疗保障政策的变化对农民健康影响。另外,为消除通货膨胀影响,涉及货币价格波动的数据均指定年为基准年进行 CPI 调整,并为减少数据的非正态性,有必要对数据进行对数处理。由于主要食品消费存在着明显的需求非弹性特征,主要食品之间的相关性和显著性研究有利于测定农民营养状况,并可以进一步判定农村消费结构完善情况的相关信息。

8.4 基于多元福利的新农合运行效益的实证研究

8.4.1 疾病风险对农民健康的影响

疾病风险是大多数发展中国家农民健康状况的主要影响因素。1957年,我国农村居民慢性非传染性疾病死因占总死亡率的23.0%,2001年,上升到75.2%,且这种局面很难扭转。目前农民发病率仍然居高不下,与城市居民相比呈现疾病种类繁多,恶性肿瘤、脑血管疾病和心脏病等多发病种严重地威胁着农民健康。表8-1统计数据说明2009年农村主要疾病死亡及死因构成,反映了各种疾病死亡率和位次情况。不难发现,恶性肿瘤、脑血管疾病和心脏病已经成为农民健康的主要杀手,而且与其他死亡率相比显示大幅度上升态势。

表 8-1 2009年农村居民主要疾病死亡率及死因构成

疾病名称	粗死亡率(1/10万)	标准死亡率(1/10万)	位次
传染病	4.98	5.82	11
恶性肿瘤	159.15	187.05	1
呼吸道结核	2.27	2.65	15
呼吸系统疾病	98.16	134.21	4
肌肉骨骼和结缔组织疾病	1.30	1.61	17
寄生虫病	0.11	0.13	20
泌尿生殖系统疾病	8.49	8.49	9
内分泌营养和代谢疾病	11.25	13.55	7
脑血管病	152.09	197.03	2
妊娠分娩产褥期并发症	0.19	0.18	18
神经系统疾病	5.08	6.55	10
神经障碍	3.08	4.09	12
损伤和中毒外部原因	54.11	59.97	5
围生期疾病	2.48	4.00	14
先天畸形和染色体异常	2.20	3.09	16
消化系统疾病	14.55	17.77	6

续表

疾病名称	粗死亡率(1/10万)	标准死亡率(1/10万)	位次
心脏病	112.89	150.16	3
血液和造血器官及免疫疾病	1.02	1.23	18
诊断不明	2.80	3.85	13
其他疾病	7.67	13.20	8

数据来源:《中国统计年鉴》(2009 年)。

在上述分析基础上,我们对 1991—2011 年浙江台州某村主要疾病与健康状况进行调查:2011 年全村共有 552 户,总人口在 2506 人左右。以 2000 年为界,发现该村在 1991—2000 年间恶性肿瘤发病率极低,10 年中有 2 人得恶性肿瘤,1 人死亡,1 人未治疗而康复,无疾而终;而 2001—2011 年恶性肿瘤发病率和死亡率大幅上升,死亡率是 1991—2000 年的十几倍之多,该时期总共有 17 人(不包括隐含疾病的患者)得恶性肿瘤死亡。虽然新农合改善了村民医疗条件,但是由于与前 10 年相比,后 10 年饮用水污染严重,空气质量下降,以及不良生活习惯形成;特别是农业生产中长期使用化肥农药,导致食品有害物质增加,农民健康水平急剧下降。而通过考察卫生条件类似的其他邻近村庄,并采用相关健康数据,研究表明,依靠新农合制度增加医疗投入,对改善农民健康状况没有显著影响,上文所提出的假设Ⅰ在很大程度上是正确的。

当前农民健康受控于环境因素变得日益突出,这种不利影响甚至引起一系列严重的社会问题。世界卫生组织对影响人类健康众多因素的研究表明,在影响人类健康诸多因素中,医疗因素仅占 8%。经济发展带来的环境恶化以及卫生资源分配不合理,是造成农民健康状况不容乐观的主要原因。

8.4.2 消费结构与决定农民健康的多重因素

鉴于当前食品是农民主要消费项目,食品消费是农民健康状况和消费结构改变的关键因子,所以本文以 1990—2009 年农村居民主要食品消费进行统计描述,并以粮食为基准对其他食品进行相关分析。

表 8-2 1990—2009 年我国农村居民主要食品消费统计量描述

粮食种类	全距	极小值	极大值	平均消费量	方差	Pearson 相关性	显著性(双侧)
粮食	72.82	189.26	262.08	227.5933	1029.401	1	—
小麦	21.93	59.56	81.49	72.0883	95.212	0.994**	0.001

粮食种类	全距	极小值	极大值	平均消费量	方差	Pearson 相关性	显著性（双侧）
稻谷	29.32	105.67	134.99	120.2200	138.394	0.997**	0.000
大豆	0.84	1.69	2.53	2.0320	0.130	0.949*	0.014
蔬菜	35.56	98.44	134.00	107.6333	176.175	0.938*	0.018
食油	1.89	5.17	7.06	6.0900	0.386	0.186	0.764
植物油	1.91	3.54	5.45	4.8200	0.604	−0.528	−0.528
肉禽及制品	9.83	12.59	22.42	18.0917	17.128	−0.836	−0.836
猪肉	5.08	10.54	15.62	12.7717	3.916	−0.582	0.303
牛肉	0.28	0.36	0.64	0.5067	0.011	−0.729	0.163
羊肉	0.48	0.35	0.83	0.6217	0.043	−0.862	0.060
家禽	3.11	1.25	4.36	3.0283	1.665	−0.953*	0.012
蛋及蛋制品	3.02	2.41	5.43	4.3100	1.489	−0.796**	0.107
奶及奶制品	3.00	0.60	3.60	2.1083	1.786	−0.996	0.000
水产品	3.14	2.13	5.27	4.1450	1.569	−0.980**	0.003
食糖	0.43	1.07	1.50	1.2283	0.026	0.997**	0.000
酒	4.66	6.14	10.80	8.2917	3.845	−0.993**	0.001
瓜果及制品	14.65	5.89	20.54	15.7167	29.874	−0.757	0.139
坚果及制品	0.92	0.13	1.05	0.7320	0.127	−0.833	0.080

注：* 在 0.05 水平（双侧）上显著相关；** 在 0.01 水平（双侧）上显著相关。

表 8-2 是对 1990—2009 年我国农村主要粮食消费的全距、极小值、极大值、平均消费量、方差、Pearson 相关性及显著性的统计量描述。以粮食为其他食品消费相关性比较量，发现粮食与小麦和稻谷存在着很大正相关性；而与肉类和水产品的消费则呈现相反的态势，这就验证了食物营养的均衡供给将逐步改善农民健康状况，进而逐步完善健康的生活方式。

根据效用理论，食品数量与品质决定了农民健康状况的一个基本因素。生活条件改善的重要标志是包括食品在内的消费品品质和层次的提升，合理的衣着、居住、医疗保健、教育等主要项目消费以不同的途径改善健康状况。消费不足或不方便引起营养不良和各种疾病对农民健康具有显著的不利影响，而不良生活方式与卫生习惯又是影响农民健康的另一个重要原因。但当生活条件得到改善时，包括健康产品在内的所有产品逐步进入到农民消费计划中，并以特定的区域文化、经济水平、个人偏好等决定着农村消费结构，形成相应的多元健康保障机制，促进新农合效益增长。人类对健康需求处于马斯洛（1954）需求金字塔第二层次，而医疗服务需求只是农民最直接最有效的非选择消费需求。当前农民人均收入普遍增加,但通过 2010 年城乡居民人均消费结构比较发现,同一层次上城乡消费水平仍然存在着巨大差异(见表 8-3)。这种情况使得城乡居民健康资源分配严重失衡。城市居民在食品上人均消费量为 4804.71 元,而农民人均消费只有 1763.65 元,虽然食品消费中部分来自于自产,但农民在其他主要项目上消费比重并未明显高于城市居民。这一数据反映了决定农民健康的营养供给仍然不足,有可能达不到健康所需食品数量、品质和营养比例。

通过对城乡主要消费项目比较分析,农民人均医疗保健消费量只有城市居民 1/2 不到,但在新农合中,政府转移支付力度的加大使得农民保健消费的人均比例与城市居民接近。毫无疑问,新农合对农民消费具有较大的拉动效应(陈驰波和张攀峰,2012),但不同消费结构产生的健康效应表现出显著差异,这主要归因于健康效用与人的感性需求之间存在着偏差。农民对食品和居住需求欲望最强,对其他三大项目的消费支出很低,而对医疗保健、交通和通讯、文化教育的消费热情高涨,这主要是近年来政府对新农合及相关基础设施等政策支持与财政投入偏向于农村。调查发现,农民健康水平远落后于城市居民,而且消费比重与人类健康所需物质的均衡供给存在明显不一致。高梦滔等(2005)实证研究也表明,农民易患各种大病和慢性病,使新农合制度面临巨大压力,导致患者家庭人均纯收入下降 5%～6%,这种影响会持续 15 年。从而进一步验证了农民消费结构不合理对新农合促进机制产生的负面影响,佐证了"新农合存在健康福利边际效应"的假设Ⅱ。

表 8-3　2010 年城乡居民人均消费结构

消费结构	城镇人均消费(单位:元)	城镇人均消费比重(%)	农村人均消费(单位:元)	农村人均消费比重(%)
食品	4804.71	39.58	1763.65	40.10
衣着	1444.34	11.90	283.31	6.44
居住	1332.14	10.97	826.50	18.79
家庭设备用品及服务	908.01	7.48	223.86	5.09
医疗保健	871.77	7.18	348.55	7.93
交通和通信	1983.70	16.37	456.80	10.39
教育文化	1627.64	13.41	397.66	9.04
其他商品和服务	499.15	4.11	97.30	2.21

数据来源:《中国统计年鉴》(2011 年)。

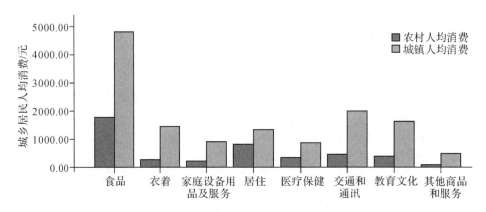

图 8-5　2010 年我国城乡居民消费结构

数据来源:《中国统计年鉴》(2011 年)。

图 8-5 表明,农民消费水平远低于城市居民,而且消费比例不均衡,效用理论认为,当效用增长之和等于投入成本时效用达到最大。人口结构变化和消费理念改变是影响农村居民消费率的重要因素,也是决定农民健康水平的关键。而 Modigliani 等(2004)通过生命周期模型推导发现,居民消费率与收入增长率负相关。这在很大程度上解释了农民收入增长的储蓄效应,表明大部分农民处境艰难和对未来各种风险的担忧,使得多元健康消费福利效应无法得以实现。根据消费理论与生命周期理论,非选择消费是农民增加健康存量主要路径,也是引发新农合实施中医疗道德危机和逆选择的根源。信息不对称会降低医疗服务效用,并增加健康消费成本。

健康保障机制不合理造成医疗资源过度消费,在一定程度上扭曲了生命科学的健康消费行为。由于新农合医疗服务需求弹性较大,农民对新农合的过度依赖增加医疗消费而非减少支出,因此,新农合在改善参合者健康状况的同时,并未显著降低医疗成本(程令国和张晔,2012)。以保健预防为核心的健康产业正在兴起,但大部分农民对健康产品消费仍然不足,而患者在接受医疗服务过程中的非选择性消费行为,往往造成资源浪费。在卫生投资方面,由于长期公共支出具有"政策偏向"特征,公共支农力度持续下滑:1978 年公共支农所占比重从 13.43% 下降到 2009 年的 8.81%,30 年间下降了 34.4%,公共物品供给更为短缺,引致了农民健康福利的正外部溢出效应减少。

在城镇化和工业化发展过程中,环境污染、食品安全与卫生等问题严重地困扰着农民健康状况改善。自 21 世纪以来,水污染、空气污染、土壤污染和化学合成药物的滥用,食品自然属性丧失,生态环境恶化已成为破坏人类健康的最大外部环境。新农合不再是保障农民健康的决定因素,环境因素是决定健康的主要力量。食品安全、空气污染、生活方式等影响必将成为农民健康不可忽略的重要因素。

8.5 新农合的医疗卫生资源控制

政府通过完善制度以及制订有效的法律法规是实现新农合卫生资源控制的重要手段之一。可是在执行这些行为规范时,往往由于各种非主观因素导致难以控制的卫生资源浪费。实际上,无论是政府还是农民主体,都不希望那种无端的浪费现象存在,因为这样对谁都不会有什么好处,反而可能会带来不良的健康影响或者邪恶的道德。对于那些设法利用新农合制度本身缺失而独享其成的少数人,可能会在短期内占得一些便宜,但并不增加其总体健康水平或者类似的额外健康福利。医疗服务消费存在巨大的成本效用非弹性特征,过度使用不但造成浪费,而且可能会产生反作用,它是一种特殊的资源。因此,控制医疗卫生资源使用成为新农合稳定运行的重要环节。

8.5.1 医疗卫生资源控制分析

目前,我国政府对农村医疗保险的公共服务职能较为薄弱,有效地利用有限的卫生资源不仅是新农合迫切需要解决的问题,也是构建和谐社会、建设社会主义新农村以及实现中国梦的内在要求。当前,各国农村医疗保险制度在逐步走向完善的同时,都经历了相似的曲折发展历程,并面临着卫生资源不足和浪费严重的双重压力。借鉴各国如何利用和控制卫生资源,对促进我国新农合的有效运行具有一定意义。

国际经验表明,发展中国家政府对本国农村提供的各种公共服务很大程度上是促使农村顺利实现经济社会转型的关键,而医疗保险就是其中一项重要的政府公共职能。印度和巴西两个发展中大国也属这种模式。印度政府将有限的投入用在包括农民在内的普通、贫困群体的基本医疗上,1947年以后就建立了深入乡村的免费医疗网络。巴西重视农村医疗保障问题,除实行全民统一的医疗保健制度外,还于1994年专门为农村家庭设立健康计划,政府为从事农村卫生保健服务者提供启动资金及生活补助,并确保其可获得不低于城市同类人员两倍工资。根据医疗保险筹资渠道、医疗服务提供和管理方式视角,世界各国农村医疗保险模式虽然存在很多差异,但它们的共同目标就是通过控制卫生资源平衡不同利益主体,实现农民健康效用最大化。以市场化为主体的美国医疗保险,如果农民需要获得医疗保健服务,他们必须参加由商业保险公司举办的各种健康保险,然后才能通过政府补助给予一定支持。英国和加拿大则推行全民的医疗保险模式,政府直接举办医疗保险事业,通过税收形式筹集医疗保险基金,采取预算拨款兴办国立医疗机构或者以合同方式购买私营医疗机构服务,向本国公民提供免费或低收费的医疗服务。发达国家农民数量占总人口比较较少,一般被纳入统一全民医保中,并通过财政对农民补贴。介于上述两者之间的社会医疗保险模式国家较多,目前有上百个国家采取这种模式,包括德国、日本、韩国等,以德国最为典型。其特点是:社会健康保险体系与商业健康保险体系共存,国民医疗保险基金社会统筹、互助共济,主要由雇主和雇员缴纳,政府酌情补贴。西欧和南欧的许多国家也都长期坚持这种强制性的医疗保险。19 世纪中叶以来,由于工会的不断努力,企业主做出许多妥协与让步,工人的工作和生活状况逐步得到改善,医疗保障水平有所提高。特别是第二次世界大战以后,罗斯福总统实行新政,政府加大对企业管理的干预,一些行业实行国有化经济,医疗保险等各种社会福利不断增加。在这种背景下,西方各国医疗保险制度不断得到建立、普及和完善。20 世纪 70 年代中期,西方各国面临着通货膨胀、失业、经济增长停滞等一系列问题,使主要依靠政府财政支持的医疗保障制度暴露出种种问题,特别是 20 世纪 80 年代以后,传统医疗保险制度存在问题更加突出,如过度的医疗保险费用支出、医疗卫生资源浪费严重、医疗服务质量低下等。长期以来,英国政府定额财政拨款分别给予医院和家庭医生。在公费医疗情况下,这势必会导致医院的效率和服务质量越高、治疗病人越多就越容易亏损的悖论。同时,在英国国家卫生服务制度(NHS)下,医疗机构向国民免费提供的医疗服务,由政府向医疗机构支付医疗费用。NHS 面临一大困难就是医疗机构在与政府谈判医疗费用时,存在着极大的道德风险,即由于不存在医疗服务市场所能提供的价格信号,医疗机构有过分夸大医疗费用和服务成本,从而导致医疗价格和总费用不断上涨,政府财政压力越来越大。因此,英国模式从表面上看最能保证医疗服务的公平性,但由于公立医院的完全垄断,竞争缺乏导致医疗供给效率低下、服务质量降低等,引起了广大民众强烈不满。同时,由于价格失灵造成资源配置滞后,等待时间延长,不能及时满足顾客需求,尤其是住院手术等,进而蕴涵着一种对大多数患者的不公平。美国医疗服务主要以市场方式提供,政府不作为主要医疗服务提供者,但公平性差。同时,由于商业医疗保险的营利性带来消极作用,医疗费用难以控制。在这种情况下,西方各国开始进行大规模的国有企业私有化和政府管理改革(所谓"新公共管理运动"),社会主义国家也开始市场化经济改革。这时各国出现的医疗保险制度改革不过是同一过程的不同对象、不同方面、不同领域等。我国新农合实际上也有着类似的发展脉络。我国农业合作社于 20 世纪 40 年代创立,农村合作医疗是由政府支持、农民与农村经济组织共同筹资、在医疗上实行互助互济的一种有医疗保险性质的农村健康保障制度;到 20 世纪 70 年代末,农业合作社覆盖了我国 90% 以上农村地区,在农村物质生活匮乏、生产力水平较低的情况下,农业合作社使农民得到了最基本的医疗和预防保健服务,被国际舆论评价为低收入发展中国家举世无双的成就,世界卫生组织将其作为发展中国家解决低收入群体医疗保健的典范而向世界推介。改革开放以来,我国医疗制度也出现了与西方国家类似的改革。但不同的是,我国医改从一开始就缺乏充分的理论支持和广泛的公众讨论,也没有制定明确的目标,不过是照搬当时放权让利、扩大自主权的国有企业改革思路,是一种带有市场化倾向的无奈选择。这种医改的真正指向是,使缺乏改革动力的医院资金紧张,通过收入增长驱动弥补财政补贴不足。这对于收入较低的农民来说却是雪上加霜。农村合作医疗随着包产到户和缴费缺乏强制性原因而日益衰落,相应的以独特的赤脚医生为基础的乡村医保体系也不断瓦解。在恢复与重建合作医疗制度达到高潮的 1997 年,覆盖率也仅占全国行政村的 17%,农民参加合作医疗者仅为 9.6%。由于旧有的医疗保障体系逐渐崩溃,新农合的保障体系又迟迟没有得到完善,于是不断攀升的医疗费用负担将压到农民个人身上。总之,我国农村卫生体制改革应以新农合发展为契机,利用国际农村医疗保险经验促进卫生资源均衡分配。20 世纪 70 年代以来,世界各国的农村医疗保险制度均开始面临越来越突出的财政负担问题和医疗质量问题,解决这些问题的关键是通过市场化改革调整和控制卫生资源有效配置。

8.5.2 各国推动医疗保险市场化改革的经验

20 世纪 80 年代以来,各国开始采取一系列措施提高医疗保险的管理效率和医疗服务质量。由于医疗服务特殊性,政府削减费用的可能性不大,主要采取费用控制措施。在这种限制下,各国医疗保险和医疗服务改革的主要经验,就是努力将公共管理与市场机制有机结合起来。政府从直接提供医疗服务转向购买或代理人制度,并设法充分地发挥市场机制的作用。

(1)美国等市场主导型国家

美国是一个市场主导型的医疗保险国家,它拥有世界上最高的两项国民医疗支出数据:"人均医疗开支"和"医疗开支占 GDP 比重"。据统计,美国每年有 60% 个人破产申请与医疗费用有关。在这个高度工业化的发达国家,每年死于缺乏医疗保险的人数达 44800 人左右。医疗费动辄几百上千美元,让美国中产阶层生不起病,更有既买不起私人医疗保险也买不起联邦医疗保险的人群。

针对这种情况,从 2014 年 1 月 1 日起,"奥巴马医保法"设法开始真正的改革,让国民购买奥巴马医改法案下的新医疗保险开始生效。但是对于目前还没有医疗保险的国民必须于 2015 年 3 月 31 日前购买保险问题存在着不少争议。如果不按照这个规定执行,国民将面临不低于 95 美元的个人应缴税收入 1% 的罚款,2015 年和 2016 年的最低罚金数额将依次递增至 325 美元和 695 美元。《患者保护与平价医疗法案》是由美国总统奥巴马于 2010 年 3 月 23 日签署的。这份法案在美国历史上首次明文规定,几乎所有美国人都应该在 2014 年 4 月前拥有医疗保险。这是自 1965 年由联邦政府向 65 岁以上老人提供免费医疗(Medicare)和州政府向赤贫者提供医疗资助(Medicaid)以来最大的政府医疗改革。对于美国等市场主导型国家来说,它们侧重于政府管理干预,但是在利用市场机制方面仍有改革空间。一方面通过医院集团化、规模化和社会化规避市场机制的副作用,充分发挥市场机制的优胜劣汰、规模经济以及专业化分工优势;另一方面通过管理保健和新的付费形式降低卫生费用开支。美国为了促进竞争,奖励表现良好的卫生保健提供者,采用管制下竞争的方式,建立一个将本地区医疗机构组织起来的医疗保险采购合作社。这些机构将通过诸如确定基本的综合卫生服务项目、设立当地医疗保险标准,并与合格的医疗服务机构签订合同等方式,提供相应服务项目。在医患之间按年度缔结有关开支定额的协议,促使医疗机构的自我约束,防止过度服务发生。该标准将使消费者掌握更多信息及更具价格意识,并在相互竞争的受益项目间做出选择。竞争给卫生服务提供者以明显的激励,使其变得更加有效率。

(2)英国等政府主导型国家

对于英国等政府主导型国家来说,政府的作用不能放弃,但更要加强市场化方向改革。其改革趋势是尝试使卫生服务的提供者和购买者分离,利用公共合同来代替原来的行政关系,减少政府在医疗市场中的直接参与;通过引入内部市场增加竞争,发挥市场机制在配置资源方面的效率优势;医疗费用由需方不分担到分担、由分担少到分担较多,通过市场机制控制医疗费用增长。为提高效率,英国对全民医保体制进行了根本性变革,在坚持以一般税收为基础,政府分配预算,向全体国民免费提供医疗服务的同时,引入竞争,导入内部市场(模拟市场),实现了医疗服务满足病人需求的构思。在内部市场,将原来相关的国家医疗管理机构变成医疗服务的购买者,负责分析居民医疗需求,代表国家和服务提供者订立承包合同,而不再行使管理医院和提供服务功能。医疗机构只有通过提供更优、更廉的服务,经过激烈竞争,获得购买者的合同,才能取得资金,继续经营。这一改革不仅彻底改变了医院效率越高越容易亏损的局面,而且迫使医院提高服务质量,降低价格,为吸引更多顾客而展开激烈竞争。

(3)介于中间类型的国家

介于中间类型的国家,购买者和提供者是分离,改革重点是进一步完善政府与医疗机构之间的合同关系,降低卫生费用支出。如丹麦、德国和瑞典等国家,对医院和医生制订了费用支付总额,在德国是按服务收费标准付费,瑞典实行工资制。2003年开始德国借鉴澳大利亚的经验,进行DRG改革,效果明显,改革的次年,法定的250家保险公司就已扭亏为盈。为了控制药品的使用,这些国家采取了各种措施。葡萄牙制定了2400种只允许在住院时可使用的药品名单。荷兰则规定,治疗慢性病的药品处方不得超过一个月的药量。日本建立了严格的第三方审查制度,医疗机构定期把医疗结算单送交医疗保险部门,医疗保险部门委托医疗费用支付基金会和国民健康保险团体联合会(第三方机构)进行审查,如果发现医院有开大处方等违规行为,立即取消该医院作为被保险人提供医疗服务的资格。法国建立了对卫生总局局长负责的完全独立于地方卫生机构的医疗保险专职稽查员队伍,法律授权其可以对病人的检查治疗情况以及医院的诊疗情况进行审查,并可以直接向法国卫生部提出具体的处理意见或给予相应的处罚。实践证明,在政府管制下的市场竞争,有利于提高效率、服务质量和降低费用,在不对个人造成过重负担的情况下,让其承担较多的费用,也有利于节约费用和促进国民选择健康的生活方式。

8.5.3 建立有管制的医疗市场

我国农村近年来大力推行新农合制度,其覆盖率已超过90%,但存在的问题仍然不少,主要表现为:第一,政府承担角色多,管理成本太大;第二,重点在设法解决大病问题,而忽略了小病预防和根治,往往造成小病引起各种大病重病,从而难以实现人人享有基本医疗服务目标;第三,各种基本疾病的统筹层次过低,受益面较小,风险较大等。但是最根本的问题还在于这些改革和改进仅仅是从提高医疗市场的需求能力入手,供给能力和服务质量上缺乏有效的激励机制,整个医疗服务市场仍然不健全,看病成本居高不下。为此,我们必须从宏观管理和微观机制建设两层面入手。政府宏观管理重点在于制定医疗卫生的发展规划,整合区域内医疗卫生资源,确保宏观卫生利用效率;微观机制建设上则需要通过市场化方法解决过度依赖医疗产生的问题。对于微观层面可以运用博弈论的方法进行理论分析,建立医疗市场微观机制。现阶段,理性经济人的假设仍然符合大多数人的基本行为倾向。在医疗腐败事件中,我们可以假设行贿概率是q,不行贿的概率则为$(1-q)$;查处的概论是P,不查处的概率则为$(1-P)$;$R1$、$R2$分别为行贿、受贿被查处时受到处罚。由于医药公司向医院出售药品时,行贿成本包括在公司成本中,所以医疗机构或者医生即使不受贿,也因接受较高价药品而受到一定损失。反过来,如果医药公司不行贿而医院(医生)选择受贿,医药公司则会遭受较大损失,医院(医生)也可能有一定损失。这时,医院和医生的利益有了明显的区分。一般来说,医院在缺乏内部监管情况下,商业贿赂的非法收益大多被医务人员个人所占有,而受处罚时医务人员个人又承担较小损失。在此博弈中,没有纳什均衡。对医生而言,占优策略仍然是受贿和过度医疗,医院仍然可能放任管理。如果越来越多的患者会为了自己的利益采取强硬态度,与医院讨价还价,采取这种行动的患者越多,医院越可能疲于应付诉讼,但医务人员仍可以牟取非法收益,其结果可能是富了和尚亏了庙,医疗管理仍难真正推进。所以,仅有管制的市场还难以完全解决问题,还需要对医疗服务提供方形成有效约束和合理激励。在我国农村,实际上就是对村医的约束和激励问题。目前,广东省出台政策,由省财政为全省经济欠发达地区补贴农村卫生站医生专项资金,并对违规使用省财政直接补贴村医疗服务资金追究相关责任。我们认为,这样做很大程度上可能有失公平:由政府或相关机构来确定补贴对象,最终可能是平均分配有限的资源,难以通过激励机制提高医务人员医术和服务质量;政府或相关机构可能通过私下协议截留部分资金并从中获利;等等。其根本原因是未能发挥患者农民的自主选择作用。因此,建议将投票权交给农民自己,采用一种有管制的市场化补贴方法向每个享受医疗服务的农民发放医疗服务券(可折算为每张服务券约10元),农民自主选择村医并将医疗服务券交给医生,医生再从财政(可以委托银行)领取补贴。农村医疗机构和医疗人员的服务质量好、服务水平高,就会得到更多农民的医疗服务券,其得到的补贴就越多。这种补贴方式一方面能促进村医间的竞争,使其提高医疗水平和服务质量,另一方面可避免弄虚作假骗取和挪用专项资金等现象的出现。同时,建立有管制的医疗市场后,对一般患者而言,理论上讲如果病种已确诊,将不用担心可能存在的没完没了的检查和治疗,基本已经心中有数。但实际并非如此。首先,患者初诊时,很难决定应该选择哪家医院更合适;其次,当患者选择了某家医院就诊后,该医院的诊断结果是否正确,是否将小病说得很严重或将一种病说成多种病,患者很难判断。也就是说,信息不对称使得患者的谈判能力极低。这个问题不解决,有管制的医疗市场仍然难以发挥应有作用。这方面,可借鉴其他许多国家的做法,即建立家庭全科医生制度。一方面,患者选择家庭全科医生,家庭全科医生为其提供基本的医疗保健服务;另一方面,当患者需要专科医疗时,家庭医生则凭借其专业知识优势,更好地代表患者农民选择合适的专科医疗单位,对有争议的收费进行谈判。所以,只有建立一种类似的微观机制,并与市场机制相配合,才能抑制过度医疗,有效降低医疗费用水平和提高医疗服务质量。

如果与农民医疗保险结合起来考虑,可以将上述直接补贴基层医生作为对他们的奖励,将医疗服务质量与其利益挂起钩来。即将农民的医保费划到其所选择的村医的预算账户中进行核算管理。其中,农民个人所交部分可用于门诊,由村医疗服务系统控制,不能超支或者用作他途,结余转到下一年。政府对农民的补贴部分则用于住院和大病统筹,农民住院需农村基层医疗机构医生同意。如果村医服务质量好、服务水平高,其所负责的农民住院治疗的就少,住院费如果没有超出预算,则对村医进行奖励,即一张服务券可领到的就不是 10 元,而可能是 12 元或更多,相反则只能领到 5 元或更少。医生成为农民就医过程中有谈判能力的利益保护者,从而将有效地控制医疗费用不合理增长,并适度提高农民健康福利。

在很多农村,补贴不足导致严重的营养不良,甚至威胁到贫困人口的生命。营养不良是大约三分之一儿童死亡的一个主要原因。过去一年中,食品价格上涨加上收入减少,加大了人们患营养不良的风险,尤其是儿童。虽然 5 岁以下儿童营养不良的比例(根据世界卫生组织儿童生长标准计算)从 1990 年的 25% 下降到 2005 年的 18%,但是随后的进展情况并不平衡。营养不良和发育迟缓的情况在某些国家有所增长。2005 年,全球有 1.86 亿 5 岁以下儿童仍然受到发育不良的影响,其中农村地区尤为严重。在全球,儿童死亡率继续下降。2008 年,全球儿童死亡人数减少到 880 万,相比 1990 年估计的 1240 万减少了30%。2008 年 5 岁以下儿童死亡率估计为每千活产 65 例,比 1990 年的每千活产 90 例,降低了 27%。

表 8-4 亚洲国家人口营养不良发生率 （单位:%）

地区	2012 年	2011 年	2008 年	2007 年	2005 年	2004 年
孟加拉国	16.30	16.80	26.00	27.00	27.00	30.00
柬埔寨	15.40	17.10	25.00	22.00	26.00	33.00
朝鲜	31.00	32.00	35.00	33.00	32.00	33.00
印度	17.00	17.50	19.00	21.00	21.00	20.00
日本		5.00	5.00	5.00	5.00	2.50
约旦	5.00	5.00	5.00	5.00	5.00	6.00
科威特	5.00	5.00	5.00	5.00	5.00	5.00
老挝	26.70	27.80	22.00	23.00	19.00	19.00
马来西亚	5.00	5.00	5.00	5.00	5.00	3.00
蒙古	21.20	24.20	27.00	26.00	29.00	27.00
尼泊尔	16.00	18.00	17.00	16.00	15.00	17.00
巴基斯坦	17.20	19.90	25.00	26.00	23.00	24.00
菲律宾	16.20	17.00	13.00	15.00	16.00	18.00
沙特阿拉伯	5.00	5.00	5.00	5.00	5.00	4.00

续表

地区	2012 年	2011 年	2008 年	2007 年	2005 年	2004 年
韩国	5.00	5.00	5.00	5.00	5.00	2.50
斯里兰卡	22.80	24.00	20.00	19.00	21.00	22.00
泰国	5.80	7.30	16.00	16.00	17.00	22.00
土耳其	5.00	5.00	5.00	5.00	5.00	3.00
也门	28.80	32.40	30.00	31.00	32.00	38.00
越南	8.30	9.00	11.00	11.00	14.00	16.00
东帝汶	38.30	38.20	31.00	31.00	22.00	9.00

数据来源:国家统计局。

表 8-5　2005—2012 年亚洲各国人均医疗支出　　　　（单位:美元）

地区	2012 年	2011 年	2010 年	2009 年	2008 年	2007 年	2006 年	2005 年
阿富汗	51.46	48.20	43.28	34.88	34.68	29.98	22.69	20.99
缅甸	19.79	18.99	15.19	13.15	9.80	6.92	5.34	4.72
柬埔寨	51.32	48.84	45.55	46.04	40.54	28.08	28.79	32.72
塞浦路斯	1949.03	2123.19	2011.79	2115.35	2182.16	1690.66	1494.40	1434.11
印度	61.36	61.78	52.18	44.24	43.29	40.40	33.38	31.57
伊朗	490.18	482.61	416.02	357.18	312.79	219.91	174.36	156.11
伊拉克	226.37	160.05	141.30	143.16	142.19	95.49	58.43	54.79
以色列	2288.63	2373.27	2164.56	1972.76	2075.99	1729.88	1524.33	1479.87
日本	4751.61	4640.68	4115.43	3746.15	3258.80	2801.25	2794.09	2928.00
科威特	1428.06	1348.66	1116.46	1462.90	1049.38	953.54	943.16	833.85
老挝	40.22	35.49	29.38	33.60	36.31	29.19	25.01	20.36
巴基斯坦	39.39	35.59	29.98	27.51	29.04	30.80	28.71	21.91
菲律宾	118.79	104.70	90.35	78.10	73.82	65.41	55.28	47.01
沙特阿拉伯	795.07	721.19	663.48	582.35	566.00	565.75	537.44	465.75
新加坡	2426.07	2144.34	1892.98	1703.70	1576.83	1333.09	1166.87	1058.16
韩国	1702.58	1652.47	1497.59	1204.37	1253.19	1378.72	1200.61	987.63
叙利亚	104.70	101.71	96.59	95.44	89.89	79.39	66.28	62.57
泰国	215.10	213.91	182.94	163.63	161.59	133.22	109.81	95.45
越南	102.50	93.49	82.81	71.81	62.52	58.10	46.17	36.48
东帝汶	49.77	46.25	45.61	50.07	54.60	40.69	46.38	33.11

数据来源:国家统计局。

上述这些来自世界卫生组织的统计数据(表 8-4,表 8-5),比较全面地对亚洲各国健康状况和医疗支出进行统计,并在国际公认的卫生保健账户中收集卫生与健康信息。缺失数据则根据各国可用数据情况运用各种会计技术进行估计。世界卫生组织每年都向各国卫生部发送这些估计值以求证。在通常情况下,发病率、死亡率、期望寿命等健康状况与国民的营养和医疗支出存在着紧密联系。但是随着人均卫生总费用的增加而增长,卫生资源收益率却是递减的,健康福利却在增加。

表 8-6　2007—2013 年我国新农合状况

	2007 年	2008 年	2009 年	2010 年	2011 年	2012 年	2013 年
参加人数(亿人)	8.02	8.05	8.32	8.36	8.33	8.15	7.26
参合率(%)	98.7	98.3	97.5	96.0	94.2	91.5	86.2
人均筹资(元)	370.59	308.50	246.21	156.60	113.40	96.30	58.95
当年基金支出(亿元)	2909.20	2408.00	1710.19	1,187.80	922.90	662.30	346.63
本年度筹资总额(亿元)	2972.48	2484.70	2047.56	1308.33	—	784.58	—
补偿受益人(亿人次)	19.42	17.45	13.15	10.87	7.59	5.85	4.53

数据来源:国家统计局。

自从 2008 年起,我国已基本实现建立全覆盖的新农合基本目标。2010 年,新农合参保人数达 8.36 亿(见表 8-6),参合率达 96%。在"十一五"期间,中央累计安排专项资金 558.4 亿元,支持近 5 万个医疗卫生机构建设项目,初步建立了由 5500 多个社区卫生服务中心和 2.3 万个社区卫生服务站组成的卫生服务体系。各地农村通过培养培训、对口支援、执业医师招聘等多种方式,使基层医疗卫生机构服务能力也得到了全面提升。目前新农合医疗已逐步形成了卫生部门监管、多种形式经办机制,促进了补充医疗保险的发展和多层次医疗保障体系的建立。政府在改进优化新农合统筹补偿机制方面得到了长足发展,医疗保障基金的风险管理和精算技术水平得到了提高。

但以上数据表明参合农民药费负担重,主要不在于新农合补贴比例低,而是一些基层定点医疗机构行为不规范,使得平均住院费、医药费和门诊费普遍上涨,加重了农民负担。因此,只有严格控制药品售价,才有可能降低农民的医药费用负担,在保证农民用药安全的同时,降低新农合的医疗服务成本。而且各级政府对新农合的管理成本较高但效率却不高,主要体现在缺乏有效的管理机制,机构职责不清。新农合的目的在于"取之于民,用之于民",只有清晰区分管理职能,降低各种管理成本,才能提高资金利用效率,实现这一目标。

9 不同健康保障模式的区域比较

9.1 医疗保健的文化适从力与区域人口健康测度

不同文化对人生福祉和医疗保健问题有不同的处理方式(董维真,2009)。从 18 世纪启蒙运动提出的"人人生而自由平等",到 20 世纪确认"人生而享有健康的权利"(世界卫生组织,1978),反映了健康逐步成为各国人口文化变迁的主要标志之一。这种变化既是生命科学进步的写照,更是通过教化形成的先进文化的产物。在我国农村健康普及教育中,只有同时运提倡文化适从的医疗环境、服务态度、健康促进教育手段和方法等被视为投资少见效大的提高农民健康水平的举措。雷宁格(Leininger,2002)认为,每个患者对于健康和医疗保健及其实施方式都具有独特的文化观念和期望。文化因素对健康的影响不仅限于个人,甚至长期影响到劳动力素质,对农村社会经济发展产生重大影响。因此,我们可以从文化适从与健康的关系探讨农村人口健康测度及其文化的区域差异,进而从文化综合影响角度衡量农民健康状况并制定相应的健康改良计划,以便促进健康福利的增长。

20 世纪 50 年代初,世界卫生组织(WHO)提出,健康不仅仅指身体无病或不虚弱,而是指在身体、心理和社会功能上达到一种完好状态,并将"健康是每个人的基本权利之一"定为联合国千年发展目标之一。然而,在不同的文化背景下,人们对健康测度目标、方法和意义的认识存在偏差,难以准确估算实际人口健康水平,以致造成了卫生资源使用过程中的严重浪费与健康状况不良的双重压力。各国各地区一直致力于寻求健康的主要影响因素和科学的测度方法,以改变卫生资源分配不公平与健康不平等现状。遗憾的是,这种努力并未取得令人满意的成效。根据西方早期人口健康测度理论与技术,一个多世纪以来,多数国家通常只采用收集出生、教育、犯罪、经济收入、公共关系等资料用来反映社区居民健康特征。可是随着 21 世纪各国文化的渗透、价值取向的变迁、收入增加带来的生活条件改善以及需求的多元化,人口健康状况和测度指标在不断演变。尤其是社会经济发展使得不同群体健康水平和疾病结构发生了明显变化,而文化改良速度相对滞后,在一定时期内难以适应科技进步对健康的要求。通过对相关文献研究发现,在健康测度的理论研究与实践中,人们主要采用生命质量和寿命两个指标评价健康状况。但这两类指标对个体和群体进行健康测度时,均存在着结果与实际健康状况不一致的可能性,很难对健康水平做出准确判断或预测。

毫无疑问,基于医疗保健的文化适从不但能够准确地进行人口的健康测度,而且能够实现卫生资源科学合理配置,促进健康福利增长。Grossman (1972)对健康测度结果进行效用分析时指出,健康具有消费和投资的双重属性,是有助于增加经济潜能和社会福利的人力资本。有鉴于此,在我国农村经济社会发展的转型时期,随着医疗服务供给与责任机制转变以及需求多元化,新农合的管理者、研究者和医务人员只有对处于特定文化背景的农民进行准确健康测度才能实施有效的健康干预或者健康保障方式的设计,提高目标群体健康水平。本书采用文化特征分析与人类的生命周期理论[①],建立不同文化体系下健康测度的标准与方法。其主要研究意义在于:促进健康测度理论的完善,验证基于文化视角的健康指标分析更能准确地反映人口的健康状况,在实际应用中,有利于通过文化交流促进卫生资源的有效分配。

9.2 新农合多要素的区域比较

从 2003 年开始实施新农合试点以来,各地农村无论是参合率、筹资水平、覆盖率、保障水平,还是新农合运行机制、绩效评价都日趋成熟稳定。各级政府投入新农合的财政支出不断增加,筹资基金支出由 2004 年的 26.4 亿元增加到 2013 年的 2909.2 亿元。但由于各地存在着不同的区域文化,组成新农合的多种要素有很大差异,并决定了农民所承担的医疗成本大小,文化适从逐步成为改善农民健康的关键。至今,中西方文化不断交流融合衍生的两大医学流派和相关疾病预测理论,使得人们在医学诊断、疾病预防与治疗、健康维护过程中增加更多选择。可是,农民对疾病及其卫生保健的认知仍然不足,文化冲突引起的不良行为和各种疾病也普遍存在。

文化差异产生的健康不平等现象需要通过建立科学的健康测度与疾病预防机制,有效地促进不同区域之间的资源配置,最大限度地提高农民健康存量。不同文化体系交流与融合不仅直接影响现代医学发展,而且将促进新农合体系

基于多元福利视角的新型农村合作医疗效益研究

---

① 人类生命周期表现为在生命活动自然状态下,人的智力、情绪和体力随时间呈周期性变化。

下健康测度理论的建立与完善,减少区域之间的要素差异。目前,高新技术与
医学文化的密切结合,使人们从更深层次更大范围内,认识生命活动本质和疾
病原因;并通过有效的健康测度直接找出疾病的治疗和预防措施。可见,正是
文化的不断进步,使得当今人类健康保障从单纯生物医学模式向生物、心理和
社会医学模式转换,才有可能为农民健康得到越来越全面有效的保障。随着文
化的进步和交流的深入,农民的发病率和死亡率指标在与疾病抗争中不断将降
低,平均预期寿命增加。因此,有效的健康测度不仅有利于健康测度自身理论
与方法的完善,而且有助于减少疾病。相关理论研究认为,不同文化体系决定
社会管理者对健康测度所采用的方式与项目内容的鉴定,以及对健康测度结果
的预防或治疗手段,形成不同的人口健康状况。从生物学角度,人类生命活动
所需的物质条件基本相同,并且自然条件差异极少产生急剧的变化,长期生活
在不同区域的农民群体基本上能够适应各自的自然环境。文化因素是导致实
际上或者测度上的影响区域健康不平等的根源(见图 9-1)。

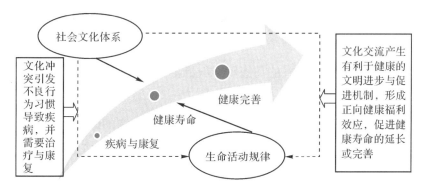

图 9-1　健康的文化和科学影响因素理论框架

在相对稳定的文化体系下,平均预期寿命等农民健康状况指标随着农村经
济发展水平的提高而改善并处于平稳。研究平均预期寿命变化时,不仅需要考
虑特定时期内平均预期寿命等指标增加了多少,还应该考察其文化影响。一旦
生命科技对预期寿命贡献达到最大,寻找新的自然途径延长寿命的难度将会加
大,几乎在短时间内无法实现健康水平的大幅提高,而文化渗透与冲突影响预
期寿命会显得越来越突出,甚至在短期内使某些健康指标受到显著的影响。这
种影响总体上存在长期的持续过程;根据人类生命周期理论,人们需要对平均
预期寿命进行客观的纵向比较。

　　健康影响因素很多。合理选择健康指标能较好地衡量健康水平,提高健康
测度准确性。根据生命周期理论,维持人体各器官机能所需的最低能量是相对
稳定,主要依靠食物营养的好坏、饮食结构的合理性和生活方式等综合反映基

本健康指标。同时,适量运动能够增强人体基础代谢,改善或提高体质,而节食或者贫困原因则会降低基础代谢率,损害健康。处于健康体重范围内的人群,患病概率较低,而营养不良、饮食过度或者不良生活方式,都可能改变人体结构,导致肥胖和发病率升高。这些变量在人类生命周期的不同阶段具有不同特征,比如,青少年各种发病率较低而老年人则相对较高。在不同文化背景下,同一个健康指标存在着一定差异,并随着人类生命周期的变化而变化,用 $Health_{ij}^{i}$ 表示在 c 这种文化背景下处于生命周期 i 中 j 类疾病的健康状况;其中,i 是指用年龄段表示的生命周期,c 表示文化特征,j 表示发病率、预期寿命、死亡率等健康指标。

实现健康长寿的有效途径是减少或消除疾病,降低发病率和死亡率;并提高平均预期寿命。杜鹏(2006)采用"多状态生命表"对老人健康预期寿命进行分析,并以北京老龄化多维纵向调查数据计算了老年人平均预期生活自理能力寿命。然而以文化决定因素为核心的老年健康测度应侧重于老年健康教育、健康安全知识和文体活动,以及社会关爱程度等,这种测度指标选择能够较好地反映与文化特征紧密相关的老年人实际健康水平。

9.2.1 不同文化区域的健康状况统计描述

以医疗为重点减少发病率和增加预期寿命的各种措施,使得社会在医疗卫生方面的投入不断加大,形成了一种世界性趋势(樊明,2002)。在健康产出统计描述中,平均预期寿命是综合反映健康水平的基本指标,而发病率和死亡率指标也很好地说明了不同文化区域的人口健康状况。根据第六次全国人口普查资料,2010 年人口平均预期寿命达到 74.83 岁,比 10 年前提高 3.43 岁;而且平均寿命具有明显的文化区域特征。这种情况无法改变健康不平等的现实,健康状况受人们所处的文化背景影响更为突出。

随着经济社会的发展,一些有远见的区域管理者开始从战略高度控制疾病,保护健康;除了依靠医疗保障,逐步从地域因素协调环境与健康福利的和谐关系,实现生态优化的人口健康可持续发展。图 9-2 表明我国区域环境与居民平均寿命的影响关系,显现了人口健康测度的环境与地域文化特征。当今各种新疾病频繁发生使得一些已经消失或者减弱的疾病又成为 21 世纪初全球流行病的新特点,并通过环境以不同的方式分布与传播。由于文化交流和人口流动性增强,与区域环境有关的疾病自 20 世纪末以来呈上升趋势,其分布和流行与自然环境相关外,更显著地体现了由区域文化决定的生活方式和生活习惯密不可分。据调查,我国南方地区更注重养生文化,通过中医进行预防保健的人口比例远高于北方地区;北方地区不少居民喜好偏过度饮食而导致健康受损。

地区发展不平衡与文化冲突导致区域性疾病加剧,由于文化改良成本较高,而且所花费的时间较长,落后地区居民通常不得不保持可能有损健康的原始状态。据调查,与环境破坏有关的主要疾病源于人们对先进文化的抵制或者无力接受,包括:化肥农药对环境和农产品污染引起的各种肿瘤等,大量生活燃煤等环境污染行为所致的气管炎与关节炎在北方多发,心脑血管疾病发病率总体上呈区域性上升趋势。南北方自然环境差异,形成了不同区域居民在生理特征和生命气质上显著不同,并保持相对稳定的健康水平。我们难以改变自然条件,但可以通过教育宣传改良各自不同的文化体系,促使人们的生活方式更加接近于客观存在的生命规律。因此,科学地认识人类生命活动的自然特性,才可能通过文化适从性改造,最大限度地促进或保障特定区域的人口健康。就人类健康自然属性而言,生物因素和社会因素往往交织在一起通过文化作用影响健康。在以往的研究中,自然环境不良导致的疾病作为死亡率差异产生机制与结果的一个中间环节被忽略了。在对农民健康的研究中,多数人很难顾及这一深层次的影响因素。纪颖(2004)采用卫生统计和人口统计的相关数据以及第三次人口普查的年龄性别结构计算死亡率、标准化死亡率和不同疾病对死亡差异的贡献率等指标对死亡性别差异进行比较,并从疾病角度描述死亡率性别差异产生的原因。然而大部分疾病直接来源于自然和文化环境的影响,并非单一的直接的生命活动因素缺失而造成健康水平下降。

人体自然特征通常情况不会直接影响健康,不能作为健康测度指标。然而,由于不良环境因素导致个体自然特性的健康测度结果与一般水平形成巨大反差并影响生命活动,那么这一指标就可能成为健康测度指标。在不同文化体系中,人类活动对环境破坏可能直接引起区域健康测度差异。化学农业的过度开发导致土壤破坏、农产品质量下降和食品安全问题,以及工业化城市化引发的职业病,这些人为改变的自然因素对健康测度的量值产生不同程度偏差。大量事实证明,区域人口健康核心指标,如预期寿命、死亡率、出生率婴儿死亡率、五岁以下儿童死亡率、围产期死亡率、老年系数等,与区域经济发展及其文化因素对环境的影响密切相关。经济全球化对我国人口健康状况可能通过文化传播行为产生长期持续的影响,主要包括:食品贸易对食品安全冲击,全球贸易引起的新老传染病和卫生检疫风险,以及中国健康保障和卫生管理与世界接轨问题。农业交流也成为21世纪最活跃的文化活动,不只是影响到农产品贸易,而且将关系到食品安全和农民健康问题。

任何自然环境或社会文化传统、饮食卫生习惯等,都可能对健康产生有利或者不利的影响,因此必须从整体上了解和掌握它们对人体健康的直接、间接的或者潜在的影响。而不同区域的人口分布和人口结构存在着明显差异,特别是影响健康的环境因素对不同人群,如对儿童与老人的敏感性都不一样。这就要求利用区域疾病对照研究健康与自然和社会环境之间关系,并介入环境标准化体系的区域比较研究,针对不同环境、不同民族甚至不同经济发展水平等要素,确立大气、水、土壤、膳食的卫生以及营养标准,并以此建立基于文化视角下的人口健康测度标准化体系。

9.2.2　文化特征对健康测度的影响

文化因素广泛存在于人类的医学生物中,对人们健康产生持久的作用,并以一定的客观秩序作用于人体,形成功能伤害累加或者健康效应累加效应。医学的本质上是文化整体的一个重要组成部分,其发展水平对人们健康状况产生一定的影响。在不同文化体系中,我们根据生命周期设定某一生命特征保持不变的假设,考察特定群体或者人口的健康状况。受教育程度、道德习俗、健康认知等作为主要的文化因子,将以不同程度影响群体或者个体的健康行为。比如运动习惯和生活方式等。本书以农民群体为研究对象,通过不同人口文化特征的统计分析,衡量特定人口的发病率、死亡率和预期寿命,并与实际调查所得的健康水平进行比较,验证基于文化影响因素的健康测度的准确性。

以预防保健为主的人体适度运动,在大多数文化体系中被认为是有效的健身强体活动,其中,最典型的是将体育活动对身心的影响作为健康测度的一个维度。然而不同个体和不同区域,甚至不同年龄段,单位时间内活动的强度和时间存在着差异。根据各国各地区的文化特征和运动习惯以及个体状况,选择各自不同的运动组合方式都可能产生不同的健康累积效果。如果将更多的时间用于工作,单位时间内运动量必将减少,这可能会不利于健康福利水平的提高;反之,过度运动不但会降低生命活动活动效率而且不利于健康。适度运动必然增加健康存量,形成健康福利正效应。这部分的研究,我们利用近年来加拿大家庭人口分年龄段和性别的体育活动数据(见表9-1),分析不同年龄段与性别的运动强度与时间关系,进而研究体育活动在不同文化背景下的健康测度问题。

表 9-1　加拿大家庭人口达到选定体育活体标准的百分比

标准/年龄组(岁)	总计			男性			女性		
5～7 天内至少 30 分钟中等到高强度的体育活动(至少每次累计 10 分钟)	百分比(%)	95% 置信区间		百分比(%)	95% 置信区间		百分比(%)	95% 置信区间	
总计	4.8	3.2	6.3	5.5	3.6	7.5	4.0^E	2.5	5.5
20～39†	4.5^E	2.6	6.4	5.7^E	3.3	8.2	3.3^E	1.4	5.2

续表

标准/年龄组（岁）	总计		男性		女性	
5～7 天内至少 30 分钟中等到高强度的体育活动（至少每次累计 10 分钟）	百分比（%）	95% 置信区间	百分比（%）	95% 置信区间	百分比（%）	95% 置信区间
40～59	5.1^E	2.9　7.3	5.5^E	2.4　8.5	4.7^E	2.6　6.8
60～79	4.5	3.1　6.0	5.3^E	2.2　8.4	3.8^E	2.0　5.6
每周 150 多分钟中到高等强度体育活动（每次累计至少 10 分钟）　总计	15.4	10.9　19.8	17.1	11.3　23.0	13.7	10.1　17.3
20～39†	17.4	11.2　23.7	21.1^E	11.7　30.4	13.8^E	7.8　19.8
40～59	14.6	9.4　19.8	15.1^E	7.9　22.3	14.1	9.1　19.1
60～79	13.1	9.0　17.3	13.7^E	8.1　19.3	12.6	8.3　16.9
平均每天超过 10000 步　总计	34.4	30.5　38.4	39.0*	33.0　45.0	30.0	25.4　34.6
20～39†	36.2	29.2　43.2	38.3	28.8　47.9	34.0	22.8　45.3
40～59	40.0	34.0　45.9	46.9*	36.8　56.9	33.1	27.8　38.5
60～79	20.3**	14.0　26.7	24.1**	16.5　31.7	17.0** ^{E}	10.7　23.2

注：①家庭人口是指选取加拿大 2007 年 3 月至 2009 年 2 月 20～79 岁年龄段的家庭人口。②† 是指参照组，* 是指女性评估显著性（P＜0.05），** 是指参照评估显著性，^{E} 是指谨慎使用（P＜0.05）。

数据来源：2007—2009 年加拿大健康测度调查。

　　表 9-1 对加拿大居民体育活动的代表性样本进行统计与数据收集，提供了 20～79 岁加拿大常住居民的体育活动强度概况。依照新的 WHO 标准和加拿大健康准则建议，获得实质性健康福利的成年人每星期应该有累积 150 分钟的体育活动，这样才能使机体保障正常的生命活动，从而减少因疾病带来的负担。根据加拿大居民健康档案管理系统（CHMS），成年男性平均至少需达到 17％的运动量，成年女性平均至少则需要达到 14％的运动量。大量证据支持每周 150 分钟中等到高等强度的体育活动，并认为经常性的体育运动或者体力活动是十分重要的（也就是说，150 分钟运动分为几天进行）。加拿大成年人这个百分比累计每周至少 5 次体力活动，每次至少累计 30 分钟左右。然而这一运动量标准只适用于文化特征相似的地区。相对于不同文化体系中的人群，由不同文化决定的特定运动组合方式，可能产生等量的健康福利。这项研究佐证了，在不

同文化背景下,达到相同健康水平个体或者群体所对应的上述测度数据可能存在着运动方式的显著差异。我国农村地域分布广阔,且各地文化形态丰富多彩,只要能够找到适合本地区农民文化特色的运动方式,在提高健康福利水平方面都具有同样的保障功能。

表 9-2　2007—2009 加拿大 20~79 岁家庭人口达到选定体育标准的百分比

每次累积至少 10 分钟中等到高强度的体育活动					
每天至少 15 分钟			每天至少 30 分钟		
7 天活动(天)	百分比(%)	95% 置信区间		百分比(%)	95% 置信区间	
<1	36.7	31.5	41.8	46.6	42.7	50.5
≥1	63.3	58.2	68.5	53.4	49.5	57.3
≥2	41.2	35.3	47.1	29.6	25.3	33.9
≥3	26.5	21.5	31.5	16.8	13.3	20.3
≥4	16.2	12.5	19.8	9.4	6.9	11.9
≥5	8.8	6.3	11.3	4.8	3.2	6.3

数据来源:2007—2009 年加拿大健康测度调查。

由于个体之间的状况存在一定差异,不同年龄段加拿大居民每周运动的天数和每次运动的时间都存在统计上的稳定性(见表 9-2)。这种情况对类似国家或者地区的居民同样适用,而对不同文化特征的人群,由于年龄和个体状况的不同,运动方式和健康水平都存在着显著差异。优美的自然环境和先进文化,可能使那些没有达到这一运动标准的人健康水平更高。而相反的情况是,没有这种合适的可替代活动,可能每周需要用更多频次和时间用于各种具有区域文化特色的体育活动。因此,在文化特征和其他状况类似的情况下,体育活动指标可以有效地用于群体或个体的健康测度。

在不同文化体系中,人口健康公平的概念、目标与途径也存在着巨大差异。健康测度和医疗服务公平在不同的社会群体中由体育运动在内的不同因素共同决定。其中,社会地位、政治因素以及运动技术的挑战是重点问题,这就需要比较健康指标在不同社会群体中所占位置。健康状态核心指标具有区域分异的变化趋势。我国人口的平均预期寿命由解放初期的 35 岁提高到 2010 年的 74.83 岁,并且东部经济发达地区的农村,人口预期寿命更长。发病率、预期寿命、死亡率等健康指标变化反映了自然环境和社会经济条件的变化,而适度调整运动方式,让更多的农民参与到大众体育运动中,成为提高我国当今人口健康水平和生存质量的一个重要方面。

9.2.3 社会福利增长与健康测度方式的变迁

由于我国面临着文化差异和人口健康不平等以及工业化、城镇化、老龄化等挑战,引发了食品药品、饮用水、职业等重大健康安全问题,致使各种传染病和慢性病对居民健康构成双重威胁。这些因素可能通过慢性病引发预期寿命降低,死亡率上升,并直接反映出农民的健康变化趋势以及存在的区域差异。

最新报告显示,我国人均寿命尽管已普遍提高,但东西部省份人均预期寿命相差多达 15 岁。这种差异导致城乡居民疾病负担日益加重,其中以慢性病造成的疾病负担最为沉重。目前,我国农村的肝炎、结核、艾滋病等传染病以及慢性病发病率和死亡率都在不断上升,一些农村地区重大地方病亦尚未得到有效的控制。同时,不合理饮食、缺乏运动、吸烟等不健康的生活状况以及环境污染的加剧,增加了农民的疾病危险因素,使现有的医疗服务资源和公共卫生政策与实际可及性需求存在较大差距,并导致农民的期望寿命和死亡率指标不容乐观。这些指标较好地衡量了农民整体人口的健康水平。其中包括婴儿的出生期望寿命、死亡率,以及 5 岁以下儿童的死亡率(分别指从出生到 1 岁和从出生到 5 岁的死亡概率)和成人死亡率(15~60 岁之间的死亡概率)。公共卫生与儿童死亡率水平和增长趋势通常是显著相关的,因为全球几乎 20% 的死亡者是 5 岁以下儿童,并且农村较为普遍。在低收入家庭,新生儿死亡率占儿童死亡人数很大比例。尽管平均期望寿命反映了农民在特定环境下,基于当前死亡率,预计可以生活的年数,但是不能准确地反映其生活的健康状况。仅仅依照死亡率统计资料不能充分描述和比较不同人口的健康状况,因为这将可能低估由慢性病引起健康不良所承受的经济负担与心理压力,无法提供任何非致命性的健康变化信息。而"健康期望寿命"(HALE)描述了一个人可预计的"身体健康"生活的平均年数,考虑了由于疾病和/或外伤而不能完全健康生活的生命年限。因此,农民健康状况应该包括致命和非致命性的健康结局以及全球最普遍的听力失聪、视力受损和精神疾病等失能状况。农村人的死亡率估计值除了从卫生机构统计部门获得标准数据以外,我们还通过不同文化体系下的人口健康调查,并使用世界卫生组织开发的模型建立寿命表,进行死亡率和期望寿命的估值,这种健康测度方法具有一定的可行性。农村的儿童死亡率,则由世界卫生组织(世界卫生组织是儿童死亡率估计机构的组织(IGME[①]成员)通过协调各会员国使用统一的估计值,推进监督千年发展目标而建立。在研究农民健康指

---

① 为了计算各国健康期望寿命的估计值,使各会员国资料可比,世界卫生组织在用来估计和设计指标的方法标准化上做了很大的努力,对全世界 17 个地区的 135 种残疾原因和 60 个国家的 69 份健康调查进行了分析。

标时,强调这些估计值随着文化的改良存在很大不确定性也很重要。由于不同区域之间经济发展水平以及新技术使用状况有一定差异,使得确定人口残疾参照标准和校正数据局限性显得特别困难,健康期望寿命估计比期望寿命估计更不可靠。鉴于此,世界卫生组织的死亡率和期望寿命估计值的不确定区间可以从农民健康状况调查中获得,并根据实时指标有针对性地进行人口健康计划的制定和农村劳动力改造。

人力资源理论认为,社会福利增长将有效地改善居民健康水平,福利供给大小成为特定时期的健康测度工具。随着我国健康保障体系逐步完善,由过去医疗服务转向包括体育在内的预防保健与健康促进的健康保障方式,政府民生投入政策渗透到保障国民健康的各领域。图 9-2 是我国医疗体系预先发展领域及其预算投入情况,集中反映了人口健康测度的多元化发展,大体上从医疗服务投入转向"民族健康产业重大专项"和"治未病工程"投入。

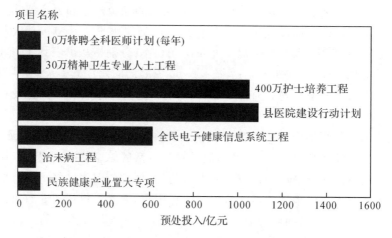

图 9-2　医疗体系优先发展领域及预算投入

数据来源:卫生部《"健康中国 2020"战略研究报告》。

根据我国卫生部《"健康中国 2020"战略研究报告》提出的"减少不同地区健康状况差异"总目标,健康测度将随着国家健康保障政策出台和卫生事业的投入,使健康测度内容发生改变,人们的保健方式也将发生根本性变化。从政府公共福利投入的宏观层面分析,医疗服务有利于减轻或者消除疾病,治未病工程将会有效降低人口发病率。而健康产业重大项目发展对促进预期寿命的增长和降低死亡率将产生积极影响,社会福利增长幅度作为人口健康测度会起到不可或缺的作用。

21 世纪以来,生命科学进步使得越来越多的人从医疗需求向预防保健与健康改善的方向转变,并依靠科技手段与文化交流实现健康长寿。在人口老龄化的研究中,Grossman(1972)认为,老年人预防保健的投资日益增加,个体、家庭和政府应该通过科学的健康测度调整和整合资源,减少老年人因疾病而产生巨额的医疗费用。据统计,发达国家预防老年疾病投资在所有健康项目中占有很大比重,美国国立卫生研究院(NIH)每年与"老龄健康"有关的科研经费近100亿美元,占NIH总经费的35%左右。2004年欧盟启动了"欧洲研究领域老龄化主题"(ERA-AGE),用于相关政策的制定、研究实践和产品开发;英国政府在2007年投入13亿英镑对包括"老龄健康"在内的四大关键领域(其他三大领域分别为气候变化、能源和全球安全)进行研究;日本早在1995年成立的"日本国立长寿研究所",专门研究医学以及相关社会学与其他学科,并认为没有比经济学在讨论这个问题上更具有效率。纵观世界各国老年人健康状况,发现健康长寿的老年人口占总人口比例越来越高,这是通过动态健康测度进行正确投资的必然结果。

建立社会福利增长与老年长寿关系的健康测度研究,使人类生命周期内健康投入比例更趋合理性。老年健康长寿指标可以衡量特定文化区域人口总体的健康状况。基于此,发达国家每年用于健康投入的费用比发展中国家或者贫穷国家要高得多,其老年平均预期寿命较高。在国外研究中,Herzberg(1987)从健康效用出发并根据人力资源理论认为,改善保健条件有助于充分发挥组织成员积极性和创造力的功能,并粗略地估计劳动者体质、营养、工作强度和效率。这种通过生命活动效应预测特定群体健康状况的方法普遍应用于饮食文化与健康调查的研究,在一定程度上提高了利用科技手段和经济理论测度健康的能力。同时,人类生命周期理论逐步被应用到健康管理、控制和调节等各个方面,使得健康测度方法得到改进。Karen(2009)采用医疗费用面板调查和前瞻性群组研究数据,并结合人力资源决策管理(GSRH)方法,将美国非社会福利机构人口作为典型群体进行健康测度,研究认为,医疗总费用带来的人口健康风险预测模型能够指导卫生资源分配与管理。然而即便使用简单的GSRH模型与健康人口分层理论预测未来健康水平也是一种比较复杂的不完整测度方法,这让许多学者努力寻求跨学科的研究思路。近年来,有关健康认知与病人健康状况评估和测度之间关系的证据,在理论上要求测度的主体与对象对各种影响要素有足够的科学认知与文化认知,以便有利于保持各自目标一致。Rawson等(2010)采用METER & REALM(医学术语,识别实验和成年人读写能力的医学快速评估)和自评调查问卷,进行健康认知、神经心理、社会心理以及心血管健康的指标测度,发现METER & REALM与神经心理和心血管功能的健康测度有显著相关性,可以作为一种快速而实用的临床健康测度方法。目前一种直接反映身心状况的自评健康测度法,更多地体现了健康文化影响的综合评价,有着其他健康测度难以取代的价值。西提瑞斯等(1992)运用混合时间序列和横截面数据,证实了国内生产总值如何通过分配促进国民生活方式改善,并最终影响消费的健康福利效应。然而,通过经济因素反映医疗保健支出与健康水平一直以来未能得到有效验证。

当前,国内外相关健康状况测度研究主要涉及健康决定因素分析、健康保障制度设计和资源分配方式,以及健康保障的效益比较等。可是对基于文化体系的健康测度研究还没有形成统一的范式,无法确立定量的健康测度方法。而在各种文化渗透、融合和冲突过程中,人们逐步发现社会协作将增加社区居民的健康水平与生活质量,并且在社区心理健康测度中显得日益重要。Carlson采用加利福尼亚生活质量(CA-QOL)和心理健康消费调查数据的改善计划(MHSIP)评估心理健康,对接受精神治疗的成年受访者进行健康测度和社会功能问卷(SFQ)的相关性分析,验证健康水平与整体健康测度结果存在正相关,支持了居民心理健康的社会效度。在社会保障已经取得较成功的国家,文化的健康影响已涉及人口健康的各个方面,并且越来越显著。

在人类生命周期中,人们通过自觉或不自觉的活动在改变着自身健康状况。科学合理的生命活动将有利于保持或提高预期寿命;反之,会损害个体健康,会导致更多疾病发生。无法控制的遗传和环境因素决定健康的区域特征,社会管理目标之一是在可控的范围内实现健康寿命水平与健康资源效益最大化。可是在不同文化体系下,人们的财富分配与消费方式存在差异,并产生了决定健康状况的行为模式。而设法改变人们的生活方式、经济水平、消费习惯、宗教信仰等使之适应人类健康努力需要承担相应的风险,所以权衡健康投入的成本效益既是科学也是一门艺术。

9.3 考察多元福利对农村经济社会发展的贡献

自从新农合实施以来,浙江通过调整优化农村卫生资源布局结构,逐步完善了县、乡、村三级医疗卫生服务网络,为农村社会化经济发展做出了一定的贡献。通过对浙江农村医疗保障事业的考察发现,新农合实施以来,医疗机构建设发展迅速。在大部分农村地区,县级大病统筹产生新农合受益面小、补偿率低的弊端有所改善,医疗服务效率得到不同程度提高。48.1%的受访农民认为,先付款后报销、手续应简化为"窗口报销""即时结报"等办法,各项农村社会健康福利事业得到了同步发展。

2008年,浙江农民参合人数占农业人口的90%以上,年人均筹资水平135.9元,住院补偿率达31.2%。一些地方设法通过实施住院兼顾门诊统筹模式提高参合农民的受益面。截至2013年末共有卫生机构3万个(包括村卫生室)。各类医院床位 19.7 万张,比上年增长 9%;浙江全省卫生技术人员 35.2 万人,增长 7.1%,其中,执业(助理)医师 13.8 万人,注册护士 13.3 万人,分别增长 6.3% 和 9.4%。医院年诊疗 22211 万人次,比上年增长 7.59%。2013 年末全省预约诊疗网络接入医院 169 家,社区卫生服务中心 63 家,分别增长 1.1 倍和 65.8%。全年甲、乙类传染病发病率为 192.46/10 万,比上年下降 7.98%。孕产妇死亡率为 6.20/10 万;5 岁以下儿童死亡率为 5.87‰,比上年下降 0.65 个千分点。"五苗"接种率保持在 95% 以上。农村医疗事业的发展促进了地区人口素质的提高,带动了浙江籍运动员在各类国际性和全国性比赛中取得了非凡的成绩。2013 年浙江省共获得世界冠军 19 个、亚洲冠军 23 个、全国冠军 348 个。浙江在医疗卫生发展的同时,积极开展城乡体育、娱乐以及各种丰富多彩的预防保健基础设施建设。2013 年,浙江省共创建省级青少年体育俱乐部 24 个、青少年户外体育活动营地 2 个;2013 年末全省共有省级青少年体育俱乐部 360 所,国家级青少年体育俱乐部 133 所;省级青少年户外活动营地 37 个,国家级营地 4 所。全年共销售体育彩票 86.3 亿元,比上年增加 12.9 亿元,增长 17.77%,促进了体育及其相关产业的发展。多元化健康产业政策在很大程度上减少了各类疾病的发病率,有效地提升了包括农民在内的城乡居民健康福利水平,促进了社会经济的发展。

但是相对全国以及东部地区平均水平而言,浙江作为经济发展较快的省份,其农村医疗卫生基础仍然较为薄弱:乡镇每千人医院数为 0.04、农村卫生服务中心数为 0.17、责任医生数为 0.91,村级卫生资源及医疗水平更为有限。47.2% 的农民认为,新农合缺乏有效的费用监控制度,存在着定点医院收费较高等问题。而且定点医疗机构较少,外出务工人员异地就诊报销不便等问题引起社会的广泛关注。调查显示,农民对医疗卫生服务满意率仅为 13.2%,严重制约着农村经济社会的发展。

与此同时,我国农村医疗卫生事业近年来也取得了一定的成就。2013 年末全国已建乡镇卫生院 36899 个,社区卫生服务中心(站)34264 个,诊所(卫生所、医务室)188415 个,村卫生室 646044 个,疾病预防控制中心 3491 个,卫生监督所(中心)2975 个。2014 年末,卫生技术人员达 739 万人,其中执业医师和执业助理医师 282 万人,注册护士 292 万人。医疗卫生机构床位 652 万张,其中医院 484 万张,乡镇卫生院 117 万张。最近 5 年,我国医疗卫生保障事业的快速发展,促进了劳动力素质的提高和收入的增长,农民生活得到了全面的改善。2010—2014 年期间(见图 9-3),各级政府财政的巨大投入,医疗卫生人员数量稳步上升,基本满足新农合发展过程中农民医疗服务的需求。

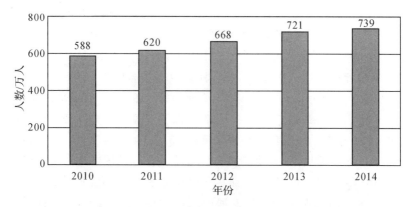

图 9-3　2010—2014 年我国卫生技术人员人数

数据来源:根据国家统计局 2015 年数据整理。

　　当前,我国政府坚持广覆盖、保基本、多层次、可持续的医疗保障指导方针,全面发展农村医疗保障事业,逐渐消除农民消费后顾之忧。以社会保险、社会救助、社会福利为基础,重点建设基本养老、基本医疗和最低生活保障制度,带动了相关产业兴起。在社会经济发展较快的地区,推行以慈善事业、商业保险为补充,加快建立与完善农村社会保障体系。同时,各级政府设法加强农村消费教育,转变农民落后的消费观念,并通过宣传教育,培养农民良好的消费习惯;积极传授现代科学文化知识、市场经济知识以及适合农民需要的致富知识,提高农民综合素质;加强消费知识普及,树立科学的消费理念,促进农民进行享受型、发展型消费和精神文化消费;通过抵制腐朽文化、封建迷信和不良消费习俗保证农民身心健康。这些措施使我国农民社会保障事业取得了明显成效,有力地促进了新农合制度的可持续发展和健康保障效益的增长。

　　医疗保障事业的进步以及由此带来的体育、娱乐、养生保健等多元健康产业发展,带动了农村养老服务业兴起。2014 年末全国各类提供住宿的社会服务机构 3.8 万个,其中养老服务机构 3.4 万个。社会服务床位 586.5 万张,其中养老床位 551.4 万张。收留抚养和救助各类人员达 304.6 万人,其中养老人员 288.7 万人。年末共有社区服务中心 2.2 万个,社区服务站 11.4 万个。2014 年年末全国共有 1880.2 万人享受城市居民最低生活保障,5209.0 万人享受农村居民最低生活保障,农村五保供养 529.5 万人。全年资助 1310.9 万城市困难群众参加医疗保险,资助 4118.9 万困难农民参加新农合。同时,以新农合为主体的农村医疗保障制度的完善,促进了农民生活水平的提高和农村社会保障事业的发展以及城乡居民收入的继续增加。2014 年,我国居民全年人均可支配收入 20167 元,比上年增长 10.1%,扣除价格因素,实际增长 8.0%。农民人均可支配收入 10489 元,比上年增长 11.2%,扣除价格因素,实际增长 9.2%;农民人均可支配收入中位数为 9497 元,增长 12.7%。农民全年人均纯收入为 9892 元。收入增加刺激了消费的增长,促进了产业的优化升级。全国居民人均消费支出 14491 元,比上年增长 9.6%,扣除价格因素,实际增长 7.5%。按常住地分,城镇居民人均消费支出 19968 元,增长 8.0%,扣除价格因素,实际增长 5.8%;农民人均消费支出 8383 元,增长 12.0%,扣除价格因素,实际增长 10.0%。这些数据反映了农民物质条件改善,并将有效地保障农民健康的物质供给,减轻了导致疾病的心理压力。城乡居民收入来源(见图 9-4),主要来自工资性收入和经营收入;大量农民工向城市流动是农民收入增长的主导因素;另外,网络经济发展以及良好的投资创业环境不断催生了大量的小微企业,为农民经济社会事业的进步注入了新的活力。

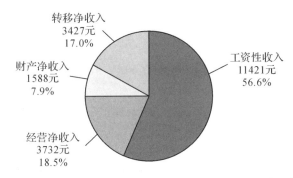

图 9-4　2014 年按收入来源划分的居民收入来源及所占比例

数据来源:根据国家统计局 2014 年数据整理。

　　农民收入的增长成为农村医疗保障多元化发展的物质基础,促进了城乡居民健康保险意识不断增强,以及社会保障事业的发展。2015 年国家统计数据显示,2014 年年末全国参加城镇职工基本养老保险人数达 34115 万人,比上年末增加 1897 万人。参加城乡居民基本养老保险人数 50107 万人,增加 357 万人。参加基本医疗保险人数 59774 万人,增加 2702 万人。其中,参加职工基本医疗保险人数 28325 万人,增加 882 万人;参加居民基本医疗保险人数 31449 万人,增加 1820 万人;参加失业保险人数 17043 万人,增加 626 万人。2014 年年末全国领取失业保险金人数 207 万人。参加工伤保险人数达 20621 万人,增加 703 万人,其中参加工伤保险的农民工 7362 万人,增加 98 万人。参加生育保险人数达 17035 万人,增加 643 万人。按照年人均收入 2300 元(2010 年不变价)的农村扶贫标准计算,2014 年农村贫困人口为 7017 万人,比上年减少 1232 万人。社会保障事业发展有效地带动了城乡居民消费层次的提升,以及养老服务业与老年护理等相关产业的兴起,并使得消费结构发生了新的变化(见表 9-3)。相对于其他消费项目,农民在医疗保健和个人用品方面的消费增长较快,娱乐教育文化用品及服务领域的消费增长迅速,这对农民多元健康福利增长将产生积极影响。

表 9-3　2014 年居民消费价格比上年涨跌幅度　（单位:%）

指标	全国	地域	
		城市	农村
居民消费价格	2.0	2.1	1.8
食品	3.1	3.3	2.6
烟酒及用品	-0.6	-0.7	-0.5
衣着	2.4	2.4	2.4
家庭设备用品及维修服务	1.2	1.2	1.2
医疗保健和个人用品	1.3	1.2	1.5
交通和通信	-0.1	-0.2	0.0
娱乐教育文化用品及服务	1.9	1.9	1.7
居住	2.0	2.1	1.9

数据来源:根据国家统计局网站相关数据整理。

　　当前我国农村基础设施和消费环境不断得到了改善。农村的道路网、供电网、供水网、通讯网和广播电视网等重点项目建设全面展开;逐步改变了供电不足、交通不便、商品流通不畅、市场秩序混乱等问题,加快了农民消费结构的升级。城乡居民收入持续增加可能将从基本消费需求向健康消费需求转移,并带动农村相关健康产业发展。国家统计局数据显示,2013 年,农民人均纯收入8896 元,比上年增长 12.4%,扣除价格因素,实际增长 9.3%;农民人均纯收入中位数为 7907 元,增长 12.7%。城镇居民人均可支配收入 26955 元,比上年增长 9.7%,扣除价格因素,实际增长 7.0%;城镇居民人均可支配收入中位数为24200 元,增长 10.1%。根据从 2012 年四季度起实施的城乡一体化住户调查,全国人均可支配收入 18311 元,比上年增长 10.9%,扣除价格因素,实际增长为8.1%。农民食品消费支出占消费总支出的比重为 37.7%,比上年下降 1.6 个百分点;城镇食品消费支出占消费总支出的比重为 35.0%,下降 1.2 个百分点。可见城乡居民收入的差距在一定范围内仍然存在。而统计数据表明,随着农民收入增长,农民消费意向和消费价格发生了新变化。图 9-6 显示了 2009—2013年农民人均纯收入的变化趋势,也反映了多元健康福利体系建设所取得的初步成效。

　　人口健康是国民经济和社会发展的根本。我国的新农合制度印证了这一论断的科学性。截至 2014 年末,全国参加城镇职工基本养老保险人数 32212

万人,比上年末增加 1785 万人。参加城乡居民基本养老保险人数 49750 万人,比上年末增加 1381 万人。参加基本医疗保险人数 57322 万人,比上年末增加 3680 万人。其中,参加职工基本医疗保险人数 27416 万人,增加 930 万人;参加居民基本医疗保险为 29906 万人,增加 2750 万人。参加失业保险人数 16417 万人,增加 1192 万人。全国领取失业保险金人数 197 万人。参加工伤保险人数为 19897 万人,增加 887 万人,其中参加工伤保险农民工 7266 万人,增加 86 万人。参加生育保险人数 16397 万人,增加 968 万人。2014 年,全国 2489 个县(市、区)实施了新农合制度,参合率达到 99.0%;1—9 月新农合基金支出总额为 2067 亿元。按照年人均纯收入 2300 元(2010 年不变价)的农村扶贫标准计算,2013 年农村的贫困人口为 8249 万人,比上年减少 1650 万人。

由于实现了稳健的计划生育政策和健康保障计划,我国人口数量和质量稳步增长。国家统计局统计数据表明,2014 年年末全国内地总人口为 136782 万人,比上年末增加 710 万人,其中城镇常住人口为 74916 万人,占总人口比重为 54.77%。全年出生人口 1687 万人,出生率为 12.37‰;死亡人口 977 万人,死亡率为 7.16‰;自然增长率为 5.21‰。全国人户分离的人口为 2.98 亿人,其中流动人口为 2.53 亿人。我国城乡人口的变化(见表 9-4)基本上适应国民经济和社会发展对劳动力的需求。

表 9-4　2014 年年末人口数量及其构成

指标	年末数(万人)	比重(%)
全国总人口	136782	100.0
其中:城镇	74916	54.8
乡村	61866	45.2
其中:男性	70079	51.2
女性	66703	48.8
其中:0～15 岁(含不满 16 周岁)	23957	17.5
16～59 岁(含不满 60 周岁)	91583	67.0
60 周岁及以上	21242	15.5
其中:65 周岁及以上	13755	10.1

数据来源:根据国家卫生计生委 2015 年数据整理。

我国人口数量有序增加、城乡人口合理配置以及劳动力素质改善,促进了国民经济稳定增长。初步核算,2014 年全年国内生产总值 636463 亿元,比上年增长 7.4%。其中,第一产业增加值达到了 58332 亿元,增长 4.1%;第二产业的增加值达 271392 亿元,增长 7.3%;第三产业增加值 306739 亿元,增长 8.1%。第一、第二、第三产业增加值占国内生产总值的比重分别为 9.2%、42.6%、48.2%(见图 9-6)。

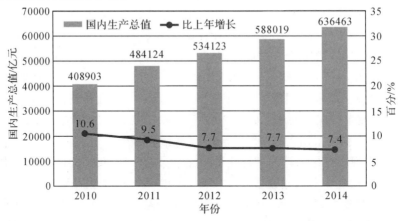

图 9-6　2010—2014 年我国国内生产总值及其增长速度

数据来源:根据国家统计局 2015 年数据整理。

在健康人口稳定发展的同时,就业继续增加。2014 年年末全国就业人员达 77253 万人,其中城镇就业人员 39310 万人。全年城镇新增就业 1322 万人。年末城镇登记失业率为 4.09%。全国农民工总量为 27395 万人,比上年增长 1.9%。其中,外出农民工 16821 万人,增长 1.3%;本地农民工 10574 万人,增长 2.8%。自从 2003 年开始推行新农合医疗以来,农村劳动生产率稳步提高;2014 年国家全员劳动生产率为 72313 元/人,比上年提高 7.0%,其中农民劳动力人口占了很大比重。这种情形在 20 世纪八九十年代后与 21 世纪初相比,存在很大反差。20 世纪八九十年代时仅有 5%～10% 的农民拥有医疗保险,农民未来的支出(特别是医疗支出)和收入不确定性增加,导致一度产生严重的"农民因大病出现的致贫、返贫"现象。

我国农村医疗保障方式的变革促进了经济社会进步,这是历史发展的必然。新农合制度是在社会转型过程产生,并在正确的农村改革开放政策推动下实行。这种稳定的政治格局构成了农村社会转型的主要背景,医疗保障体系的转型也是在统一的国家意志下有计划有步骤地进行。在计划经济时期,我国严格限制城乡之间人口流动,人为地推行城乡医疗保险分管体系,形成不稳定的二元社会结构。在市场经济条件下,这种二元社会结构的弊端逐渐显现并进一步加重,严重阻碍了劳动力、资金、原材料、商品等在城乡之间的市场性交换,不利于顺畅的社会流动。区域人口健康不平等使得城乡不平衡的"马太效应"不断加强,20 世纪 90 年代末到 21 世纪初,城乡经济不公平越来越严重,并为农民和农村发展设置了障碍,这就使得我们为解决当今的"三农"问题付出了沉重的代价。值得庆幸的是,随着医疗改革的推进以及工业化和城镇化的快速发展,为农村经济社会的发展和生活方式的提升改造提供了良好的机遇。如果继续将农民的医疗保障建设排斥在工业化和城镇化进程之外,我国经济的结构性矛盾和社会矛盾将更加突出与尖锐。因此,我们必须调整经济和社会事业发展战略,深化经济社会管理体制改革,实现城乡产业平等发展,赋予城乡居民平等的就业权、健康权、教育权和发展权,建立平等和谐的社会关系。推进城乡医疗保障一体化进程,必然对消除区域发展不平等产生长效的积极的推动作用。

随着农村改革的不断推进,以医疗保障为重点的健康产业在农业生产、分配、交换、消费以及社会事业发展过程中的基础性作用更加深入。医疗服务、体育健身、养生保健等一列多元健康保障体系的形成与发展,必将促进和完善农村社会保障公共服务建设。多元化健康产业在农村发展的同时,政府应该逐步增加对农村的公共服务供给,为个体的市场风险影响提供外部性保护。同时,建立和完善普遍的社会保障等公共服务体系,让更多的机构、组织和团体参与到农民健康保障体系建设中,带动相关产业在农村市场的发展。这种努力一方面会填补因市场进入而产生的传统社会功能解组所产生的震荡;另一方面,逐渐建立外部替代性保障,可以降低农村地区的市场阻力,加速健康产业的市场化进程,增强农民健康福利水平。总的看来,农村社会的发展和转型,归根到底要通过城乡医疗保障体系一体化建设实现人的发展与转型,城市农村社会的主体力量农民逐步摆脱传统的小农保守意识,开始以一种新的形象改造农村人口素质,并积极地参与到市场竞争过程中去。在这个过程中,农民能够有效地通过自身组织来维护和争取自己在健康保障中的合法利益,使每个农民自身能够以正当的途径创造更多的财富,平等地享有健康福利和改革成果。在马克思看来,社会发展最高目标是实现每个人自由而全面的发展。因此,农村社会转型的终极目标也应该通过农民人口素质改良指向这一共同目标。

10　新农合建设的相关配套

10.1　新农合建设中基础设施建设

　　配套基础设施落后是农村医疗卫生资源供给不足且利用率较低的主要原因之一。新农合除了相关的制度建设以外，各级政府还需要在农村进行广泛的基础设施投入，以确保有限的卫生资源得到有效利用。调查显示，在实施合作医疗地区，如果乡镇卫生院业务量增多，参合农民的次均诊疗、住院费用将明显降低。然而，医疗卫生基础设施在新农合实施之初相当落后，这是由于1997年全国县级医院和乡镇卫生院的病床使用率分别为57.8%和34.5%，比1990年分别下降了24.4%和8%，这使得21世纪初的农村基层设施建设进展缓慢。

　　研究表明，新农合制度实施过程中主要存在以下困难：(1)相关政策不配套甚至发生冲突，造成农村医疗卫生基础的社会投资缺乏统一政策方向、原则和规划；(2)各级政府财政紧张，投入太低，投入比例不合理，导致新农合基础设施资金难以足额到位；(3)缺乏有效和规范的筹资手段，特别是困难农民无筹资能力，形成医疗服务需求主体缺失，有效需求降低，加大了一些地区的基础设施投入风险；(4)管理粗放，新农合在各地农村筹资和补偿水平的确定缺乏科学测算，一定程度上降低了基础设施的使用效率；(5)一些农村参合率低，缺乏医疗保健医生，农民对自身的权利与义务并不清楚，更无法利用医疗基础设施改善自身健康状况；(6)缺乏群众监督，财务不公开，基础设施建设基本挪用与借用情况严重。

　　自2003年起，根据我国《关于进一步加强农村卫生工作的决定》，中国开始了在全国范围内试行并逐步推广新农合制度，制定了相应的农村医疗服务基础设施投资计划。新农合作为一种新的医疗保障计划，旨在通过医疗卫生基础设施的建设利用，缓解农民因病致贫和因病返贫现象，并为农民获得基本医疗卫生服务提供健康福利保证。它由中央政府、地方政府和农户共同筹资，建立以住院统筹和门诊统筹为主的新农合基金，这些基金主要用于医疗基础设施、医疗服务人员培养和教育宣传等项目的费用,以解决农民"看病难、看病贵"的问题上发挥重要作用。自新农合实施以来,2003—2009 年,农民的人均筹资水平从 30 元上升至 100 元(其中,政府补贴从 20 元上升至 80 元);参与新农合人数从 0.8 亿升至 8.3 亿;参与率从 75% 升至 94%,提前并超额完成了"十一五"规划要求覆盖面达到农村人口 80% 以上的目标。可是各地农村医疗基础设施建设滞后以及卫生资源配置不合理现象仍十分严重,农民无法通过基础设施的广泛利用增加医疗服务的可及性,反而由于过度依赖医疗保健给基础设施带来的压力,这种局面给农民健康福利增长提出了严峻的挑战。

10.2 健康消费支出的收入递增理论研究

消费支出在某种程度上将促进个人收入的增长和社会经济的发展。通过合理健康消费支出构建完善的农村社会保障制度体系,是促进农民自身发展的重要组成部分之一,也是建设社会主义新农村的一项主要任务。而以新农合为主体的医疗保险作为补偿疾病所带来的医疗费用的一种保险,其产生的经济效益将通过对劳动力素质的改良促进农民总体收入的增加。因此,与医疗保障一样,所有健康消费支出将会以不同方式减少疾病,促进农民收入递增。

然而,我国农民的健康消费支出比例很低,他们大多数存在着较强的预防性储蓄动机。这种预防性储蓄动机是由于目前农村社会经济现实使农民对自己未来的收入或支出水平形成某种不确定性的预感,而不确定性程度越大,预防性储蓄越多。农村社会医疗保险制度的完善,不仅能够为农民医疗保健提供基本的保障,而且可以降低未来不确定性程度,因此,完善的农村医疗保障制度在一定程度上除了体现政府与组织的社会责任外,还对刺激农民的消费需求产生积极的影响。而新农合作为农民突发大额医疗费用的保障方式之一,在减少未来消费不确定性存在着同样的功能。根据预防性储蓄和缓冲式储蓄理论,新农合制度实施以来,农民预防性储蓄水平会有所降低,并促进当期整体生活消费增加,从而提高消费的健康福利水平。基于这一推理,可以得出不确定性是影响农民健康消费行为的主要因素之一,直接影响着农村劳动力的改造。长期以来,一些学者对新农合的农民储蓄与消费行为进行过探索性的研究。栾大鹏等(2012)考察了新农合对农民消费的影响,研究表明,由于该制度减少了未来支出不确定性,整体上提高了农民在医疗保健方面的消费支出,推动了消费水平提升。这主要因为新农合对于平衡农民的消费行产生一定的作用。对多数农民来说,疾病产生的经济担忧几乎很少,很多农民只考虑日常消费项目的支出分配和近期经济承受能力。实证研究发现,参合对于农民储蓄存在减少效应,并且在统计上非常显著。他们将这些本来用于储蓄的资金用过各种消费,而这些消费都会直接或者间接地影响到家庭成员的健康水平和生活质量,从而影响到农村劳动的改造或者劳动力再生产。根据 2004 和 2006 年 CHNS 提供的参合与未参合农民家庭营养摄入量比较的微观数据,我们发现与参合农民相比,未参合家庭显著减少了蛋白质、碳水化合物以及热量等营养物质的摄入量。但是,农民获得新农合医疗报销对其消费水平并未产生实质性影响。当疾病发生时,参合农民可能用于食品等项目的消费支出比例下降。总体上,自从新农合开始试点并推广以来,农民就诊和住院的人次显著增加,医疗保健消费支出大幅度上升,农村人口的整体健康福利增加,而其他项目的消费在一些落后地区可能会有所削减。而在有些农村地区,农民日常生活开支增长较快,基本上都大于健康消费支出,有些甚至由于不合理消费结构导致农村人口健康严重受损。从新农合实施前后几年的比较来看,农民人均医疗保健消费的年均增长率,从 1999—2002 年的 11.4% 上升到了 2003—2006 年的 16.71%。但是根据新农合实施前后我国农民生活消费整体支出的变化情况显示,农民医疗保健消费支出总体比重的上升幅度却非常有限;医疗消费年均增长率由 1999—2002 年的 7.42% 下降到 2003—2006 年的 4.6%。这两方面年均增长率变化如此之大,主要由于新农合在促进农民医疗服务消费支出增加的同时,不但没有适当开发非医疗性的农村预防保健市场,反而通过不合理的政策导向刺激农民的日常生活消费。收入增长是农民消费水平提升的物质保证,它有效地推动农民的整体生活品质和劳动力素质,并进一步地推动农村产业结构的优化升级和农民收入的增加。21 世纪初以来,农民消费水平显著提高,消费结构不断升级,正在逐步从温饱向全面小康生活目标迈进。但是农民消费支出总体增长较慢,消费结构层次偏低,健康产业、信息技术、环保以及文化娱乐等领域的农村市场发育迟缓,难以满足农民提升生命质量的需求。

农民消费结构存在的主要问题表现为以下几个方面制约着农民健康福利和收入的增长:一是城乡消费二元结构明显。2010 年农民人均消费支出不及城镇居民 1/3,城镇居民的耐用品拥有量、医疗服务和文教娱乐等消费支出的总量和比例均明显超过农民。二是农民的消费结构层级低。根据联合国标准,1978—2010 年我国农民生活水平已经由温饱进入小康阶段,但农民恩格尔系数仍高出城镇居民约 5.4 个百分点。三是以发展与享受型为主要的农村服务性消费增长缓慢,农民在医疗卫生、文化娱乐和通信等方面的消费都处在低层次水平。目前农民消费仍然停留在生存型的实物性消费等级上,新型服务业的消费市场份额偏低。提高农民消费层次和水平本质上就是要通过劳动力改造增加农民收入和支付能力。

健康福利不只是反映人们生活品质的改善，还体现了人口结构改良和劳动力素质提升带来的收入增长。农村消费拉动不单单为了拓展产业市场，提高生活性消费水平。更重要的是，通过消费提升劳动力素质以及农业劳动力的转移就业，并有效利用现代科技与先进的管理理念改造传统农业，加快现代农业发展步伐，促进农村经济社会进步。在本章的研究中，我们通过可能影响农民消费的变量控制，考证新农合在促进农民消费方面是否具有稳健性和多元性，并从侧面验证健康对收入水平的影响。因为只有良好的健康状况和稳定的收入，才能保证消费活动的持续进行，从而有效地带动产业发展。关于影响农民消费的主要因素包括：第一，根据生命周期理论，合理消费能够有效改善健康状况，而农民家庭拥有固定资产数量与个体的健康之间大多数存在着一定的负相关。第二，农民收入和受教育程度与其消费水平之间存在着密切关系，而受教育程度较低的农民往往很少有合理预期，他们的未来不确定性更高，并在很大程度上降低当期消费水平，从而造成维护健康的必要消费不足。第三，相对价格水平影响着农民消费，以过去一年的价格为基准得到的价格指数较低，而农民更倾向于以当年商品价格与前一年价格比较为基础，对下一年进行价格预期，这种情况大多会减少农民的当前消费，并以较低的劳动水平进行下一年的生产活动。第四，我国性别比例失衡，男性严重多于女性，这种性别差异影响消费，并导致一些适龄男性难以成家，家庭财富多寡成为衡量婚姻的主要筹码，这种为了结婚而进行消费压缩的状况，影响着农民身心健康。

针对上述情况，新农合在刺激农民消费和改良农村劳动力素质中发挥了显著作用。这是由于新农合制度实施减轻了农民对未来疾病风险的不确定性，继而推动了其预防性储蓄水平下降。新农合消费的健康福利效应整体研究表明，以农村医疗保障体系建设为契机，能够通过完善农村市场化进程，提升农民消费需求水平，拉动我国整体消费增长，有效地促进社会主义新农村建设全面开展。然而，值得关注的是，近年来我国老龄化的加速使得农民家庭在抚养儿童和赡养老人方面消费支出加大，这会对其他方面消费支出产生较大的挤出效应。因此，从长远来看，我国政府只有通过健全以新农合为主体的农村医疗保障体系，才能有效地促进农民消费的持续增长和农民收入水平的提高。

适度的消费支出不但可以拉动经济增长，而且以不同的方式增加健康存量，促进劳动力结构优化。农民通过消费改善自身健康状况已成为经济发展初期重要的健康路径，尤其是从食品紧缺到相对过剩早期。饮食不足将导致农民营养不良，良好的健康状况难以保证，更无法从必要的教育和生产劳动。疾病带来的痛苦与损失令人担忧；它不仅使病人忍受精神和肉体上的折磨，以及家庭与朋友精神上的痛苦，而且还要付出疾病引起的一系列经济上代价。用于健康的消费支出增加将以不同方式促进收入增加。而无论是政府或社会提供的健康物品和服务,还是个人自有财富支出,大多数是通过消费获得劳动力改良而使收入增加,并且随着消费水平提高,健康福利也将会随之增长,除非是那种过度的或者不合理的消费。比如,只重视储蓄而忽视必要的消费效用,将会削弱再生产的动力。劳动方式的改变使当今农村人口结构和价值观发生了变化,这种变化是影响农民消费水平的重要因素。而根据凯恩斯的经验猜测,平均消费倾向随收入水平上升而下降。而莫迪利安尼和曹(Cao)通过生命周期模型推导发现,居民储蓄率与收入增长率正相关,通过简单代换即可得出,居民消费率与收入增长率负相关。这主要归诸不良的生活方式引起消费结构扭曲,从而对健康产生负面影响。研究表明,我国农业生产受到不可预测的自然因素影响较大,农民都存在着较强的预防性储蓄动机。当农民对于未来收支水平存在不确定时,会产生预防性的储蓄行为,并且这种不确定性大小与预防性储蓄高低之间存在着正相关。新农合的实施不仅为农民的医疗服务提供基本保障,而且有利于降低农民未来收支的不确定性程度。因此,新农合除了赋予农民健康保障的社会责任以外,还对刺激农村消费需求,促进农民多元保健需求的增长起到了一定积极作用。按照预防性储蓄和缓冲式储蓄理论,新农合制度一定程度上降低了农民预防性储蓄水平,提高当下整体生活消费支出水平。

自从我国各地开始新农合试点并逐步推广以来,农民的就诊人次和住院人次明显增加,农村医疗保健消费支出水平大幅提高。根据 2000—2007 年《中国统计年鉴》不难看出,新农合实施前后农民人均医疗保健消费金额的年均增长率,从 1999—2002 年的 11.4％上升到 2003—2006 年的 16.71％。即使存在这样一个看似令人欣慰的事实,但研究发现,这一时期内农民医疗保健的消费支出占整体生活消费支出的比重上升幅度非常有限。年均增长率从 1999—2002年的 7.42％下降到 2003—2006 年的 4.6％。出现这种情况主要原因在于,新农合在促进农民医疗保健消费支出水平提升的同时,并未采取相应的措施遏制农民过度消费,反而还促进非农村生活消费市场的拓展。为验证新农合对于促进农民消费和收入所带来的积极影响,可以将农民一般性消费作为解释变量并不依赖于某一特定环境(Loayza、杨汝岱和万广华等,2003,2009),而且囊括了经典消费理论所描述的主要消费影响因素。在对描述性分析进行检验的基础上,有关新农合健康消费研究对近几年中国统计年鉴中所反映的农民消费支出进行数据处理,并重新定义医疗保险消费。从已有的研究发现,消费宏观理论,除凯恩斯收入决定论外,最受关注的对现实具有解释力的理论还包括持久性收入和生命周期理论。持久性收入理论将财富或者预期收入水平作为储蓄和消费的主要决定因素。然而,金融体系发展落后的农村在劳动力资本与货币收入之间具有很强相关性。一般来说,农民收入水平越高,越倾向于投资健康,而这项投资通常为其家庭带来货币收入的增长。而传统的收益测量方法采取总收入减去其可预期部分残差估计未来收入,这种方法具有不确定性,尤其是健康福利估算方面。从宏观意义上分析,选择农民健康状况比选择农村总体年龄结构将更为合理地反映区域的消费水平,没有良好的健康难以促进一般性消费水平的提高,反而会由于医疗费用的加重变得更加贫困。一般来说,对于农村消费面板数据回归模型和抽样调查结果得出,对于收入、一般性消费比率以及新农合而言,它们对农民消费支出所产生的健康福利边际弹性,大体上是一致的,并且存在着一定的平衡。

10.3 饮食、环境和公共卫生

本节阐述某些饮食、环境和公共卫生与增加农村人口死亡率和发病率相关的可预防危险因素,这些与健康状况相关行为的数据通常来自家庭调查。某些情况下,当没有家庭调查数据时,可使用统计技术做出估计。而估算计值效度取决于抽样结构和使用方法的整体质量,调查员的培训、数据质量保证措施和数据的统计分析,以及应答者提供准确应答的能力与意愿。

长期以来,农村不安全的饮用水和缺乏卫生设施,是导致农民慢性病多发的主要根源。引发农民疾病的主要因素涉及农民家庭通常使用固体燃料、婴儿体重偏低、不良的婴儿喂养习惯导致幼童期营养不良、饮酒过量与吸烟、超重或肥胖以及不安全性行为等。农民家庭使用的固体燃料可能成为室内的空气污染源。使用诸如农作物秸秆、柴草、木头、木炭等固体燃料与儿童肺炎和其他急性下呼吸道疾病的死亡率的增高及成人慢阻肺和肺癌(使用煤炭地区)死亡率的增高有关。农民吸烟流行率是考察与烟草相关疾病负担的重要因素。而饮酒过量则可能引起酒精依赖、肝硬化、癌症和意外伤害。农村不安全的饮用水供应系统、不良的公共卫生和个人卫生习惯会加重腹泻(包括霍乱)、血吸虫病、沙眼和肝炎的传播。尽管与 2000 年相比,现在全球越来越多的人正在使用改良饮用水来源和卫生设施,但改良速度需要继续加快以实现 2015 年相应的千年发展目标。改良饮用水来源包括:住所、小区或者院中的自来水、公共自来水/街喉、钻井/管井、受保护的挖井、受保护的泉水、收集的雨水和瓶装水等。改良的卫生设施是将人类排泄物卫生地与人类接触物分离开来的设施,包括抽水马桶或与下水道相通的冲洗式公共厕所、化粪池或化粪坑、通风茅厕、除便孔外整体由水泥板或其他材料平板罩住的茅坑和堆肥厕所。联合国千年发展目标是到 2015 年没有可及的安全饮用水和基本卫生设施的人口比例减少一半,使用改良饮用水源是指可及的安全饮用水。类似地,代表基本卫生设施可及性指标反映了使用改良卫生设施的农村人口比例。

当前营养供给是衡量儿童生长发育状况最广泛的使用的指标,农村儿童普遍患有体重不足、发育迟缓和超重等营养不良症状。新生儿和儿童发育迟缓反映了出生后甚至出生前营养不良和感染的累积效应。慢性营养不良很可能对健康的影响最严重而持久。体重不足可能反映出消瘦的状态,如相对身高而言体重低。消瘦是指体重消耗过快,伴有或不伴有发育迟缓。提供一定数量和品质的饮食,是当前增加农民营养水平与健康人力资本的主要途径之一。根据福格尔和理查兹等人研究表明,饮食消费与营养水平提高至少能够从以下几个方面增加人类健康水平:第一,饮食供给增长能够缓解饥荒危机,降低死亡率,提高人均寿命,从而导致人口的持续增长;第二,饮食消费和营养水平提高能够使个体避免由于营养不良而导致的各种疾病发生,降低发病率,促进个人参与劳动实践;第三,也是福格尔认为最重要的一点,饮食消费和营养水平提高改善了人类体魄和身体结构,增强了人类对疾病的抵抗能力,降低了死亡率,提高了劳动强度。

营养干预有助于增进贫困者的人力资本,提高他们获取收入的能力,因而也是反贫困的重要手段之一。这在人口统计上表现为,不同地区各个年龄段人口死亡率与发病率下降、人均寿命增加以及社会平均健康质量与身体素质提高。从能力动力学角度来看,福格尔的健康人力资本对经济增长贡献体现在两个方面:一方面,由于饮食消费和营养的提高以及人们衣食住行条件的改善所带来的健康人力资本的提高,能够提高总人口中参与劳动人数比率;同时也能增加个人参与劳动的时间。另一方面,从长期来看,饮食供给和营养水平的提高改善了人类的体魄和身体结构,劳动强度和生产效率得到了提高,这就提高了个体在劳动中的产出。影响人的健康的环境有三种:自然环境、人为环境和社会环境。自然环境包括空气、水和土壤;人为环境包括居住环境或家庭环境(如水源供应、卫生设施、室内空气、住房条件、家庭护理等)和工作环境(如有毒化学物质、噪音、安全保护措施等);社会环境包括交通、食品药品安全、生态保护、温室效应等,以及是否有社会孤立、社会排斥、低工资、受教育程度低和社会地位低、高压力工作、抑郁和不能控制自己命运等不利健康的心理因素。中国发展研究基金会2007—2009"贫困地区寄宿制小学学生营养改善项目"研究发现,12%的贫困学生存在发育迟缓现象,而寄宿生由于生活成本较高和学校供餐状况不理想,营养不良问题尤为严重:男女寄宿生比重分别比全国农村学生平均水平低 10 千克和 7 千克,身高低 11 厘米和 9 厘米。

在新农合实施过程中,我国大部分农民人均基本公共卫生服务经费标准提高到 40 元,其中新增部分继续向基层和村医倾斜。健康档案电子建档率达到 80％以上,高血压、糖尿病患者逐步推行规范化管理。农村孕产妇住院分娩率不断提高,并提供住院分娩补助。在农村妇女预防保健方面,各地在普遍实行宫颈癌和乳腺癌检查,为农村妇女增补叶酸预防神经管缺陷。与此同时,继续推进儿童重大公共卫生项目,包括提供儿童营养包和新生儿免费疾病筛查服务。实现预防艾滋病、梅毒和乙肝母婴传播项目全覆盖,推进免费孕前优生健康检查项目城乡全覆盖。加强孕产妇和新生儿急救网络建设,持续降低孕产妇和婴儿死亡率。

10.4 推进健康教育

健康教育是新农合运行的核心内容之一,主要通过有计划、有组织和有系统的社会教育活动,促使农民树立健康意识、改变不良的生活方式,以降低或消除影响健康的危险因素,并通过政府公共管理职能加强疾病的预防保健建设,促进农民自觉地选择有益于健康的生活方式,提高自身的生命质量。同时,为了推进健康教育,监管部门需要不时地对健康教育活动进行考核与评价。

健康教育是也是新农合医疗卫生事业的重要组成部分和护理事业发展的新方向,它推动医疗服务从单纯的治疗和护理功能转化为预防、康复、养生等综合功能,在疾病治疗上满足了患者及家属对保健知识的需求。同时,健康教育必将在促进农民患病的医疗效果、降低致残率及疾病复发率、提高人口的健康水平等方面取得一定成效。但是还有相当一部分医疗机构及其服务人员,特别是在农村地区,健康教育十分滞后,有不少问题亟待解决;在新农合医疗服务的过程中,医生没有针对一些常见病、多发病展开相关的教育指导。

10.4.1 慢性病的危害

健康教育可以增强人们的健康意识,提高健康水平,从而有效地减少国家和个人的医疗支出。然而,我国仅用于慢性病治疗的花费每年就需要约 3000 亿元,并且各种疾病发病率仍在持续上升。如果不及时采取有效措施从根源上加以防范,预计在未来 10 年中,仅糖尿病、中风、肿瘤和心脏病等主要病种就将给我国带来至少 5500 亿美元的经济损失。世界卫生组织的报告认为,慢性病是目前世界上首要的死亡原因,但是在国际健康与发展议程上被广泛忽视,而大部分慢性病是可以预防的,其中不健康饮食、缺乏锻炼和使用烟草是造成慢性病的三大关键因素(2005 年 10 月)。在农村地区推进健康教育,能够显著提高农民预防保健意识,减轻疾病的发生和新农合的医疗负担。

随着农村经济社会发展,农民的饮食结构与生活习惯发生了很大变化,营养失衡导致的各种疾病发病率不断上升。国内外研究证实,45.0%的疾病和60.0%的死因与个人不良生活方式有关;在危害人类健康疾病中,60.0%以上可以通过健康教育与健康促进达到预防目的。防患于未然的人类健康行为主要表现为使人群接受全面的健康教育,以减少疾病风险。我国将健康教育列为21世纪疾病控制与预防以及促进初级卫生事业发展的重要途径之一。这是因为生物医学手段对大多数慢性病的治疗与康复作用有限且成本巨大。而由于农民文化水平相对较低,健康保障方式单一,预防保健知识欠缺成为农民健康状况不容乐观的主要原因。根据我国2002年居民营养与健康状况调查发现,农村18岁及以上成年人高血压患病率为18.6%,知晓率为22.5%,控制率仅为3.5%。《中国慢性病报告》显示,2000年农村慢性病死亡比例高达79.5%。因此,在农村开展慢性病等健康教育,提高农民保健意识,不仅直接改善他们健康水平,还能够为农村发展提供必需的人力资本,更可以减轻农民"因病致贫、因病返贫"的经济压力,这将对我国新农合的可持续发展和社会主义新农村建设起到积极的推动作用。加强农民健康教育已经成为一项重大而又紧迫农村社会事业。

10.4.2 推进农民健康教育

推进农民健康教育可以有效减轻疾病带来的巨大损失和新农合的医疗负担。当前农民健康教育主要方式是宣传教育和行为干预,建立有助于农民个体和群体改变不良健康行为的教育目标与实施计划,以促进农民的健康理念和生活方式改良。目前,农民健康教育工作一般由当地卫生行政部门结合当地多发病情况,依托县、乡、村三级疾病防控体系和医疗机构组织开展。政府和卫生职能部门通过制度、法律和政策引导,并以规划投入的财政为物质基础进行健康教育活动。疾病防控主要面向一般农民群体,而各级医疗机构作为疾病医治服务的供方则主要面向患者及其家属。这些农民主要通过医生面对面指导、健康宣传手册与宣传栏、广播电视健康栏目以及专题健康宣传活动等形式,开展各类农民健康教育活动。政府及有关部门应该加大这方面的公共卫生基础设施投入,促进农民在疾病治疗期间充分利用健康教育资源。针对各种慢性病等各种疾病对农民健康损害的日益加重,各级地方政府应该引起高度重视,加强健康农民健康教育的投入;基层医疗机构必须积极主动地开展各种形式的丰富多彩的健康教育活动,促进农民健康教育意识的不断加强,提高他们获取健康知识的主动性。鉴于农民健康教育出现的供需不足现象,我国可以根据经济学特征做进一步思考,适当地通过市场加入调整农民健康教育的窘状。

近年来,我国农村健康教育活动日益增多,活动项目内容丰富;亿万农民的健康教育促进活动,农村卫生保健教育项目,妇幼保健项目等有效地加强了农民保健意识;文化、科技、卫生"三下乡"活动,使得农村改厕项目得以顺利进行。在很多农村地区,地方政府积极引导农民广泛地组织创建健康促进学校,组织预防艾滋病、防治血吸虫病等健康教育项目,倡导创建文明小康村镇。特别是全国亿万农民健康促进活动,对推动农村健康教育工作的社会化、大众化和规范化方面进行了积极有益的探索,并初步形成了政府负责、部门配合、社会参与的良好局面。当前,全国有近3/5的县组织了医务人员健康指导促进活动,为未来的农民健康教育可持续发展创造了条件。

10.5　医疗救助的道德力量

社会救助通常是指政府和社会组织对依靠自身努力难以维持基本生存需求的少数公民给予物质帮助和服务。救助标准主要参照特定时期内居民的最低生活保障要求。根据被救助对象实际情况,各国有很多种不同性质的专项社会救助制度,医疗救助就是其中之一。我国医疗救助,是对那些因为贫困而没有经济能力进行疾病治疗的居民实施额外专门帮助与支持。它通常是在政府有关部门的主导和社会的广泛参与下,通过医疗机构对贫困患病者实施健康康复和维持其基本生存能力的救治行为。作为农村社会福利制度的组成部分,社会救助是健全收入分配秩序、建设社会主义和谐社会以及实现中国梦的重要道德举措。

医疗救助是现代国家重要的社会保障制度之一,主要建立在人类应有的怜悯和同情心基础之上,表达了社会爱心人士对团结、互助和仁爱的道德追求;它是新农合制度下社会医疗保障的重要组成部分。多数情况下,各种医疗救助由政府组织控制,更多地与安民抚民的思想混合在一起,被认为具有极强的政治色彩。我国医疗救助源远流长,而工业化和城市化造成了传统农业社会关系日趋瓦解,贫富分化日益严重,直接威胁农民健康的安全和稳定。西方国家以宗教主导道德行为,通过"救赎"思想或者"来世报应"观念追求"善"的道德目标,他们对医疗救助的道德追求带有利己与利他的矛盾。通观各国济贫法,本质上仍然是慈善救助的形式,其目的是保障穷人与失业者等弱势群体的基本生活需要,防止他们因失去基本生活来源而对社会秩序产生破坏。这种做法有着不可避免的道德悖论,那就是强调对救助对象进行严格的资格审查制度,并提出了相应的道德标准——不应救助那些伪善或懒惰的人;否则,就等于剥夺了那些真正应该获得帮助之人的权益。这种区分使被救助者遭受人格羞辱与道德贬损。传统医疗救助的道德理念更多的体现了历史环境的局限性，并因其歧视性和惩罚性而为后人所诟病。以慈善为基础的医疗救助政策属于补救型救助制度，更多的是出于预防初级劳动力素质下降而致使社会秩序遭受破坏的保护策略。我国在保护每个公民的基本健康权益不受侵害方面，不仅要求政府干预社会财富的分配，还要求政府负有道德义务。医疗救助从慈善救济发展为制度福利是一种道德境界的跨越，这种跨越使得救助观念由人道主义转向公民权利，也就是说，获得医疗救助应该成为公民的权利和追求社会平等与正义的方式。随着经济全球化的发展、新经济的出现以及人口和家庭结构的转型，医疗救助对福利国家提出了挑战，并被斥为与"欺诈、滥用、懒惰、依赖文化、对福利依赖的鼓励"的对社会不负责任的道德形态相联系。当代道德模式变化在道德结构重组和道德标准重新确立上得到体现。历史的沉淀必然使得多元现代化道德模式在此背景小诞生。在这种情况下，人们只能把医疗救助看作是同情、宽容和慈善施与，而不能从社会原因方面解释不平等、贫富差别和贫困等社会现象，更不能把追求受助看作消除不平等、实现社会正义的积极措施。获得医疗救助是公民的基本权利，提供必要的医疗救助则是政府义不容辞的责任与义务。目前，对社会正义内涵的理解不同，导致医疗救助的目标、方式、手段不同。长期以来，我们从公平与效率两方面理解社会正义的内涵，医疗救助的历史也体现了这一过程。市场经济是靠自发性加以调节，任何人为干预都会破坏这种自发秩序，政府只能扮演"守夜人"角色。市场竞争必然会导致一部分人失败，但政府不应该承担满足各种福利需求的责任，而应该由市场自发性及个人竞争能力提高来解决。市场失灵导致贫富差距扩大、社会矛盾尖锐等问题，人们反过来寻求国家对市场的适度干预，催生了福利国家发展。作为力图消除贫困的重要尝试，福利国家向每一个人提供保护，并将之作为公民的一种权利。它的目的是以尽可能好的水平提供服务，最重要的是，与以前实施的系统大为不同，它针对的不仅仅是农民，也不是在一个最低水平上给人们提供支持，而是普遍的、全面的社会保障体系。

以经济自由主义者为代表，他们认为公平的要求将会影响效率的提高，极力反对收入的再分配。如哈耶克认为，收入是市场根据每个人提供生产要素对其贡献给予的报酬，它必然是不平等的。但是不能依靠市场以外的力量，如行政和立法手段来缩小健康福利和收入差距，否则，效率将会受到损失，甚至还会危及制度本身。这种观点强调市场机制在经济社会发展中的作用，强调基于利益动机的自由选择对开创人的主动性与积极性作用。与此同时，另有一部分人，如罗尔斯则主张在经济方面，仅仅效率原则本身不可能成为一种正义观，必须使公平优先，坚持"正义对效率的优先性"。两极分化是不应当的，因为社会财富是合作创造,天赋方面的差别也是偶然的。应该从最少受惠者的立场来考虑问题,给予天赋较差者优待,"为了平等地对待所有的人,提供真正平等的机会,社会必须更多地注意天赋较低和出生于较不利的社会地位的人群。这个观念就是要按平等的方向补偿由偶然因素造成的倾斜。遵循这一原则,较大的资源可能要花费在智力较差而非较高的人们身上"。罗尔斯要求缩小收入差距,给予弱势群体特别的物质和精神保障。在我国,获得医疗救助不仅是一项基本的人权,而且也是一项重要的社会救助的宪法权利。我国《宪法》第四十五条规定,"公民在年老、疾病或者丧失劳动能力的情况下,有从国家和社会获得物质帮助的权利"。党的十七大报告也指出,"尊重和保障人权,依法保证全体社会成员平等参与、平等发展的权利"。这些都体现了法的道德精神与平等原则。如何吸收、借鉴西方国家在社会救助方面的经验和教训,建立适当的医疗救助制度,保障受助者过上有尊严生活,是我国政府历来的施政纲要。医疗救助作为一项重要的社会保障政策和权利,只有在效率与公平视角之下营造良好的社会道德基础,弘扬先进道德文化才能在保护和发展人的需要、加强社会凝聚力、提升人生价值、扩大人的自由和自主性方面发挥积极作用。

以新农合医疗保险为基本内容建立和健全社会保障制度,是我国社会主义市场经济与健康保障体系日益发展的迫切需要。社会保障对保障人民的基本生活和权利,对农村经济发展、社会稳定以及社会主义精神文明建设都具有十分重大的意义。我国农村医疗保障的本质是国家和社会对农民基本健康予以保障的伦理性社会安全制度,属于国家管理的一项社会事务和政府行为。现代农村医疗保障,一方面要走法制化的道路,建立和健全社会医疗保障的法律制度,依法办事;另一方面要求与社会主义道德建设相结合,充分发挥道德舆论对农村社会医疗保障的激励和约束作用。我国农村社会医疗保障的伦理特性并非一般的政府行为,而是伦理性的政府行为,其伦理特性表现在以下几个方面。

第一,我国农村社会医疗保障对象是脆弱群体农民,在某种程度上充分体现其人道主义性质。目前以新农合医疗保险为主体的医疗保障主要是通过对农民医疗资助,实现农村社会的稳定与安全,其最终服务对象包括老年人、身患疾病者、伤残人、失业者、灾害困难者等。每个人都会面临生老病死问题,而且人的一生也难免遭遇疾病、伤残或者自然灾害等各种不幸事件。同时,现代社会任何国家和地区都必然会有这样一个最需要关怀、帮助和同情的脆弱群体。农村社会医疗保障为农民提供人道性的基本医疗保障,使遭到疾病风险的农民渡过难关,重新鼓起生活勇气,投入到社会主义新农村建设事业中去。

第二,以新农合为主体的农村社会医疗保障的实际内容,是对农民患病时的一种物质生活扶助,充分体现了制度的互济性、福利性和公益性。农村社会医疗保障项目繁多,一般都包括新农合社会医疗保险、医疗救助、社会福利资助、社会互助和优抚安置等内容。当前农村社会医疗保障制度改革的重点是养老、医疗和失业保险制度的改革。国家、单位和个人三方投入资金对农民疾病风险实行强制性投保,也有单位与团体兴办的补充保险,如"中国职工互助保险"个人储蓄型的商业保险。在实际生活中,不可能每个投保人都遇到重病、失业、工伤等风险,因此,除个人储蓄型商业保险以外,其他形式的保险都是运用了"大数法则"、多数人"共济"少数特定人的损失和风险强者在经济上帮助弱者。这完全是一种群众自愿参与、自筹资金的互济互助方式,它充满了奉献爱心的道德力量和浓厚的人情味。目前由国家财政支撑的农村社会保障项目,包括社会医疗救助、社会福利和优抚安置等。社会医疗救助的目标,是扶危济困,救济社会特困者农民。但它提供的仅仅是满足农民患病时最低的生活需求资金和实物,是医疗社会保障制度中的最后一道安全网。社会医疗救助通常被视为纯粹的政府行为,为了增大社会医疗救助力度,国家发挥了社会团体参与社会救助的积极作用。例如,中国红十字会就是从事人道主义工作的社会救助团体(包含有医疗救助在内),与中华慈善总会从事的慈善事业本质基本类似。

农村社会福利是以国家为主帮助全体农民改善生活条件所实施的一项补贴制度,以提高人口素质为基本目标。它涵盖了社会补贴、职业福利、社会服务等方面,还包括老人收养、保健、生活、娱乐服务,孤儿收养,残疾人就业保障、康复服务等。社会福利的目标是实现老有所养、幼有所托、孤有所抚、残有所助、贫有所济、难有所帮。农村社会医疗保障的内容几乎涵盖了主要的社会医疗救济、社会健康福利一类的公益事业。正是农村社会医疗保障的人道性、互济性、公益性的利益调节机制,营造了社会的道德氛围。一方面,通过扶危、济困、抢险、救灾、助残、尊老、爱幼使社会充满互助、友爱、温馨、融洽的气氛;另一方面,通过互助互济、奉献爱心的社会医疗保障形式对不同社会群体的收入进行再分配的调节,使市场经济中的效率和公平的矛盾、贫富差距拉大的矛盾得到缓解,促进社会公平与和谐。

第三,农村社会医疗保障体现自爱与仁爱的统一。同开展其他社会活动相比较大多数人参加农村社会医疗保障并不需要过多的说服、教育、甚至强制,而能自愿地参与。其深刻的道德动力和源泉就在于农村社会医疗保障对己是自爱要求,对人又是仁爱的表达,并且实现了自爱和仁爱的统一。人们都珍惜自己的生命,爱护自己的身体,希望健康长寿安度晚年。因此,农民积极地参与养老、医疗、失业等社会保险体现了中华民族的美德。社会医疗保险正是以个人的逐年积累以个人的力量增添社会保险的整体力量,将即时消费转化为效用更高的延迟消费。这样便把农民的个人利益同社会整体利益和他人利益、眼前利益和长远利益紧密地结合起来。农村社会医疗救助、社会医疗福利、社会互助、优抚安置的资金来源除来自国家财政外,还来自个人捐助。国家财政支付资金虽属国民收入再分配范畴,是国家的社会安全政策职能,但从社会心理基础和动力机制来说,它和个人捐助一样都是一种道德同情。亚当·斯密说"同情"这个词就其最恰当和最初的意义来说是我们同情别人痛苦而不是别人的快乐。《道德情操论》中道德同情同宗教的怜悯、恩赐、施舍是不同的。道德同情的基础是承认他人的需要和利益的合法性,是对他人感情和思想的理解,也是物质上和道义上给予无私的支持,以帮助他人克服困难和危机。道德同情是在道德良心、责任心、义务感、爱心等情感的基础上形成的。人的行为是受理性指导的,但对某一行为的发动者来说人的情感,如爱心、同情心、憎恶之心等往往有更大更直接的力量。

农村社会医疗保障的机理就是使参与社会生活的人都承担起分摊风险、维护社会稳定的责任。因此,必须加强全体公民维护社会稳定的意识,使人们明确社会稳定是经济发展、个人生活和家庭幸福的保障。承担农村社会医疗保障的各项责任,依法缴纳农村社会医疗保障金,不只是个人生活的私事小事,也是关系到国家社会安全稳定的公事大事。不仅仅是法律义务而且是每个公民应尽的道德义务。其次,加强人道意识对于社会保障具有特殊重要的意义。人道意识就是社会主义人道主义,这种伦理精神贯穿在社会医疗保障的各个方面,是农村社会医疗保障必须遵循的基本道德原则。农村社会医疗保障是一种互助互济的和谐关系,但其基础是自保自助。加强自我保障意识建设是社会医疗保障的基础性思想道德建设内容。现在进行的农村社会医疗保障制度改革,主要是建立社会统筹与个人账户相结合的筹资模式,其核心就是强调自保自助。一方面,我国人口多、底子薄,区域经济发展不平衡,国家不可能支付大量的资金建立那种项目齐全、覆盖面广、标准高的农村社会医疗保障制度。在一定范围内,需要依靠农民自身的财富积累进行自我保障。另一方面,我国还未进入到发达国家行列,我们没有必要也不可能去实行高消费、高福利。相反,在逐步走向富裕的过程中,仍然需要建立一个科学、合理的消费结构,让农民遵循生命周期规律健康生活。同时,鼓励农民积极缴纳社会医疗保障金,将年轻时的存储与老年时的支付联系起来,健康、顺利时做到防患于未然,为可能发生疾病带来的灾难和风险储备足够资金。自保、自助、自主、自立使我们有备无患一生立于不败之地。通过健康教育让每个农民发扬中国优秀传统道德。我国古代典籍《礼记·礼运》篇表述了我国古人的社会保障理想:"大道之行也,天下为公,选贤与能,讲信修睦。故人不独亲其亲,不独子其子,使老有所终,壮有所用,幼有所长,鳏、寡、孤、独、废疾者皆有所养。"我国古代不仅有社会保障的理想,而且还有相应的制度规范。我国传统文化宝库中蕴藏着十分丰富的有关社会保障的优秀传统道德。孟子说"亲亲而仁民，仁民而爱物""老吾老以及人之老，幼吾幼以及人之幼"。墨子宣扬"兼爱"不别亲疏、不分远近的普遍的爱。当前，我国农村社会医疗保障事业完全有必要和可能把中国传统的仁爱道德精神落到实处。扶危济困是推动我国社会医疗保障的道德精神力量，这种力量将扶危济困推向由于疾病而需要帮助的农民群体，使他们感受到"一方有难，八方支援"社会道德情怀。

在我国社会救助的道德遗产中，还有许多优秀的道德传统对加强社会医疗保障都具有直接或间接的现实意义。如勤劳节俭的"孝"的传统等。道德总是以社会舆论、传统习惯、内心信念的形式表现出来并发挥其作用。而社会舆论、传统习惯、内心信念和良心在社会保障中起着特殊重要的作用。无论集体还是个人都应该把参与社会医疗保障、赈济灾民、捐资办学、举办各种公益性保障事业看作是一种优良传统。人们严厉谴责那种昧着良心侵吞保命钱、挪用甚至贪污社会医疗保障基金的不法分子。我们必须以法律的手段维护社会医疗保障措施的实施，但是任何的强制包括法律强制都必须建立在符合社会理性和伦理目的的基础上。社会保障的伦理特性，决定了社会医疗保障特别需要伦理的支撑，尤其是优秀传统伦理道德。我们的目标是要建立一套有中国特色的社会医疗保障制度。然而，我国农村传统的家庭养老受到多方面的挑战，即将进入人口老龄化社会面临日趋严重的养老压力，传统的小家庭难以承受沉重的养老和医疗负担。面临这种挑战，实行社会化养老是必由之路。但是根据我国国情，在我国农村广泛推行农村养老任重道远。现阶段，我们仍然只能以家庭养老为主，通过家庭养老和社会化养老相结合模式解决农村养老问题。这是因为我国还是发展中国家，经济基础薄弱，人口老龄化来势迅猛，国家和社会无力支撑农民医疗保险的所有负担，而家庭在我社会生活中仍然占有十分重要地位。我国广大农村家庭承担着既是消费者，又是生产者的双重角色，家庭养老是中国社会文化赋予的神圣使命，医疗保障就是首当其冲的责任。而且我国又是一个重视家庭伦理道德传统的国家，家庭养老有许多社会化养老无法相比的伦理优点，即家庭帕累托佳境，除了要有"完全竞争""无外部性""完善信息""交易费用为零"等社会经济条件外，还需要有道德保障作为前提。也就是说，如果市场交易没有平等、合作、诚实、守信、公平、正义甚至利他主义之类道德意识，其结果将会导致社会资源浪费、生产效率低下以及社会财富的流失。实际上，人们对此一定还有更直接的亲身体验，良好的信誉、名声和形象既是个人经济活动的社会无形资产，也是社会医疗保障的道德约束。以德行实现人生价值乃至获得永恒的制度保证看似平凡实则不易。它并非一般的循规蹈矩，而是自觉地以更高的道德标准规范自身的言行,促进社会医疗保障在低成本高效益下得以稳定运行。对大多数人来说,仅仅做到这一点还不够,还需要有相当程度的道德认知力和道德判断力,使得农民能够在善恶冲突中择善行事、择优行事,从而确保纯真的动机产生良好效果,实现高尚的目的与科学的手段相统一。为此,我们必须加强农民道德修养,通过现代教育准确地把握与时代相符的道德准则。我们都是有理性的人,让人养老的亲情因素融入农村社会医疗保障的实践中,减少由于制度不完善或者医疗腐败造成的低效率。积极利用情感增强老年人的身心健康。老年人最怕的是病痛和孤独,除了医疗服务所需的资金以外,大多数老人并没有更多的物质需求。而对亲情的需求享受天伦之乐,才是老年生活幸福的主要因素。受传统道德的影响,许多老年人并不一定愿意离开儿孙进驻各种养老机构,很多家庭成员也不情愿像西方人一样把老人委托给政府或商业机构照护。家庭养老道德建设的主要内容首先是加强以爱情和义务为基础的婚姻家庭道德建设。家庭是社会的细胞,建设和睦稳定的婚姻家庭是社会稳定的基础和实现家庭养老的前提条件。一旦农村社会经济得到发展,都走上了富裕的道路,社会医疗保障的项目会更全,覆盖面会更大,标准会更高。那时,老人们愿意在家养老还是在社会养老机构养老都由他们自愿决定了。

农村社会医疗救助作为多层次农村社会医疗保障体系的一个重要组成部分,它与新农合制度既存在密切联系和功能互补,又具有相对独立性社会医疗道德救助,并非纯粹的政府行为,也有别于一般的营利行为,而是一种以家庭为基础的社会道德力量支持的公益行为。建立农村社会医疗救助制度有助于缓解农村特殊困难农民无力支付医疗费用的困境,增进社会福利事业,促进社会的和谐。社会医疗救助制度在道德力量的带动下,遵循量力而行的原则。从筹资方式看,虽然政府要适当承担财政和政策支持的责任,但其筹资主流方式应该是社会性的非强制性的农村医疗保障供给行为,不强调权利与义务的对等。出资者的行为不是为了获得享受社会医疗救助特权,而是出于一种社会责任感。理论上,只要是符合条件的医疗特殊困难农民,都是社会医疗救助对象。它不对服务对象预先进行基于履行义务的资格限制,兼有农民保障和社会医疗救助的双重特性,为该措施的发展提供了相对灵活、宽松的空间。

11　多元福利机制促进新农合可持续发展

11.1　多元福利机制的环境研究

在看到新农合政策推行取得重大成就的同时,我们也要正视新农合运行环境问题。新农合制度或者相关政策要得到贯彻落实和稳定运行,仅仅符合当前的和局部的需要还是不够的,它同时还必须被农民所接受,在新农合运行过程,必须具备良好的管理机制和监督制度。但是在我们对新农合的抽样调查中发现,由于新农合政策宣传不够、农民缺乏信任、制度设计缺陷等原因,在新农合实施过程中,存在着种种不和谐因素。

11.1.1　农民认识水平较低

在我国大部分农村地区,农民文化水平普遍较低,导致他们对新农合认识有限,对一些政策的理解还存在有较大偏差,对新农合有关报销制度知之甚少,有的农民甚至根本就不清楚。不少农民对新农合所缴纳的保险误以为是农业税或其他收费,这就使得部分农民对新农合政策的推行持怀疑和不信任态度。在调查中发现,有些农民对保险的认识还不够到位,他们认为自己身体好,办理新农合保险是白白浪费钱,甚至有的农民认为该制度是"群众交钱、干部吃药"。这种认识对新农合政策的推行就有了巨大障碍。而在实际调查中,持这种态度的农民数目不少,这将很可能影响新农合在农村的覆盖面。

11.1.2　新农合运行缺乏完善的运行机制

新农合运行机制不够完善,主要体现在三个方面:一是机构组织不健全,各个县市虽然成立了新农合管理机构,但在实际工作中,往往缺乏专职人员编制,使得机构人员不稳定,效益低。许多县市新农合合管办只有几名兼职人员,而新农合相关的工作量之大,仅靠几名兼职的工作人员是难以胜任专门新农合工作业务。据调查,一些乡镇政府负责新农合工作的也是兼职干部,且对新农合相关业务不熟悉,信息化管理工作严重滞后。二是新农合工作运行经费来源无着落,对筹集经费过程的督查指导难以到位。有相当数量的县、乡(镇)合作医疗管理运行经费未落实或不到位,许多工作人员工资仍是通过原渠道解决。三是新农合的基础办公设施差,许多基层负责新农合工作的单位都是挂靠在乡镇政府或医院,不是缺少办公用房,就是缺少办公设施,这样使得新农合工作效率难以提高。

11.1.3　缺乏长效的资金保障机制

现行新农合制度资金来源主要是农民个人缴费、地方财政扶持和中央财政补贴。而现阶段地方财政用于支持新农合的资金相当有限,而且地方财政往往采取后续补贴方式,只有在农民缴纳新农合保费之后,地方政府才给予政策和法规规定的补贴,财政有困难的政府甚至拖延补贴,致使新农合资金来源缺乏可靠的保障机制。在实际工作中,新农合资金筹集问题主要体现在两个方面:一是难在现行的新农合筹资主要来源于参合农民,由于对新农合宣传不到位、少数农民观念比较保守等原因,致使新农合保费收集在某些地方还存在一定困难。二是在地方政府对新农合财政配套资金支持的筹集方面。目前除了东部及沿海经济发达地区政府对新农合财政支持力度较大,在我国中西部地区,由于地方县、乡财政比较困难,尤其在贫困落后山区和边远地区,一些基层的县乡新农合财政支持未配套或者配套不到位,致使参合农民医药费不能正常报销,农民对新农合的信任度也就会因此而下降,这就直接加大了今后动员农民参加合作医疗的难度,影响了新农合制度的长期可持续发展。

11.1.4　农民看病自付比例很高

农民看病仍然存在难题,主要体现了医疗服务和医药品价格偏高,由于我国医疗体制方面的原因,基层医院的医生收入不高,而且医院的主要收入来源是医药收入,这种"以药养医"的状况影响了新农合在基层医院的长期发展。农民去定点基层医院看病,许多医生给患者农民开药方,往往会多增加几种昂贵药品。由于医患双方信息不对称,农民为了治好病,只能接受医生建议,即使多花钱也只能忍气吞声,毕竟身体健康是最重要的。而基层医院医药价格虚高,加之一些不合理的检查费和用药费,导致农民就医的负担过重,抵消了新农合带给农民的健康福利。事实上,新农合的利民举措在某种程度上变成了一项基层医院获利的手段。以至于在新农合宣传过程中,基层医院的医生都极力推销新农合制度健康福利。鉴于这种情况,农民从新农合中实际获益的部分有限,严重影响了农民参加新农合的积极性。

鉴于上述问题,各级政府需要利用各种新闻媒介宣传新农合制度的优越性,强化农民风险意识,不断提高农民参合的积极性与自觉性。对于农民最关心的报销问题和药品目录问题,要给予耐心细致解说,让农民对新农合报销程序等相关问题有充分的认识。同时,各级基层新农合负责单位可以加强对当地农民的交流互动工作,通过经常性调查和考察了解农民对新农合制度的看法;在此基础上,通过民众决策和依法决策,形成科学的、有效的、能够充分反映农民医疗保障需求的合作医疗制度,从而激发农民参与新农合的热情与责任感,使得农民筹资由外在压力转变为内在动力,增进农民对政府的信任和对新农合制度的满意度。对基础新农合服务机构建立绩效考核制度,不断提高农民对新农合制度的满意度,充分发挥农民参合的积极性,实现新农合制度可持续发展。因此,各级地方政府应当从当地农村实际情况出发,不断总结新农合的管理与运行经验,进一步创新制度。在新农合的筹资与制度保障、基金运行机制、管理监督、服务评价等各个方面,要立足公平,兼顾效率,努力实现新农合医疗制度长期可持续发展。

在新农合基金安全运行方面,必须加强基础性建设,如经办人员编制、必需的计算机和网络设备等。新农合相关服务机构是制度的执行者,他们的工作效率和管理能力直接影响新农合制度是否稳定运行。在人才队伍建设中,一方面要足额保证经办机构的公用和专项经费,有条件的地方,可以试行预算、财务单列,提高工作人员的待遇;另一方面,对现有工作人员还应该就专业知识和服务意识方面加大培训力度,提高对违规行为的鉴别能力。在内部控制方面应该严格遵循"不相容职务相分离"的原则。同时,各个基层政府要加强对定点医院的监管,加大对违规医疗机构的惩罚力度,从而增加定点医疗机构的违规成本。对于个别诱导参合农民过度医疗、严重套取或者变相套取合作医疗基金等违法行为的定点医疗机在新农合制度运行的技术保障层面,政府部门要投入足够的财力和人力,打造区域网络平台。各地政府应根据当地财政状况,留出足够的计算机网络设备经费,建立适应当地需要的计算机网络系统。目前,全国各地农村的新农合信息化建设已基本完成,各级政府每年必须安排一定的经费进行维护和升级,以适应新农合医疗对信息化的要求。从各地农村的新农合运行情况看,筹资来源仍然是影响建立新农合制度效益的最重要因素。当前,妨碍我国农村健康保障制度稳定筹资的两个主要问题是:政府资助的制度化与法制化,以及家庭投入的合理化。政府政策与财政支持意味着必须做出两个决策:(1)明确地方各级政府财力支持的来源和水平;(2)确定政府资金的配置与使用。财政支持可以通过多种渠道,包括专项一般预算和彩票公益金预算。健康保障制度是否应当具有法律效力,即家庭投入是自愿还是强制,带有强烈的政治问题。虽然,现在明确了农民个人所缴纳新农合费用,并不属于增加农民负担或者乱收费现象,但在过去几年合作医疗过程中,就出现过农村健康保障制度由于缺乏稳定的筹资支持而无法发展。新农合强调自愿原则,作为需求方的农民可能会存在逆选择,而供方缺乏组织保障制度的积极性。因此,如何采取一种过渡方式,使这种制度既不带有强制性又能对家庭和地方政府组织该计划提供一种激励是非常关键的。随着经济社会的不断发展,农民对健康保障要求不断提高。一方面,新农合人均筹资水平有限,农民住院补偿率较低,低水平的筹资和高保障需求矛盾突出。另一方面,政府、社会、农民个人三方筹资比例和农民缴费标准也不尽合理。在经济比较发达地区,由于农民相对富裕,集体经济发展良好,可以适当提高筹资标准,以农民缴费为主,集体扶持和政府资助为辅;中等发达地区应以农民、集体和政府三方并重的方式筹资;而经济欠发达地区,则着重加大政府资助力度。为了更好地吸引农民参与新农合医疗,各级地方政府必须适当增加资金投入。同时,合理利用近年来我国经济快速稳步发展的优势,并尽可能利用一切可以利用的社会资源为新农合疾病医疗保障筹资,提高合作医疗基金的保障能力和抗风险能力。基层医疗卫生服务机构通过加强管理和技术改造,改善医疗服务水平,努力解决农民看病难和看病贵的问题。为提高农村医疗服务水平,基层政府要加大对农村公共卫生建设的财政投入力度,增强对乡村医院和卫生院机构的支持,改善乡镇卫生院的医疗条件。各级政府和卫生部门要合理配置农村医疗资源,不断加强农村医疗的基础设施建设,进一步加大对基层医疗人才的继续教育和技能培训力度,提高医生的医疗技术和服务服务水平。同时,要提高基层医疗人员的职业道德素质,增强自律能力,使之树立正确的医疗服务价值观,全心全意地服务于广大农民。由于医患双方信息的不对称,农民先天就处于相对弱势地位,某些农村基层医院利用其信息优势的逐利行为,直接损害了农民的利益。基于此,各级政府要加大对各个定点医院的监管和监督,加强行业管理,实行医药分开,进一步完善医院药品采购制度,扭转农村医药价格混乱局面。同时,加大对医药行风建设力度,切实降低医疗费用,最大限度降低药价,让利于农民。最后,要建立和完善大病医疗救助制度,对农村最贫困的农民提供一定福利性的医疗保障,帮助农民解决"因病致贫、因病返贫"的问题。而解决这一问题的关键就是,进一步健全新农合报销制度,者也是整个新农合制度的核心部分,其直接影响着农民对新农合的满意度。在新农合制度运行过程中,应该不断扩大保险覆盖面和受益面,同时,要进一步提高农民健康福利收益度。新农合制度对农民的受益面和收益度不仅影响着农民群众参与新农合的积极性,而且是新农合制度是否实现初衷的检验标准。因此,各级政府和有关部门一定要从维护农民最现实的根本利益出

基于多元福利视角的新型农村合作医疗效益研究

发,及时深入了解和分析农民对新农合存在的疑虑和意见,吸收合理的要求和建议,不断健全新农合报销制度。具体而言,政府主管部门应该做好积极引导工作,努力扩大新农合的受益面和受益度,同时还要在新农合基金能力范围内不断提高农民获得补偿的比例,提高新农合制度的收益度。只有让农民实实在在地得到健康福利,感受到新农合制度带来的关爱,才能调动参与新农的积极性,增强他们的幸福感。根据调查,我们得知很多农民希望能够将新农合报销范围进一步从大病报销扩大至普通门诊报销。同时,针对目前存在的新农合报销手续烦琐、报销限制较多的问题,研究认为可以进一步简化报销程序,可以尝试和借鉴城市医保"一卡通"的做法,建立一套适合农村合作医疗制度的科学合理、简单有效的报销制度。简化新农合报销程序,这不仅可以大大节省新农合制度在人力、物力和财力等方面的成本开支,还可以提高报销效率,大大节省农民办理报销手续的时间成本和新农合相关管理机构的效益。

新农合报销制度及其程序直接体现了农民获得健康福利的便捷程度,也反映了政府和相关服务机构的管理绩效。各种福利保障方式与个人行为的选择对改善农民健康状况具有重要的实际和政策含义。农业产业结构转型、价值观的转变以及生存环境的变化深刻地影响着农民的生活方式与社会行为模式;农民个体的发展必将成为决定其健康福利状况好坏的直接因素。与此同时,农民的健康保障也成为公共政策与社会管理中最为突出的议题。为了适应健康产业发展和劳动力的多元需求,新农合在确保农民基本健康和生活水平的同时,更需要通过多元健康福利协调机制,促进农村社会经济和谐可持续发展。

自从改革开放以来,农村的社会结构与社会环境发生了一系列重大变化。以新农合为核心的社会政策与公共卫生事业逐步推动了城乡一体化进程。20世纪80年代以来,伴随经济体制改革的深化和政府职能的转变,农村的劳动、工资和社会保险的职能承担转向由社区,形成了由政府、市场和社区组成的服务关系,从而保证了农民健康福利的多渠道获得。目前,政府提供的农民健康福利主要包括,预防保健基础设施建设、医疗救助、养老和优抚安置等,农村社会健康福利制度创新实质上体现了多元化模式。农村健康服务创新领域不断拓展,从单一的医疗服务向多元化的健康福利价值观念、价值基础和价值目标变化拓展,例如由拒绝接受国际援助转变为积极争取国际援助,而且农村公共事业发展带动了社会福利政策目标体系变化,由以绝对平均主义转变为社会公平、社会平等。同时,农村社会健康福利保障对象的范围不断扩大,由传统的老、弱、病、残、孤、寡等群体扩大到下岗失业、农民工、劣势妇女和其他劣势群体,有些甚至开展到全体农民群体,并且健康福利覆盖率与社会安全网络范围不断扩大。在一些经济发展较快地区,农民健康服务内容显著增多,除了物质福利,还提供心理咨询等服务项目,公共服务在提高农民生活福祉和促进健康福利方面承担着越来越重要角色。与此同时,政府、社区、市场、企业、非政府组织以及国际组织与个人为农民健康福利的聚积提供了重要的资金来源。这些资金通过有效的技术转化,促进了农村健康产业的发展;保障了健康管理手段与管理方法的现代化以及农民健康管理绩效增长,促进农村健康福利管理模式的改革,以适应静态管理向动态管理的国家发展战略转变。

11.2 健康产业推动新农合多元福利机制的形成

随着农民对健康需求的逐步增加,包括医疗服务和预防保健在内的健康产业发展潜力日益凸显,并被公认为是继承信息产业之后下一个超大产业。有人预计我国人均国民生产总值 2015 年将超过 5000 美元,人口期望寿命将达到 74 岁,将进入人类高发展水平(指人类发展指数大于 0.8)国家行列,这意味着健康会成为城乡居民的优先选择,建立科学合理的农民健康消费体系将有力地推动我国农村医疗保障可持续发展。

健康产业的发展将增大农民健康消费领域,利用健康产品效用促进健康福利的增长,有利于多元健康福利机制的形成,并推动新农合效益的增长。健康产业,是社会组织为维护和促进人体健康而从事产品的生产、服务以及信息传播等经济活动。它是由与人们健康相关的产业链组成的产业体系,主要包括四部分内容:(1)以预防保健为目标的保健品、健康教育、健康管理、健康食品、安全饮用水、基础运动、生态环境保护等行业;(2)以疾病治疗与康复为目标的医疗服务和药品药器械行业;(3)以实现更高层次的健康促进为目标的体育健身、养生、美容业等;(4)以促进不同人口之间健康公平与可及性为目标的健康保险、信息咨询、健康文化、健康理财等。由于农村具有广阔的健康产品或服务消费市场,建立以新农合医疗服务为主体的多元健康产业体系,不仅可以减轻新农合负担,而且对农民整体健康状况改善起到了有力的推动作用。

目前我国健康产业具有稳定物价、增加基层卫生与护理就业岗位的潜能,对增加农民收入、减轻医疗成本和促进健康会产生显著的积极影响。大力发展我国自主医药产业,最大限度地提高国产药品和器械的市场占有率和临床应用比重,必将大幅度减轻农民疾病支出。以注射用头孢曲松钠为例,罗氏公司生产的原研药头孢曲松钠的价格高达 80 多元,而国产仿制药仅 4~5 元,两者相差近 20 倍。针对农民的基本医疗需求,重点研发用于综合性常见病治疗的医疗设备和药品。政府应该利用"政府采购法",支持技术成熟、稳定可靠的国内骨干企业生产相关健康产品,研发具有产业化前景和重大科技创新的农村健康产业项目。在此基础上,政府应该将农民的慢性病门诊医疗费用等纳入新农合以及医疗救助范围,进一步降低新农合补偿起付线,提高封顶线和补偿比例。积极消化各类基本医疗保险结余基金,将新农合医疗保障基金的统筹结余率控制在 25% 以内,并力争参照发达国家的通行做法,将统筹基金结余率控制在 10% 以下。这些措施必将有力地推动健康产业在农村的发展。

11.3　建立我国农村医疗保障可持续发展机制

2003 年,新农合在全国试点推行以来,已经取得了举世瞩目的成就,成为我国农村卫生工作的一大亮点,在保障农民获得基本医疗服务、提高农村卫生服务水平、缓解农民因病致贫和因病返贫方面发挥着重要作用。可是,我国农村医疗保障可持续发展机制还不够成熟。

11.3.1　新农合可持续发展构想及其法律保障

近年来,我国政府通过创新农民医疗保障可持续发展机制,进一步实施新农合制度的改革,确立了人文生态的新农合发展理念,并从长远上构建农村医疗保障体系,通过解决农民医疗卫生资源不平衡分配问题促进农村经济社会发展。在经济发展较快的地区,首先确立了新农合可持续发展理念,并按照科学发展观的基本要求,在很多农村地区得到了推广。1987 年世界环境及发展委员会出版的《我们共同的未来》的报告,将可持续发展定义为:既满足当代人的需求,又不对后代人满足其需求的能力构成危害的发展模式。这一定义被广泛接受并引用,1997 年党的十五大把可持续发展战略确定为我国"现代化建设中必须实施"的战略,可持续发展主要包括社会可持续发展、生态可持续发展、经济可持续发展。这一发展战略为进一步实施新农合制度提供理论支持与政策指导,农村医疗保障可持续发展的核心理念逐步被引入新农合制度运行中。新农合可持续发展是我国新农合制度发展到一定阶段并已具备一定基础提出的发展方向,是中央重视三农问题、解决 7 亿农民医疗保障、缩小城乡医疗卫生差距的大背景下对新农合提出的时代要求,可以理解为所有参合农民都能公平、长久地享受到制度提供的医疗保障。实现这一目标的前提是新农合制度要长期存在并与时俱进,达到管理手段的高效和运行机制的创新。可是,新农合可持续发展也面临着一些困难与挑战,当前新农合制度不是一个较为成熟和完善的农村医疗保障制度,其存在不少发展困境,尤其是存在着的重大理论分歧,这在一定程度上影响新农合的可持续发展。新农合制度设计中保大病与保小病的冲突形成了国家、农民保大病与保小病的目标诉求差异,主要体现在新农合主张保大病与住院、轻小病与门诊。在实践中这种做法不利于新农合的可持续发展：与大病相比，对农民健康威胁更大的是常见病和多发病，如果只负责大病补偿而疏忽对小病的预防和治疗，那必定不能从根本上改善农民的医疗保障现状。因为享受大病补偿的农民仅为参合总人数的 5% 左右，其余 95% 的参合农民中，每位参合农民每年交 10 元保费以后，可以享受门诊费用 12 元，也即只得到 2 元的好处。这样的制度设计显失公平，有悖"病有所医、满足最多数人的最大利益"的民生理念。结果必然会导致两种情况：农民或者因得不到实惠而对新农合产生怀疑，产生"淡出"效应；或者诱发"小病大治"的道德风险，造成医疗费用的急剧上升，削弱新农合基金，影响新农合制度的可持续性。另外，相关法律欠缺使得不少人利用制度空子中饱私囊，造成严重的卫生资源损失。新农合从 2003 年试点到 2013 年这十年间，经多年酝酿立法，至今未成，除 7 部地方立法外（地方性法规 2 部、地方政府规章 4 部、单行条例 1 部），最直接系统的行政法规是 2003 年卫生部等三部门颁布的《关于建立新型农村合作医疗制度的意见》，之后是 2010 年颁布的《中华人民共和国社会保险法》中第二十四条第二款规定："新型农村合作医疗的管理办法，由国务院规定。"但国务院的相关规定至今没有出台，在这种情况下，就法律规范体系而言，新农合的立法完善还需要走很长的路。法律欠缺损伤了新农合的权威性和严肃性，并在很大程度上降低了农民对新农合的信心和依赖。这种不良的心理变化产生了医疗服务中的逆向选择。国际经验表明，逆选择会迅速破坏并最终导致一个建立在农民完全自愿基础上的保险计划的解体。新农合制度中贯彻的与社会保险的强制性原则相违背的自愿性原则，给农民选择机会主义留出了空间：农民比政府更清楚自己的情况，可以依据健康、收入、支付能力的好坏选择性参保，政府却只能依据平均疾病发生概率制定纯联合费率，从而导致身体健康、支付能力强的低风险人群滞留制度之外，而健康状况不佳、收入较低，特别是患大病的高风险农民将积极涌入制度。同时，新农合实施中贯彻的以户为单位、年度参保的原则，使得逆向选择更为严重：首先当前农村家庭结构与功能变迁，年轻人外出务工现象日益增多，参保人群以老年人和弱势群体为主；其次年度参保原则促使一些在第一年参保未受益的低风险群体做出次年放弃参保的选择；再次因预期收益降低促使一些在第一年获得大病补偿的群体做出次年退出的选择。这种自愿性原则所引致的"选择性参加"与"选择性退出"是导致新农合绩效低下的重要原因，这种情况可能会进一步影响新农合的可持续发展。新农合利益各方在筹资过程中面临着博弈困境按照新农合现行规定，农民自愿参保的原则筹集资金，实行"中央财政＋地方财政＋农民"筹资，倒筹资为其主要模式，即农民首先向基层政府缴纳参合费，其次是县级、市级、省级财政按照参合人数依次配套，最后

基于多元福利视角的新型农村合作医疗效益研究

凭借农民和地方财政的资金全额到位申领中央财政的补助资金,也就是要获得中央财政的资助必须以其余两个出资主体责任到位为条件,这造成农民、地方财政、中央财政三方利益主体在政府为主导的新农合筹资中存在利益最大化的博弈困境。这种自下而上的筹资顺序,引发地方政府的弄虚作假,即为了得到中央的补助金,基层试点地区出现大量的兑现行为,产生了严重的医疗腐败。而解决新农合可持续发展对策必须重视制度设计,完善的制度安排是确保新农合可持续发展的关键。政府在新农合制度可持续发展中承担主体责任具有必然性,其行为优化的基本路径是:重视制度设计,完善制度目标;建立法律保障,强化监管机制;加大政府筹资力度,创新补偿机制;逐步实施强制性参合原则。

新农合制度的实践经验表明,我们应该在大病统筹为主的基础上更多地兼顾小病,探索以补偿大病为目的、补偿小病为策略的最佳结合点,同时通过其他的制度安排比如公共卫生制度和医疗救助体系,解决困难群体门诊医疗和小病问题,对医疗保障的死角或保障力度不够的地方进行补充。新农合制度应该把更多的农民纳入到保障范围之内,要以解决大多数农民的基本医疗需求为主要目标,调整统筹补偿方案,适当增加门诊补偿,重点提高补偿水平,这样不仅提高农民的参合率,也保障其享有最基本的卫生服务,实现社会公平的目标。这些目标的实现需要不断推进新农合的立法进程;法律具有较高的刚性要求,必须严格地遵照执行,只有在法律保障的制度框架下,制度的运行和发展才有严格的依据和参照,才能保证制度的可持续发展。2011年3月,我国第一部新农合地方性法规《江苏省新型农村合作医疗条例》的面世,预示着新农合步入一个有法可依的新阶段,随着全国性新农合立法进程的推进和地方性法规的出台,将强有力推动新农合的法制建设。因此,要加快新农合全国人大立法或国家出台法规的进程,从法律法规的高度明确新农合制度的性质地位和执法经办主体,从而使制度在运行和管理中有法可依、有章可循,避免现行制度难实施、基金难到位和管理不规范的弊端。在医疗保障的法律体系中,我们必须明确建立覆盖城乡的统一医疗保障制度是新农合的未来发展方向,在基本医疗保障基础上,为了确保新农合制度的可持续发展,各地必须创建多元化筹资机制的构想为确保新农合制度可持续发展,在坚持农民承担主要出资责任主体时,必须建立多元化的筹资机制。

11.3.2 新农合可持续发展战略

新农合可持续发展战略应着眼于完善筹资机制,以确保新农合实施方向的有效性。近年来,浙江省在这方面做得也不够成功。虽然浙江省逐步提高了新农合筹资水平,但整体的筹资水平还是比较低,调查发现,杭州农民基本上能承受现阶段的缴费水平。2008年浙江全省的筹资水平达到人均140元以上,但相比门诊费用与住院费用,新农合的保障水平仍较低。稳定而低成本的筹资机制是新农合可持续发展的重要前提,各级部门在提高筹资标准的同时,在控制筹资成本方面程序较低。采用农民自愿缴纳保费的方式进行筹资难度比较大,部分农民拖欠医保费用等情况造成新农合基金收缴困难,加大了筹资成本。因此,新农合筹资的费改税是新农合稳健发展的趋势,应提高各级政府与农民的缴费意愿,做到筹资水平与地区经济发展水平相适应,与农民的经济承受能力相适应。在部分欠发达地区加大政府财政帮助比例,加宽新农合资金筹集渠道,采取多种方式筹得新农合资金,保障新农合稳健运行。

(1)制定合理补偿方案和科学管理模式

新农合的可持续发展需要提高基金补偿率、制定科学补偿方案、设定合理的报销比例和大病报销门槛,降低新农合的起付线、提高封顶线,控制医药费用的不合理增长、扩大新农合的保障范围;但同时需要合理引导需求。例如,起付线之下的医药费可以实行积累制,积累到一定程度后由保险方支付部分医药费。建立一体化的管理模式,在不影响新农合正常运行前提下,减少不必要的人力资源。提高县级医院服务能力,减少因路途遥远或医疗设施落后等因素造成无谓成本,方便更多的农民就医。农民"看病难""看病贵"普遍存在,引导合理的医疗需求刻不容缓,这不仅要防止农民和医疗机构"小病大看",还要遏制过度消费医药保健品等情况。

(2)加强新农合管理机构的建设

加强监督管理与风险预防建立健全基金监管制度是保障新农合基金的前提。新农合基金实行"以收定支,量入为出、收支平衡"的原则,2008年浙江省新农合基金结余率为12.6%,新农合基金结余过高会影响最终的补偿比,结余率过低导致基金赤字。在新农合的基金管理方面,采用严格的财务制度、审查制度。定期查账,严格控制新农合基金的流出,严格监管医患合谋骗取新农合基金等违法行为。科学预算新农合基金收缴,控制新农合基金风险,合理提取新农合基金,用于安全投资确保其保值增值。各地区应当创新管理机制,加强各经办机构的管理能力,定期对经办人员进行培训。建立行医的约束与激励机制,防止医疗机构提供过多的医疗服务。

(3)通过发展农村经济加强辅助措施建设

农村经济的发展与农民收入的提高是新农合能够持续发展的保障,大力发展农村经济可以提高农民自身抵御风险能力,经济发展与新农合发展是相互促进、相辅相成的。此外,加强新农合辅助措施建设,还需做好新农合相关的其他

基于多元福利视角的新型农村合作医疗效益研究

各项工作。加强新农合立法建设,保障了新农合的稳步发展,确定了农民与政府各部门的权利义务关系。加强对各地贫困人员的社会救助工作,保障贫困人员的就医需求。做好商业保险与新农合的互补工作,让商业保险来填补新农合暂时无法达到的功能,以满足部分群众的更高医疗需求。设立新农合信息的反馈渠道,做到有问题及时解决,积极了解农民所需。将制度设计与实践紧密结合,不断探索、不断完善,走好新农合可持续发展道路。

在确保制度完善的基础上,各级政府必须利用政策优势,充分调动相关利益主体积极性以及相关利益主体意愿取向和行为选择是制约合作医疗制度的关键因素。农村新型合作医疗是一项涉及农民、政府财政部门及卫生部门、农村医疗服务的提供部门等诸多主体的制度安排,充分发挥这些利益主体积极性,有助于新农合的广泛推行和顺利实施。首先,农民是合作医疗的需求者,也是对合作医疗的态度和行为选择最终决定合作医疗能否持续的主导因素。而在信息不对称的医疗市场条件下,农民疾病风险与风险态度不同导致的自愿参加原则下混同均衡的不存在是合作医疗陷入困境的重要理论根源,也是制约新型农村合作医疗制度发展的核心难题。市场经济条件下的农民,作为理性经济人,在面对一种致力于解决自身的医疗保健需求的保障制度时,会基于各自的收入水平,在预期效用和预期成本之间进行衡量,做出各自最有利的制度安排。农民参合的预期效用主要是指新农合医药费的补偿水平。预期效用会受到农民对未来疾病风险的预期及对风险的态度、个人对医疗保险制度的信任程度以及自身的收入水平等诸多因素的影响。农民参合成本主要包括加入合作医疗缴费、报销医药费用所耗费的时间、交通和心理成本等。加入成本会受到政府补助水平的影响,在相同的受益水平下,政府补助越多,则个人承担费用越少,而后者主要取决于医疗保险制度繁简程度。因此,在制度的安排上,必须增强制度的可及性和可得性。通过科学的制度安排吸引广大农民积极地参与合作医疗,并且通过合理的补偿水平和补偿机制的设定,发挥医疗保险受益者强大的教化和宣传功效,进一步坚定农民参合的信心。同时,广泛设立定点机构,使得居民都能够实现便利就医;简化报销程序,使参合确实能够享受到合作医疗的好处。在新农合各方利益的分配中,政府全面负责新农合的统筹规划、监督管理;因此,协调各级政府关系,保证资金及时足额到位是合作医疗制度重建的制度保障和资金保障。首先,中央政府是政策的制定者。2003年《中共中央、国务院关于进一步加强农村卫生工作的决定》为新型合作医疗制度的实施提供了政策依据。为了保障合作医疗的持续运行,中央政府以法律法规将合作医疗制度作为国家的最高决策长期执行,同时,明确各级政府责任,确保各级政府在政策和资金上支持。其次,中央政府又是合作医疗制度的出资者。农民健康问题是关系到经济发展和社会稳定的基本问题,甚至是影响人力资本水平进而影响国家综合竞争力的重大问题,这决定了中央政府在合作医疗的运行和实施过程中必须承担起相应的责任。再次,政府通过健康管理理念的调整公共财政体制,逐步实现由"经济建设型政府"向"公共服务型政府"转变。医疗卫生事业是事关人们生存的大事,中央政府在财政支出方面需要进一步加大农村医疗卫生体系建设的支出。对于各级地方政府而言,第一,尽快实现地方政府财权和事权的统一。新农合制度的实施要求县(市、区)政府配套补助,补助金额每人每年4~7元不等,这无疑使本来就捉襟见肘的县财政更加艰难。为了实现基本建立医疗保险的目标,很多地方政府在制度的推行中采用了强制性手段,不仅进一步增加了农民的抵触情绪,同时还加大了筹资成本。所以,要使农村合作医疗保持其长久的生命力,财政管理体制也必须进行调整和改革,在税收分成上给予地方政府更多的财力,为合作医疗制度的顺利实施提供物质基础。第二,规范地方政府的资金筹集机制。在筹资过程中,由于中央政府是按照实际参合的人数拨付补助基金的,部分地方政府便利用这种补助机制进行"套用资金"的操作,给农合制度的持续运行带来隐患。因此,需要建立一种监督机制,以保证地方政府行为规范,减少筹资、运行过程中的违规操作。与农民直接接触最多的村干部首先应该建立起一种激励机制。村干部直接与农民接触,担负着合作医疗的宣传和筹资两大任务,对合作医疗的发展十分重要。村干部对合作医疗的宣传力度和宣传方式直接关系到农村居民对于政策的了解和理解,进而会影响到参合率。因此,新型合作医疗的建立阶段,政府应该将新型合作医疗的实施情况作为考核村干部业绩的重要指标之一,并适当支付一定的报酬。其次,建立起一种约束机制。如果单纯地对村干部进行激励,一些村干部为了追求个人业绩或取得相应的报酬,可能会采用一些不恰当的方法强制推行农村合作医疗,从而降低农民对政府的信任程度,不利于合作医疗的长期发展。所以在建立激励的同时,建立一种监督机制,由公众进行监督,从而才能建立起一种通过正面宣传和政策导向吸引农民自愿加入合作医疗的长效机制。医疗服务机构及其服务人员作为农村医疗服务的供给方首先应该建立对乡村医生提供基础医疗服务的激励机制。乡村医生承担着最基层的基本医疗服务职责,但是由于他们的工资统一由财政拨付,即乡村医生的服务水平和质量与收益关联程度降到最低,产生负的激励作用,导致医生服务态度差,服务质量不高的现象。因此,政府可以给予乡村医生一定的财政补贴,形成对乡村医生提供基础医疗服务的激励机制,以赢得乡村医生对合作医疗的积极配合。其次,实行信息公开化,将农村卫生机构招标药品的价格、乡村医生每一张处方的药品、服务种类及价格等信息、与工作量相关的报酬补贴以及农民在各级各类医疗机构就诊能报销的比例和金额等信息全部公示,以保证合作医疗基金的安全性和高效运转,堵塞可能的漏洞。这就要求:第一,完善制度设计,保证制度的均衡和可持续性;第二,建立长效筹资机制;第三,采用半强制性的筹资制度。政府政策、资金支出和舆论宣传都不能从根本上改变自愿参加原则下合作医疗混同均衡不存在的结果。同时,信息不对称的存在使政府和农民间的"博弈"困境难以消除,在潜在利益诱致的制度变迁不能满足社会对有效制度需求的情况下,政府的强制性制度变迁成为必然。因此,合作医疗制度只能选取强制性的筹资方式,规定当地农民平均水平收入水平达到一定程度的就必须参加医疗保险体系。对农民缴费实行差别缴费制度。这是指不同收入水平的农民在参加合作医疗制度时应缴纳有差别的费用,并且在享受医疗服务时执行不同的医疗服务费用补偿比例,即低收入者少缴费,多补偿;高收入者多缴费,少补偿,通过这种"缴费累进,享受累退"(在制度实行初期,无论是累进还是累退,程度都不宜过大)的筹资模式,可实现高收入者向低收入者再分配的功能,从而在相当程度上消除低收入农民群体在新型农村合作医疗中的自我歧视问题。同时,采用缴费的动态调整机制。人们的医疗需求具有无限扩张的趋势,因此,医疗费用必然会成不断增长的趋势。在新农合发展过程中,现行按照固定数额缴费机制,必然会面临资金缺口和支付压力。因此,必须建立起缴费水平与物价上涨和收入增长趋势相适应,以期满足不断增长的医疗卫生支出。对患病农民建立合理的补偿机制,并提高基金补偿率,设立科学的设定报销比例和大病的门槛。由于合作医疗基金的有限性和医疗需求的无限性之间的矛盾,合理确定报销比例就成为制约制度可持续运行的核心内容。因此,需要在考虑各种因素的基础上,进行科学的测算,制定合理的补偿方案,并严格执行。方案一旦确定,在一定时间内需要保持稳定。针对我国很多试点地区资金补偿率过低,资金结余过多的现实,应该予以适当提高报销比例,降低医疗保险的起付线、提高封顶线,提高农民的受益程度。对家庭收入较好的农民,可以将商业保险引入到农村合作医疗机制,提高新型农村合作医疗的补偿能力。商业保险参加新农合是节约合作医疗基金、控制基金运行风险的有效方式。政府通过市场机制选择费用低、服务质量好的保险公司,由保险公司在政府的监管下,承担新农合的各项具体经办事务,实现经办与监督管理的分离,可以利用保险公司的运行机制减轻政府新设经办机构和增加人员编制的压力,还有利于政府集中精力对整个新农合工作的规划、组织和监督,更好地履行公共管理职能。同时保险公司利用专业的风险管控制度、理赔管理经验和财务管理手段,规范审核、报销、支付等业务流程,有利于控制新农合资金运行的风险。

商业保险参与农村合作医疗有三种方式可以选择,如表 11-1 所示。

表 11-1　商业保险参与农村合作医疗的方式

参与模式	基金管理型	保险合同型	混合型
含义	政府委托保险公司提供经办服务	政府将筹集到的新农合资金为农民投保团体医疗保险	介于基金管理型和保险合同型之间的一种模式
保险公司提供的服务内容	报销、结算、审核	向参合农民提供医疗保险	代政府管理农和基金(具体商议确定)
管理费用	政府向保险公司支付管理费用	不支付管理费	支付适当的管理费
基金结余	结转下一年	属于保险公司	结转下一年
基金风险承担	政府	保险公司	政府与保险公司共同承担

　　扩大合作医疗的保障范围,使农村居民真正实现"病有所医"。首先,将慢性病的大额医药费纳入合作医疗保障范围。一些慢性病患者的医药费并不是一次性支出的,这样,个人家庭账户即使能够保障门诊费用,由于积累额少,也起不到什么作用。而"大病统筹"账户又有起付线的约束,使慢性病患者长期巨额的医药费无法得到补偿,加重了患者的经济负担,因此,新型合作医疗应该也将慢性病的大额医药费纳入保障范围。其次,将妇女的分娩费用纳入合作医疗保障范围。分娩本身并不属于疾病的范围,但是由于分娩过程中存在很多危险因素,随时都可能出现产后出血、产褥感染等各种严重的并发症,对产妇及新生婴儿的生命威胁很大。但是由于住院生育的医疗费用很高,很多农村产妇采用家庭接生,受到医疗技术和水平的限制,家庭节省往往无法解决高危产妇医学并发症问题,造成孕产妇死亡率很高。因此,提高住院分娩率,让产妇在临产前住进医院,在医生的帮助下分娩,则能够在危机出现及时实施医疗救助。目前很多地区启动了"降消"项目对贫困孕产妇实施救济,成效显著,但是项目的资金毕竟是有限的,因此需要建立一个长期的保障机制。将分娩费用纳入合作医疗的统筹范围,所有纳入合作医疗的农村产妇都可以得到一定的经济补偿,这样可以引导贫困产妇走进医院分娩,以保障产妇和婴儿的安全,为孕产妇的生存和健康提供保障。最后,将新生儿童纳入合作医疗体系。对于新生儿童取消"一年一投保"的限制,可以规定在其出生后的 15 天内加入合作医疗体系,不论是否在筹资期缴费,均可以按每人每年 10 元的水平缴纳。这样做不仅可以简化管理程序和管理成本,还可以减轻合作医疗基金的压力。在筹资和费用使用中建立科学的管理机制,控制不合理的医疗费用,减少制度运行成本。费用控制机制对于合作医疗制度的实施有着现实意义,甚至是关系该制度成败的关键。最基本的方法是建立规范的工作程序:一是建立基本药品目录,并由县统

基于多元福利视角的新型农村合作医疗效益研究

一制定药品价格。主要是避免医生由于利益驱动出现"诱导消费"和提高药价的行为;同时,医疗设施和药品都采取公开招标的形式在市场上购买,最大程度的降低成本。二是建立逐级转诊制度,对于农村社区医疗机构无法医治的疾病,经主管医生签字,才能向上级医院转诊,有效控制医疗费用。需要注意的是,对于特殊的重病和突发疾病,出于对患者生命负责的态度,避免耽误诊治的最佳时机,可以就近就医,合作医疗仍然应该予以补偿。但是需要患者事后提供相关的证明,主治医师也要签字。在资金监督方面应该规范财务管理,加强对合作医疗的监督机制。建立由县乡领导牵头,财政、卫生等相关部门人员组成,吸引少数农民参加的新农合医疗管理机构,对基金的收缴和运行进行监督。相关部门需要定期公布账目和结报情况,接受检查和审计,对基层合作医疗保险经费进行审核。同时,逐步实现合作医疗计算机联网,提高科学化管理水平,保证各项措施的实施。建立恰当的衔接机制增强新农合与城镇职工基本医疗保险制度的衔接机制可以从两方面入手:一是从特殊人群入手。由于城镇化进程的加快,农民出现了分层,其中包括农民工、失地农民在内的广大人群长期游离于城镇和农村之间。对于这部分人可以采取灵活的政策,在城镇工作相对较稳定的部分人群可以就地加入城镇医疗保险体系;流动性大,收入水平较低且不稳定的人群可以自主选择加入户籍所在地或就近加入新农合。同时,逐步实现二者之间保险关系的转移和衔接,尤其是医疗保险个人账户的设置。二是在医疗保险模式选择上,对于经济较为发达的农村地区,可以依照城镇医疗保险制度设计,实行"统账结合"的模式,当然缴费水平上可以适当调整。这样,在医疗保险制度城乡统筹过程中,先实现制度设计的统一,然后逐步实现水平的统一,最终建立城乡一体化的医疗保障制度。做好配套设施,保障合作医疗制度的可持续发展。加强农村卫生基层服务:首先,加强现有乡镇卫生院的基础设施建设,提高其医疗水平和服务能力,最终使之成为公立医院的枢纽。在资金来源方面,政府负责医疗设施的配备、乡镇卫生所的人员工资(工资实行固定工资制)和管理运行费用。在卫生技术人才方面,与卫生管理部门协调,实行年轻医生执业前必须到乡镇卫生院锻炼一二年的管理制度,这样,既锻炼了医生,又相应解决了乡镇卫生院人才缺乏的问题。其次,在政府投入的牵动下,形成村卫生室解决常见病、乡镇卫生院解决一般病、县医院处理大病和疑难病的全新的农村三级医疗网络体系。再次,三级医疗服务体系都属于公立医院,实行非营利性运行,同时引进相应的竞争机制,降低农民的医疗费用和制度的运行成本。在各地农村建立医疗救助体系,对于收入水平较低,无力承担合作医疗缴费的农村居民,或者已经参合但负担不起起付线以下的医药费时,通过政府或非政府医疗救济基金进行扶助,可以对医疗保障的死角或保障力度不够的地方进行补充保障,不仅有利于提高合作医疗的参与率,保障居民都能享有基本卫生服务,从而实现社会公正的目标,而且通过分散的特殊群体对合作医疗的受益或支持本身也会对社会产生广泛和潜在的教化与动员功能。这与有些地区每年组织缴费动员"战役"投入的大量项目经费相比,也较经济可行,有助于建设有效运行的基本医疗保健。通过发展农村产业提高农民收入水平,这是农民参加新型农村合作医疗的前提条件。一方面,收入水平在很大程度上决定农民支付能力强弱,提高收入水平,为农民参加合作医疗提供了物质基础;另一方面,收入水平的提高可以提高农民享受医疗服务的边际效益,增加农民对医疗服务的需求量。因为,"对于健康状况相同的人来说,有多种原因可以造成边际收益的差异,而其中最重要的是收入差别。高收入者往往比低收入者更重视医疗保健,也就是说,前者的边际效益高于后者"。因此,要做到切实保证农民的身体健康,不仅需要依靠医疗保险制度的安排,更重要的是缩小城乡差距,增加农民收入水平,尤其是低收入农民的收入水平,这样才能从根本上增强农民抵御疾病的经济能力,提高农民的参保意识。不断强化农村卫生宣传,各国经验表明,卫生宣传和健康教育可以有效地促进民众健康,并降低医疗压力。因此,政府可以通过电视、广播、杂志、网络等各种传播媒介向农民介绍新农合相关知识,提高农民的健康意识和保险意识,改善农民风险态度,帮助他们解决在参保过程中的思想阻力。

新农合经过几年的运行已经积累了许多经验,取得了不少成果,但其可持续发展也面临的一些问题:新农合的农民自愿参加原则导致筹资不足,并在功能定位上存在缺陷,如很多地区的合作医疗以保障常见普通疾病为主,这样设计虽然扩大了受益面,短时期内对农民的吸引力较大,但经过一段时期的运行后就会暴露出医患交易费用过高的弊端,将降低农民的吸引力;新农合规模小,抗风险能力弱,并且缺乏有效的费用控制机制,医疗机构在业务收入最大化目标的驱动下,往往会产生引诱患者过度消费的动机,使医疗费用的上涨含有大量的人为因素,而在合作医疗基金有限、又无有效途径进行增值的情况下,医疗费用的增加必然使合作医疗基金面临巨大的支出压力,加剧了合作医疗财务的不稳定性;新农合补贴标准过低,对减轻农民负担收效甚微等。如何利用科技进步实现新农合医疗可持续发展成为一个新的研究课题。

世界上无论哪个国家,其社会保障体系的建立、健全与发展,均被认为具有稳定社会秩序的重要工具,极大地促进了各自国家社会经济的发展。而农村医疗保障作为社会保障体系的组成部分,经历了艰难曲折的道路。我国一直致力于探索农村医疗保障体系构建,可是由于受到主客观因素的不利影响,各项制度建设迟缓。以 2003 年爆发的 SARS 严重流行性传染病和 2005 年的禽流感为代表的公共卫生安全危机,暴露了我国卫生体系的缺陷,显现社会健康保障组织运行机制的弊端、卫生资源的浪费以及对农村弱势群体救助体系的欠缺。有鉴于此,加快农村公共卫生体系建设,实施针对农民的救助和权益保护,建立以人为本的农民投资健康机制,能有效地促进农村医疗保障的可持续发展和新农合的稳定协调发展。

新农合虽然经过十多年的运行积累了不少经验,取得了一定的成果,但存在着功能定位不科学、筹资不足、服务交易成本较高等问题,妨碍了新农合可持续发展。这就要求在社会经济发展较快的地区,应该积极探索新的试点模式,扩大以县市为统筹单位,利用新农合基金开展农民的重特大疾病保障或者为参合农民购买商业大病保险,并且委托商业保险机构经办新农合业务运行、推进以互联网科技为核心的支付方式改革,加强政府监管机制、手段和方式创新。按病种付费是目前降低和控制新农合住院费用较为有效的办法。有条件地区在混合支付方式基础上,积极探索建立住院费用总额控制机制,对定点医疗机构的基金预算实施疾病种类与支付总量控制。目前按疾病种类付费主要存在技术性问题,根据疾病种类和病例费用偏态分布规律,对于离散度较大的病种,约 5% 左右病例费用超过支付标准的 2 倍,这种情况可以按照实际发生费用单独支付,并由统筹基金和患者共同分担,使医疗机构获得合理的服务补偿。

在建立新农合补偿机制的同时加强立法、减少逆选择的合作医疗属于一种医疗费用预付制度,这种制度的主要作用有两个:一是分散风险,也就是将医疗费用在健康者与病人之间以及缴费者健康和生病时期进行分摊;二是形成医疗服务的第三方购买者,以便同医疗服务提供者达成控制费用的制度性安排。显然,为了发挥以上作用,必须要求有相当数量的人(无论是身强体壮者或是体弱多病者)参加医疗保健制度,即所谓"大数法则";然而,在医疗保健市场上普遍存在逆选择问题,它会使大数法则失灵。从各个国家和地区的经验来看,政府强制性的卫生政策是任何健康保障制度能否顺利完成的最重要和直接的因素。要避免出现逆向选择现象,必须在说服教育正面引导的同时,辅以一定的强制性措施,给予法律和政策的支持。正如城镇职工健康保障制度是通过强制推行而完成的一样,新农合制度在执行过程中也应本着"有法可依"的原则,形成一个自上而下的政策法律体系,对各地发展该项健康保障制度进行领导和监督。因此,国家和政府应出台带有普遍性、强制性及互济性等特征的针对合作医疗的立法,减少逆向选择,保障测算目标人群的稳定性。在未立法前,地方政府应在将其纳入当地经济与社会发展规划的同时,列为政府各级领导任期目标责任制内容之一,并明确规定将合作医疗基金作为统筹费纳入农民承担的合同中去,以保证合作医疗的顺利实施。

根据健康保险的原理,最有效的分散疾病风险的方式就是在一个较大规模的人群中对发生概率较低、医疗费用较高的疾病进行保险。对于主要的疾病种类,只有急、危、重症才符合可保风险要求,而日常性疾病、老年慢性病、地方病、职业病和传染病等不具备风险性疾病的特征。据此,合作医疗的功能应定位于保障大病风险,这样可以避免将日常性疾病,包括在保障范围之内引发的"道德风险"泛滥、合作医疗基金支出失控的问题。从这个角度看,风险型合作医疗是减轻农民疾病负担的有效方式。同时,扩大新农合的实施规模,提高其抗风险能力,在实践中,实施单元的规模对合作医疗的稳定和经费的测算。按照保险大数法则,参加人数越多,规模越大,则新农合基金总额越大,应对突发事件造成费用支付增加的承受能力越强,合作医疗的抗风险能力就越强。另外,单元包含的人群越多,则期内发病率水平的波动幅度越小,从而有利于降低基金亏损的风险和提高测算的准确性。因此必须扩大,要求至少要以县为统筹范围,有条件的地方可以考虑以省为合作医疗实施单元。

改革供方补偿方式,控制医药费用过快增长。目前,合作医疗实施的按项目付费的供方补偿方式难以对医疗机构的行为进行有效的监督和制约,必须进行改革。可以借鉴规范的医疗保险制度中采取的供方补偿方式。在规范的医疗保险制度中,一般采取按人头付费的预付保险费形式对医疗服务提供者进行补偿,这样可以使保险组织者与医疗机构的利益相分离,保险组织者出于自身利益的考虑就会采取各种措施监督和制约医疗机构的行为,从而对医疗机构引诱患者消费和过度利用医疗服务的行为加以约束,消除医疗费用支出中的人为因素,使之得到有效的控制。客观地说,这种方式也存在一定的缺陷,即可能使富裕家庭和贫困家庭之间形成反向补贴。因为同样的合作医疗费占贫困家庭收入的比重要高于富裕家庭,由于收入较高的人群一般比低收入人群更多地利用卫生资源,并且患病人群未必就是低收入人群,这样就可能形成贫困家庭对富裕家庭的补贴。从这一点上说,这种付费方式可能会造成福利累退的后果。但相比较而言,由于目前合作医疗制度面临最大的问题是医药费用失控,所以按人头付费还是要优于按项目付费的方式。政府应该增加对农村公共卫生服务的投入,农民"看病难"、医疗费用高是当前农村社会发展中一个迫切需要解决的问题。从总体来看,政府对农村卫生投入严重不足。政府卫生预算支出在城乡之间的分配极不合理。由于农村公共卫生服务资金严重不足,影响了计划免疫、妇幼保健等公共卫生服务项目的开展。农村中某些已经得到控制的地方病、传染病的发病率出现了反弹甚至死灰复燃。一些农村区职业病和环境污染所致病明显上升,并且对农民健康造成新的威胁。

与此同时,中央和地方政府应增加对农村公共卫生体系投入,重点用于预

基于多元福利视角的新型农村合作医疗效益研究

防性和保健性服务,确保广大农民能够享受免费的免疫接种服务和基本医疗服务,提高整个农村人口的医疗条件和健康水平。中央政府应在合作医疗筹资中承担更多的责任。无论从社会责任还是资源保障能力看,中央政府应在推进新农合中承担主要责任;相反,如果将基层地方政府作为主要责任主体,现行财政体制很难保障合作医疗筹资的连续性与稳步发展。在地方筹资中应明确以省级财政承担主要责任。按照现行分税制,财力分布呈现逐级向上集中的态势。因此,以省级财政承担地方筹资的大部分份额较为合理。目前一些地方已在这方面做了有益的探索。在有条件的地区应将社区作为一个单独筹资主体。社区组织资源曾在农村合作医疗中扮演过重要角色,并且在集体经济以及乡村工业存在的地区仍然应该作为维持新农合制度持续性运转的一个重要力量。此次制度设计并未完全排斥集体组织的参与,在筹资标准较高的东部发达地区和城市郊区,采取了鼓励村集体及村办企业为新型农村合作医疗出资的方式。筹集农村医疗卫生经费,除加大财政转移支付外,还可以考虑采取以下形式:实施土地出让金分割。"以地生财"已成为目前地方政府增加实际可用财力的重要途径。据统计,2002 年各地土地出让金高达 2416 亿元,2003 年更突破性 3000亿元。目前各地土地出让金大多用于城市基础设施建设,政府完全可以宏观调控,即使是切割 10% 的份额,也可以每年为农村陈旧落后的医疗条件改善筹集300 亿元。还可以发行农村医疗卫生彩票。组织区域和城乡"对口支援",加大国债资金对农村卫生支持的力度;组建农村医疗卫生基金等。进一步完善农村医疗救助制度医疗救助是医疗保障制度的一个组成部分。加强医疗救助制度建设,为最贫困的农民提供一定的福利性医疗保障,这是实现"人人享有卫生保健"的要求,更是摆脱"因病致贫""因病返贫"的需要。从 2004 年开始,民政部门对农村"五保户"、特困户及重点优抚对象等实行医疗救助。从调查情况看,目前各级财政用于医疗救助的资金十分有限,远远不能满足需要。要进一步加大各级政府对医疗救助的支持力度,应以加强新型农村合作医疗制度的建设为重点,对于确实贫困的农民减免他们的大病统筹费,使这部分人看得起病、用得起药。

同时,各级政府应该增加用于预防保健服务的农村公共卫生体系投入,确保农民能享受基本医疗服务与免费的免疫接种服务,提高农村整体医疗条件和农民的健康水平。同时,各级政府必须对要加强新农合医疗机构、计算机和网络设备等基础性建设;给予乡村医生一定财政补贴,营造对乡村医生提供基础医疗服务的激励机制;规范经办人员编制,足额保证新农合经办单位公用的专项经费,提高人员待遇和培训力度,促使他们的专业知识与服务意识得到进一步提高。

各国的实践经验表明,基础性的卫生宣传和健康教育可以有效地促进弱势群体健康状况的改善,降低医疗压力。各级政府可以通过电视、广播、杂志、网络等传播媒介向农民介绍新农合相关知识,不断提高农民的保健意识,增强农民的风险观念,解决他们在新农合参保过程中的思想阻力。对低收入且无力承担保费的农民,或者负担不起起付线以下医药费的参合农民可以通过各种医疗救济基金进行扶助,以保障农民都能享有基本卫生服务。而且通过分散的特殊群体对新农合受益或支持本身也会对社会产生广泛和潜在的教化功能。为确保新农合制度可持续发展,在原有的筹资模式基础上应该逐步建立多元化的筹资机制。第一,在坚持农民承担主要出资责任主体的同时,继续强化政府责任,即建立农民个人缴费为主、政府资金补助为辅、社会资金为补充的筹资机制。第二,调整现行筹资顺序存在的弊端,打消农民对新农合的顾虑,各级政府要建立新农合专项基金,列入财政预算,确保资金来源和补助水平,并保证筹资随经济发展、物价上涨、财政收入增加而不断提高,让农民感觉到政府增加补助带来的好处,提高农民的参合积极性。

12　结论与政策建议

12.1　主要发现

　　鉴于我国国情,农民在享受新农合带来便利的同时缴纳一定的医疗保险费是必要的,这在一定程度上可以增加健康责任意识,并能够充分利用多元健康福利体系提高预防保健能力。仿效福利国家保障模式,在我国建立全面免费的医疗保障体系,即便有必要但在时机上也尚未成熟。与此同时,如果引入累进性因素,即在庞大的国民中依照不同人群的收入水平来征收国民健保费,这在行政管理上是耗资巨大的,甚至是完全不切实际的。当然,对于低收入农民群体,在完全保留现行医疗救助制度下,可以尝试豁免缴纳医疗保健费。

　　本书中的数据及估算值来源于多个权威渠道,这些渠道决定了研究项目中的每个指标可获得性与数据质量。由于不少国家、地区或部门的医疗卫生信息系统基础薄弱,统计能力不足,它们缺乏农村基层的经验数据,即便有,但数据质量堪忧。这些情况可能导致一些卫生统计指标带有很多的不确定性。我们采取转换、信度分析、缺失值处理、科学预测等措施,以确保对相关数据的利用达到最佳,并且通过调研和访谈形式尽可能采集一手的数据和材料,以便最大限度地提高不同时段和区域之间数据的可比性。此外,我们还采用理论分析、建模和统计技巧适当填补某类数据的空白。值得欣慰的是,一些国际组织的统计透明度政策,为我们提供了资料的估算方法以及一些不确定性指标的边际值。新农合是 21 世纪以来在我国农村实施的一项医疗保障制度,它一定程度上解决了农民基本医疗问题,促进了农村经济社会持续稳定发展。可是由于受到农民不良生活方式以及许多主客观不利因素的影响,在新农合运行过程中存在着低效率现象,农民健康状况改善缓慢,资源浪费严重。针对这些问题,我们基于多元福利视角,透过医疗保障和非医疗保障两种途径考察农民的健康状况、疾病产生原因以及对策,研究多元健康福利体系如何通过减轻农民疾病的发生来提高新农合服务效益的贡献。在这项研究中,我们主要发现:

（1）在一定的经济社会发展水平下，农民对新农合医疗服务主要集中在基本医疗保障领域；基本医疗得到满足之后，由于疾病治疗具有非享乐的消费效用特征，重特大疾病存在着需求的有限性。任何农民主观上不希望患病而占有这种痛苦的服务过程，医疗消费的非选择性特点，决定了农民接受新农合医疗服务是被动的迫不得已的保健行为。

（2）医疗卫生的专业服务使得医务人员单方面掌握着农民的疾病状况、用药和治疗方案等，而农民对医疗知识的缺乏，疾病医疗费用的多少很大程度上由医生控制，这是导致医疗道德腐败和卫生资源浪费的主要根源。

（3）农村医疗保健基础设施投入较少、健康产业发展滞后以及农民防保健意识薄弱，形式了我国现阶段农民主要以医疗保健卫生，预防保健的功能远远没有得到发挥；体育保健、文化娱乐保健等非医疗产业的健康福利效应严重不足，这种情形不断加重了新农合医疗服务的负担，并造成巨大的资源浪费。建立以预防保健为主体的农民多元健康福利体系将具有十分重要的现实意义。

（4）加强农村医疗保障体系建设是我国实行联合国提出的实现千年发展目标的重要一步。增加农村劳动力资源质量需要持续的政治动力和稳定的资金支持，促进以新农合为主体的医疗可及性及其质量与效益。

（5）在不断完善新农合制度基础上，政府应该通过国家实验室网络对农民提供可及的诊断，确保临床环境下进行良好的疾病感染控制，促进药物的合理使用。此外，农村的自然灾害、社会问题和经济危机等不时发生，凸现了增加社会健康保障覆盖面的迫切性。如果影响农村社会经济发展的风险或者障碍很高，农民则无法自由地获取所需的医疗服务和持续治疗，这必将妨碍城乡一体化的发展进程。

（6）对于农民健保的支付功能，则需要设立一个新的公立机构来履行，以便保证新农合资金的安全管理。在转型初期，我们可以考虑设立政府行政的居民保健基金管理局，并在各地设立由地方政府管控下的分局。居民保健基金管理局实行垂直化管理，面向各类医疗机构购买民众所需的医疗保健服务。居民保健基金管理局在逐渐走向专业化之后，可以在适当时机走向法人化，转型成为一个独立公法人，专门行使代表民众购买医疗服务的公共服务职能。为了推进从行政化向法人化的转型，居民保健基金管理局从设立之初，可以模仿全国社会保障基金管理和运行模式，建立理事会制度。居民保健基金管理局在各地的分局可以经由现城镇医保和新农合经办机构整合而成。

12.2 理论总结和政策启迪

针对不同福利提供者的专业分工，各取所长实现新农合实施过程中农民健康福利的有序增长。从农民切实需求出发,多元健康福利机制就是通过各要素之间分工合作与相互制约形成良性互动的健康生产。由于医疗服务特殊性,我们通过生命周期理论和消费者选择理论,界定了医疗服务的经济学性质,并从健康路径的多元性出发,研究健康保障各个维度对新农合效益提高、农民健康状况的改善以及卫生资源利用的影响。结论认为:(1)多元健康福利体系的构建与完善对促进新农合效益提高具有显著的积极影响,有利于提高农民健康福利和减少医疗卫生资源浪费;(2)基于多元福利视角研究新农合的效益,促进以预防保健为核心的农村健康产业发展和新农合的可持续发展。

在新农合实践中,政府是一个先进健康理念的倡导者、社会健康福利资源的提供者以及农村健康产业政策的制定者与管理监督者。根据现阶段我国农村经济社会现状以及科技发展水平,并结合本项目的研究成果,我们认为,政府在完善新农合制度的同时,需要不断地推进适度的农村普惠社会福利制度建设。在各级政府之间构建合理的责任分担架构,为农民提供尽可能多的健康福利资源;注重农民多元健康保障体系与政府、市场、社会的衔接互补,并制定农民的福利服务标准和服务规范。随着全球性医学目标和科技发展框架的调整,预防保健将逐步医疗服务的主体地位,这可能会引起健康产业结构的升级和农民健康保障需求的变化。我国应以此为契机,结合生命科学和医药发展对疾病的治疗与预防方式的改进。政府应该通过政策、法律、制度规范农村健康产业模式,开发适合不同需求的健康产品,建立多元化多层次的现代化农民健康保障体系。要实现适合我国国情的农民健康计划,一是利用信息技术加快农民健康电子档案平台建设,加强新农合的科学管理;二是利用生命科学进步加大新药、新型医疗器械研发,不断提供更加安全、经济、有效的农民卫生保健相关技术和产品,提高疾病治疗能力和医疗服务效率;三是通过宣传教育改变农民保健理念,促进农村预防保健产业发展,逐步改良农民生活方式;四是根据农村经济社会发展实际,开发、推广和应用适宜医疗卫生技术,促进整体健康保障水平提高;五是要通过基层管理创新和应用转化,解决大多数农民的疾病预防、基本医疗、医疗救助等问题,提高农村医疗卫生服务公平性。

对每一个人来说,健康都是最宝贵的财富。党和国家在促进人的发展上强调提高三个素质,其中一个就是健康素质。联合国千年发展目标的八个具体项目中,有三个是关于人的健康的。其中,健康和人均预期寿命被列为第一指标。开发和利用现有的卫生资源,促进人口健康多元发展成为未来生命科学和健康产业新的经济增长点,也是增加人类健康的永恒话题。

我国党和政府一向高度重视人民健康和卫生事业发展。几十年来,人民健康水平一直在持续提高。2014 年人均预期寿命已经超过 75 岁,高于上中等收入国家的平均水平。对于我们这样一个发展中国家来说，这是一个很了不起的成就。

当前我国正处在全面建成小康社会的决定性阶段，增进人民健康是实现全面建成小康社会奋斗目标的题中应有之义，正如习近平总书记指出的"没有全民健康，就没有全面小康"。虽然我国人均预期寿命已经不算低，但与发达国家相比，仍然有不小的提升空间。随着新技术的广泛应用，先进的生产力带动了农村社会经济的发展，农民不仅希望有更长的寿命，而且追求健康的长寿，希望提升自己的生命质量。在我国人口老龄化加速和慢性非传染性疾病高发的背景下，满足农民这种新期待，需要社会各方面做出艰辛努力，积极改良生活方式，促进农村预防保健计划的推广实施。我们必须从实现全面的健康质量保障体系建设以及建成小康社会奋斗目标的战略高度出发，做好增进农民健康的各项工作，不断提高农民的健康素质和生活品质。

在现实生活中，影响人的健康的因素有很多，营养、环境、生活方式、医疗服务等都对人的健康有着不同程度的影响。因此，促进农民健康，仅靠医药卫生的力量还远远不够，而是要靠全社会的力量。我们要树立大健康的理念，把促进农民健康融入国家政策体系，变为全社会的共同努力。

参考文献

［1］Abdesslam B. Evolution of Rural-urban Health Gaps in Morocco［J］. Abdesslam BMC Research Notes，2012.

［2］Anand & Barnighausen. Human Resources and Health Outcomes：Cross-Country Econometric Study［J］. *Lancet*,2004,364(9445).

［3］Benkova E，et al. 2003. Local，Efflux-Dependent Auxin Gradients as a Common Module for Plant Organ Formation［J］. *Cell*，115.

［4］Feldstein，Martin. The Welfare Loss of Excess Health Insurance［J］. *Journal of Political Economy*,1973(1).

［5］Filmer，et al. The Impact of Public Spending on Health：Does Money Matter? ［J］. *Social Science & Medicine*,1999,49(10).

［6］Fogel,R. W. Nutrition and Mortality in France，Britain，and the United States ［Z］. Unpublished manuscript. Chicago：University of Chicago，1994.

［7］Holly Wang，Robert Rosenmen. Perceived Need and Actual Demand for Health Insurance among Rural Chinese Residents［J］. *China Economic Review*，2007(18).

［8］IR J，McDonnell C，O'Connell AM. Patient Perspectives on Health & Health Needs ［J］. *Rural and Remote Health*,2011(8).

［9］Keiko Tanaka，et al. House-hold Smoking and Dental Caries Inschoolchildren：The Ryukyus Child Health Study［J］. *BMC Public Health*,2010 (10).

［10］Lawson，T. Economics and Reality ［M］. New York：Routledge, 1997.

［11］Lee,J. and H. Kim. A Longitudinal Analysis of the Impact of Health Shocks on the Wealth of Elders［J］. *Journal of Population Economics*，2008,21.

［12］Lee,J. and H. Kim. A Longitudinal Analysis of the Impact of Health Shocks on the Wealth od Elders［J］. *Journal of Population Economics*，

2008(21).

[13] Lei,X. and W. Lin. The New Cooperative Medical Scheme in Rural China: Does More Coverage Mean More Service and Better Health? [J]. *Health Economics*,2009(18).

[14] Leininger,M. Culture Care Theory: A Major Contribution to Advance Transcultural Nursing Knowledge and Practices[J]. *Journal of Transcultural Nursing*, 2002,13(3).

[15] Loayza,Norman, et al.. What Drives Private Saving across the World? [J]. *Review of Economics& Statistics*,2000,82(2).

[16] Maslow,A. H. Motivation and Personality[M]. New York: Harper and Row,1954.

[17] Michael Grossman, 1972; Michael Grossman. On the Concept of Health Capital and the Demand for Health[J]. *Journal of Political Economy*, 1972(2).

[18] Michael Grossman. On the Concept of Health Capital and the Demand for Health[J]. *Journal of Political Economy*: 1972(2).

[19] Michael Grossman. On the Concept of Health Capital and the Demand for Health[J]. *Journal of Political Economy*,1972 (2).

[20] Modigliani, F. and L. Cao. The Chinese Saving Puzzle and the Life Cycle Hypothesis [J]. *Journal of Economic Literature*, 2004(1).

[21] Modigliani,F. and L. Cao. The Chinese Saving Puzzle and the Life Cycle Hypothesis[J]. *Journal of Economic Literature*,2004(1).

[22] Murphy K L, Kobayashi D, Golden S L, et al. Rural and Nonrural Differences in[J]. *Clinical Pediatrics*, 2012, 51(5).

[23] Per-Anders Tengland. Health and Morality: Two Conceptually Distinct Categories? [J]. *Health Care Analysis*, 2012(20).

[24] Phelps, C. Illness Prevention and Medical Insurance[J]. *Journal of Human Resource*, 1978,13.

[25] R. W. Fogel. Economic Growth, Population Theory, and Physiology: The Bearing of Long-term Processes on the Marketing Policy[J]. *American Economic Review*, 1994a,84(3).

[26] R. W. Fogel. The Relevance of Malthus for the Study of Mortality Today: Long-run Influences on Health, Mortality, Labor Force Participation, and Population Growth[C]. NBER working paper, 1994b,h0054.

[27] Richards，T. Wheather Nutrition and Economy：The Analysis of Short Run Fluctuations in Births，Deaths and Marriages，France 1740—1909 [M].// T. Bengtsson, G. Fridlizius, and R. Ohlsson,eds. Pre-Industrial Population Change. Stockholm：Almquist and Wiksell，1984.

[28] Stokols，Daniel. Establishing and Maintaining Healthy Environments： Toward a Social Ecology of Health Promotion[J]. *American Psychologist* ,1992,47(1).

[29] Wagstaff,et al. Extending Health Insurance to the Rural Population：An Impact Evaluation of China's Cooperative Medical Scheme[J]. *Journal of Health Economics* ,2009(1).

[30] Winslow, Winslow, C. -E. A. The Untilled Fields of Public Health[J]. *Science* ,1920,51(1).

[31] World Bank. Attacking Poverty：Opportunity, Empowerment and Security[R]. World Development Report，2001.

[32] World Health Organization (WHO)：Constitution of the World Health Organization. 40th ed. [R]. Geneva, 1994.

[33] 贝克尔. 家庭经济分析[M].北京:华夏出版社,1987.

[34] 陈驰波,张攀峰. 新型社会保障、收入类型与农村居民消费——基于截面数据的经验分析[J].经济管理,2012(2).

[35] 大卫·休谟.人类理智研究[M].北京:商务印书馆,1999.

[36] 董维真.公共健康学[M].北京:中国人民大学出版社,2009.

[37] 杜尔哥.关于财富的形成和分配考察[M].北京:商务印书馆,2011.

[38] 段伟文.科技哲学的进路重整与代观照[J].哲学动态,2014(5).

[39] Eric Redaer. 公共部门绩效管理[M]. 张泰峰,译.郑州:郑州大学出版社,2004.

[40] 樊明. 健康经济学[M].北京:社会科学文献出版社,2002.

[41] 樊明.健康对劳动市场表现的影响[M].北京:社会科学文献出版社, 2002.

[42] 封进. 中国农村医疗消费行为变化及其政策含义[J].世界经济文汇,2006(1).

[43] 封进. 健康需求与医疗保障制度建设[M].上海:格致出版社,2009.

[44] 付姝宏.新农合筹资主体的利益分析及模式创新研究.农业经济,2012(2).

[45] 高梦滔,姚洋.健康风险冲击对农户收入的影响[J].经济研究,2005,(12).

[46] 高梦滔.新型农村合作医疗与农户储蓄:中国农村的实证研究[J].世界经济,2010(4).

[47] 顾昕,方黎明. 自愿性与强制性之间——中国农村合作医疗的制度嵌入性与可持续性发展分析[J]. 社会学研究,2004(5).

[48] 顾昕,方黎明.公共财政体系与农村新型合作医疗筹资水平研究——促进公共服务横向均等化的制度思考[J].财政研究,2006(11).

[49] 何玉英.新型农村合作医疗中的政府职能定位[J].产业与科技论坛,2007(8).

[50] 和春雷主编.社会保障制度的国际比较[M].北京:法律出版社,2001.

[51] 胡鞍钢等.中国走向 2015[M].杭州:浙江人民出版社,2010.

[52] 李玲.健康强国[M].北京:北京大学出版社,2010.

[53] 梁润,汪浩.医疗保险的福利效应[J].南方经济,2010(6).

[54] 刘畅."新农合"制度下农民健康调查引发的思考[J].科研管理,2014,35(4).

[55] 刘畅.健康福利机制的跨学科研究评述[J].中国卫生经济,2012(9).

[56] 刘小年,张敏.和谐社会的经济理论:当代经济学问题的人性解析[J].自然辩证法研究,2005(5).

[57] 卢洪友,连玉君,卢盛峰.中国医疗服务市场中的信息不对称程度测算[J].经济研究,2011(4).

[58] 吕美行.政府购买服务的理论探究[J].卫生经济研究,2003 (12).

[59] 栾大鹏,欧阳日辉.新型农村合作医疗对我国农民消费影响研究[J].人口与经济,2012(2).

[60] 马晓.健康教育学[M].北京:人民卫生出版社,2004.

[61] 聂春雷等.法国的卫生服务和医疗保险体系[J].中国卫生经济,2005 (5).

[62] 齐良书,赵俊杰.营养干预与贫困地区寄宿生人力资本发展——机遇对照试验项目研究[J].管理世界,2012(2).

[63] 任丑.身体伦理的基本问题——健康、疾病与伦理的关系[J].世界哲学,2014(3).

[64] 世界卫生组织.阿拉木图宣言:2000 年人人享有卫生保健[R].阿拉木图,1978.

[65] 世界卫生组织.向着伟大目标迈进—第 53 届世界卫生大会在日内瓦召开[N].海萃,译.健康报,2000-06-08.

[66] 孙华君等.国外医疗保险制度及改革启示[J].中国药师,2001(4).

[67] 万广华等.转型经济中农户储蓄行为:中国农村的实证研究[J].中国农业经济评论,2003(2).

[68] 汪时东,叶宜德.农村合作医疗制度的回顾与发展研究[J].中国初级卫生

保健,2004(4).

[69] 王君平.进口"原研药"该不该这么贵[N].人民日报,2009-11-05(18).

[70] 王娜,王前.传统观念对中国现代科学文化的潜在影响[J].自然辩证法通讯,2012(6).

[71] 王曲,刘民权.健康的价值与健康不平等[M].北京:中国人民大学出版社,2010.

[72] 王卫忠.实施新型农村合作医疗前后农村居民收入与医疗服务需求及其弹性的比较研究[J].中国初级卫生保健,2008(1).

[73] 卫生部基层卫生与妇幼保健司.农村卫生改革与发展文件汇编[G].1951—2000.

[74] 魏众.健康对非农业就业及其工资决定的影响[J].经济研究,2004(2).

[75] 吴凤娟.从沪郊三区县实践谈新型农村合作医疗制度建设——关于崇明县、金山区及浦东新区合作医疗状况的比较分析[J].管理世界,2003(5).

[76] 吴凤娟.从沪郊三区县实践谈新型农村合作医疗制度建设——关于崇明县、金山区及浦东新区合作医疗状况的比较分析[J].管理世界,2003(5).

[77] 武玲.进一步完善新型农村合作医疗制度的思考[J].经济研究导刊,2008(15).

[78] 武玲.进一步完善新型农村合作医疗制度的思考[J].经济研究导刊,2008(15).

[79] 阎瑞雪.时间生物学与时间医学:一个被误解的领域[J].自然辩证法通讯,2012(5).

[80] 杨多贵,周志田.国家健康报告[M].北京:科学出版社,2008.

[81] 杨汝岱,陈斌开.高等教育改革、预防性储蓄与居民消费行为[J].经济研究,2009(8).

[82] 约瑟夫·熊皮特.经济分析史[M].北京:商务印书馆,2001.

[83] 张苏.论经济学道德科学属性的回归[J].自然辩证法研究,2013(10).

[84] 中共中央文献研究室、国务院发展研究中心编.新时期农业和农村工作重要文献选编[G].北京:中央文献出版社,1992.

[85] 周绿林等.新农合筹资模式差异性实证研究——以江苏为例[J].中国卫生事业管理,2012(1).

[86] 朱丽萍.新型农村合作医疗筹资的合理性和可持续性评价[J].中国卫生经济,2004(5).

[87] 朱玲.健康投资与人力资本理论[J].经济学动态,2002(8).

索　引